Bewältigungs- und gesundheitsorientierte Therapie
bei psychotischen Störungen

W0196257

Bewältigungs- und gesundheitsorientierte Therapie
bei psychotischen Störungen

# Bewältigungs- und gesundheitsorientierte Therapie bei psychotischen Störungen

## Das BE-GO-GET-Programm

von
Karl H. Wiedl, Stephan Kauffeldt
und Jutta Krüger

unter Mitarbeit von
Doris-Annette Rauh und Maria Rieger

HOGREFE

GÖTTINGEN · BERN · WIEN · PARIS · OXFORD · PRAG
TORONTO · BOSTON · AMSTERDAM · KOPENHAGEN
STOCKHOLM · FLORENZ · HELSINKI

*Prof. em. Dr. Karl H. Wiedl,* geb. 1944. Studium der Psychologie in Erlangen/Nürnberg. 1974 Promotion. 1999 Approbation als Psychologischer Psychotherapeut. Seit 1982 Professor für Klinische Psychologie und Psychotherapie an der Universität Osnabrück. Von 1992 bis 2011 Psychologischer Leiter des Reha-Zentrums am Hesselkamp in Osnabrück.

*Dipl.-Psych. Stephan Kauffeldt,* geb. 1969. Studium der Psychologie in Osnabrück. Seit 1999 tätig im Reha-Zentrum am Hesselkamp in Osnabrück. 2005 Approbation als Psychologischer Psychotherapeut. Seit 2005 Dozent für den Weiterbildungsstudiengang Psychotherapie an den Universitäten Osnabrück und Oldenburg.

*Dipl.-Psych. Jutta Krüger,* geb. 1970. Studium der Psychologie in Osnabrück. Seit 1999 tätig im Reha-Zentrum am Hesselkamp in Osnabrück. 1999 Approbation als Psychologische Psychotherapeutin.

**Bibliografische Information der Deutschen Nationalbibliothek**

Die Deutsche Nationalbibliothek verzeichnet diese Publikation in der Deutschen Nationalbibliografie; detaillierte bibliografische Daten sind im Internet über http://dnb.dnb.de abrufbar.

© 2014 Hogrefe Verlag GmbH & Co. KG
Göttingen · Bern · Wien · Paris · Oxford · Prag · Toronto · Boston
Amsterdam · Kopenhagen · Stockholm · Florenz · Helsinki
Merkelstraße 3, 37085 Göttingen

**http://www.hogrefe.de**
Aktuelle Informationen · Weitere Titel zum Thema · Ergänzende Materialien

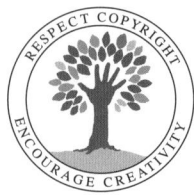
Satz: ARThür, Grafik-Design & Kunst, Weimar
Gesamtherstellung: Media-Print Informationstechnologie GmbH, Paderborn
Printed in Germany
Auf säurefreiem Papier gedruckt

ISBN 978-3-8017-2422-1

# Inhaltsverzeichnis

## Kapitel 3: Untersuchung der Akzeptanz, Angemessenheit und Wirksamkeit des BE-GO-GET-Programms

## Teil II: Durchführung des BE-GO-GET-Programms

## Kapitel 4: Modul 1: Krankheit und Gesundheit

## Kapitel 5: Modul 2: Ursachen und Auslöser

## Kapitel 6: Modul 3: Frühsymptome und Rückfallprophylaxe

**DVD**

Die DVD enthält PDF-Dateien mit allen Arbeitsmaterialien zur Durchführung des BE-GO-GET-Programms. Die PDF-Dateien können mit dem Programm Acrobat® Reader (eine kostenlose Version ist unter www.adobe.com/products/acrobat erhältlich) gelesen und ausgedruckt werden. Die DVD enthält zudem eine Videodatei, die über einen PC oder einen DVD-Player abgespielt werden kann.

# Einleitung

Das Manual zur „Bewältigungs- und gesundheitsorientierten Gruppen- und Einzeltherapie" bei Schizophrenie und anderen psychotischen Störungen (BE-GO-GET) richtet sich an Kolleginnen und Kollegen, die stationär oder ambulant mit Menschen arbeiten, die an Schizophrenie oder anderen psychotischen Störungen (im Sinne des DSM-5) mit Schizophrenie, schizotypen und wahnhaften Störungen (ICD-10) leiden. Nach unseren bisherigen Erfahrungen ist es in seiner Gesamtheit insbesondere für den Einsatz bei länger dauernden Rehabilitationsmaßnahmen geeignet. Die einzelnen Module können jedoch auch in anderen Settings der stationären oder ambulanten Behandlung verwendet werden. Unsere Erfahrungen in der Durchführung des Programms haben weiterhin gezeigt, dass auch Personen mit nicht schizophrenen, insbesondere bipolaren psychotischen Störungen mit Gewinn an dieser Behandlungsmaßnahme teilnehmen und Nutzen daraus ziehen können.

Die psychologische Behandlung von Psychosen, insbesondere von schizophrenen Störungen, hat seit den 80er Jahren generell eine enorme Ausweitung erfahren. Beginnend mit dem „Integrativen Psychologischen Therapieprogramm (IPT)" aus der Berner Arbeitsgruppe haben sich, oft angeregt durch Entwicklungen im angelsächsischen Bereich, auch in deutschsprachigen Ländern eine Reihe unterschiedlicher Verfahren etabliert. Je nach Fokus sind diese eher der Psychoedukation (Vermittlung von krankheits- und behandlungsbezogenen Kenntnissen und Fertigkeiten), dem Training sozialer Fertigkeiten (Aufbau adäquaten Sozialverhaltens in krankheitsbezogenen und Alltagssituationen), der kognitiven Remediation (systematische Förderung krankheitskorrelierter kognitiver Prozesse und Fertigkeiten) und der kognitiven Verhaltenstherapie (Analyse und Veränderung der Symptommanifestation auf der Grundlage „normalpsychologischer" Modelle) zuzuordnen. Im Integrierten Psychologischen Therapieprogramm (IPT) wurde von Anfang an versucht, Anteile (vor allem der ersten drei der genannten Ansätze) derartiger Verfahren miteinander zu verbinden. Alle genannten Ansätze haben seit ihrer Einführung einen unverzichtbaren Anteil an biopsychosozial orientierten Programmen zur Behandlung schizophrener und vergleichbarer psychotischer Störungen erlangt, wenngleich ihre isoliert erfasste Wirkung selten über kleine bis mittlere Effektstärken hinausgeht. Am deutlichsten scheinen sie ihre Wirkung bei Einbettung in weitergehende soziale, berufsbezogene und motivational orientierte Maßnahmen zu entfalten.

Das von uns im Rahmen einer Rehabilitationseinrichtung für psychisch Kranke (Rehazentrum Haus am Hesselkamp, Osnabrück) über fast 20 Jahre hinweg entwickelte klinisch erprobte bewältigungs- und gesundheitsorientierte Programm für Gruppen- und Einzeltherapie integriert ebenfalls spezifische Anteile von Psychoedukation, Training sozialer Fertigkeiten, kognitiver Remediation und kognitiver Verhaltenstherapie. Die theoretischen Grundlagen des Programms waren jedoch von Anfang an explizit am Bewältigungsparadigma (insbesondere dem transaktionellen Paradigma nach Lazarus), der empirischen Coping-Forschung und der interventionsstrategischen Unterscheidung von Modifikation und Kompensation orientiert. Die empirische Coping-Forschung in diesem Bereich zeigt spezifische Probleme der Krankheits- und Belastungsbewältigung bei Psychosekranken auf (z. B. Reduktion von sozialem Coping, inkonsistente Muster von Bewältigungsverhalten, Einfluss von Stigmatisierungseffekten auf Krankheitsbewältigung). Das Coping-Modell nach Lazarus führt explizit zu einem stärkeren Fokus auf die kognitiven und affektiven Prozesse der Auseinandersetzung mit den Anforderungen der und den eigenen Bewältigungsmöglichkeiten, und die Berücksichtigung des Kompensationsprinzips neben der üblichen Modifikationsstrategie (direkte Modifikation spezifischen Zielverhaltens) hat eine teilweise unterschiedliche, stärker an die krankheitsspezifischen Einschränkungen angepasste Methodik der Vermittlung von Behandlungsinhalten zur Folge. Hiermit verbunden ist die Erwartung, dass die Teilnehmer des Programms auch lernen, derartige kompensatorische Hilfen auf ihren Alltag zu übertragen. Immer wieder ergänzt und erweitert wurde dieser theoretische Rahmen in der Folge durch aufkommende gesundheitspsychologische Konzepte (z. B. zur Entwicklung positiver Anteile von Gesundheit, zu Modellen der Gesundheitsprävention, zu Konzepten wie Selbstwirksamkeit etc.) und durch die Orientierung an aktuellen, den einseitigen krankheitsbezogenen Fokus hinter sich lassenden Entwicklungen von gesellschaftlichen

Rahmenbedingungen der Behandlung psychisch kranker Menschen, wie sie sich z. B. in der Verbreitung des „Recovery"-Konzepts und des Normalisierungsprinzips manifestieren. Die Besonderheit des daraus resultierenden Behandlungsansatzes lässt sich schlagwortartig folgendermaßen charakterisieren:

- Das Format des Programms entspricht dem der gruppentherapeutischen Blockangebote bzw. Kompaktseminare und Trainings in der Erwachsenenbildung, beispielsweise in Unternehmen und Verwaltung. Pro Modul sind ca. zwei Tage vorgesehen. Neben spezifischen lernpsychologischen Vorgaben repräsentiert dieses Format auch die Leitidee der Normalisierung.
- Das BE-GO-GET-Programm besteht aus fünf Modulen, in denen die bewährten Themen „Krankheit und Gesundheit", „Ursachen", „Frühsymptome und Rückfallprophylaxe", „Medikamente" und „Belastungsbewältigung" bearbeitet werden. Ergänzt werden diese durch das umfangreiche Modul zur „körperlichen und mentalen Fitness".
- In seinen einzelnen Komponenten betont das Programm neben den herkömmlichen, unverzichtbaren defizitbezogenen Inhalten vor allem die Vermittlung dynamischer, d. h. veränderbarer (beeinflussbarer) Aspekte der Erkrankung.
- Bei der Vermittlung der auf den Umgang mit der Erkrankung bezogenen Inhalte wird jeweils die gesundheitspsychologische Perspektive explizit und komplementär einbezogen. Somit werden Krankheits- und Gesundheitsaspekte jeweils integriert.
- Es wird immer wieder der Fokus auf die Bearbeitung des Prozesses der Auseinandersetzung mit der Erkrankung einschließlich der damit verbundenen emotionalen, kognitiven und sozialen Erschwernisse (Barrieren) gelegt.
- Basierend auf den Erkenntnissen zu Lernen und Gedächtnis bei Psychosekranken und Studien zu Mediatoren der Wirksamkeit von psychologischen Behandlungsprogrammen bei dieser Klientel unterstützt das Programm die aktive Mitwirkung der Teilnehmer am Trainings- und Vermittlungsprozess und das Prinzip des handelnden (prozeduralen) Lernens.
- In der Gestaltung der Module wird den Teilnehmern in diesem Zusammenhang die Rolle von Experten für spezifische Aspekte der Erkrankung sowie für den Umgang damit zugewiesen. Nach neueren Evaluationsstudien trägt eine solche Orientierung zum Erfolg der Behandlung bei.

- Der interventionsmethodische Kontext des Programms ist so angelegt, dass durch Kompensation möglicher kognitiver (vor allem Aufmerksamkeit, Gedächtnis, Lernen) oder sozialer Beeinträchtigungen (z. B. kommunikative Fertigkeiten, soziale Rückzugstendenzen) mithilfe spezieller Arbeitsmethoden eine aktive Mitwirkung und die Entfaltung von Stärken der Teilnehmer möglich wird.
- Die systematische Unterstützung der aktiven Partizipation der Teilnehmer innerhalb des Programms ist so angelegt, dass sie durch gezielte Auswahl der Inhalte auch auf die kooperative Mitwirkung in dem zu erwartenden Prozess einer längerfristigen Behandlung und Rehabilitation vorbereitet (z. B. Gespräche mit Behandlungspersonen, Behörden etc. führen).

Wie deutlich geworden ist, verfügt das BE-GO-GET-Programm über ein Format, das in der Behandlung Psychosekranker – insbesondere was den Umfang und Inhalt der Gestaltung als Kompakttraining bzw. Seminar anbelangt – in dieser Form noch nicht existiert. Unter klinischen Fachleuten ist oft die Auffassung verbreitet, dass ein derartiges intensives Angebot die Teilnehmer überfordern könnte und damit zusätzliche Erkrankungsrisiken birgt. Insofern war für eine erste Evaluation insbesondere seine Akzeptanz durch die Teilnehmer, seine Verträglichkeit mit deren eingeschränkter Belastbarkeit und die Konstanz der Mitwirkung von Patienten von Bedeutung. Hinzu kommt die Abschätzung von Effekten bezüglich des modulspezifischen Kenntnisgewinns. Eine an 82 vorwiegend schizophren erkrankten Teilnehmern des o. g. Rehazentrums durchgeführte Evaluationsstudie zeigte gute bis sehr gute Ergebnisse in verschiedenen Aspekten der Einschätzung des Programms durch die Teilnehmer, eine gute Behandlungsadhärenz über die Module hinweg und mittlere bis hohe Effektstärken bezüglich der vermittelten Kenntnisse und Fertigkeiten. Auf der Grundlage dieser Ergebnisse und der nunmehr gegebenen Verfügbarkeit des Manuals kann als nächstes eine Überprüfung differenzierterer Kriterien von Durchführung und Interventionseffekten im Rahmen von randomisierten Kontrollgruppenstudien vorgenommen werden.

Das nunmehr vorliegende Manual vermittelt detailliert und anschaulich die für eine angemessene Durchführung erforderlichen theoretischen Grundlagen, Vorgehensweisen und Techniken. Der hier vorgestellte Behandlungsansatz für Personen mit der Diagnose einer Schizophrenie oder anderen Psychosen bringt – wie bereits erläutert – unterschiedliche Behandlungsziele und Interventionsmethoden zusammen. Diese beinhalten sowohl krankheits- wie gesundheitsorientierte Strategien und reichen von verhaltenstherapeutischen Techniken über emotionsaktivierende Methoden der Gruppenarbeit bis hin zur Didaktik der Erwachsenenpädagogik. Im Folgenden wird der Aufbau des Manuals kurz beschrieben und es werden einige orientierende Hinweise zur Nutzung der beschriebenen Inhalte gegeben.

Der erste Teil des Manuals beschreibt die theoretischen Grundlagen des BE-GO-GET-Programms. Das erste Kapitel gibt einführend einen Überblick über die wichtigsten derzeit verfügbaren Behandlungsansätze im Bereich der Psychose-Therapie und arbeitet die „Philosophie" und spezifischen Merkmale des BE-GO-GET-Ansatzes heraus. Im zweiten Kapitel wird eine Darstellung der Interventionsmethodik vorgenommen. Diese Darstellung wird durch Erfahrungsberichte aus der Anwendung der jeweiligen Methoden ergänzt. Weiterhin finden sich dort Erfahrungen zu kontextuellen Aspekten und Randbedingungen der praktischen Umsetzung und Durchführung. Dieses Kapitel hat auch den Charakter eines Methodenpools, der je nach Bedarf bei unterschiedlichen Inhalten genutzt werden kann. Wir empfehlen, als erstes diese beiden ersten Kapitel sorgsam durchzuarbeiten, um eine allgemeine Orientierung zu erhalten. Parallel empfehlen wir, bei der Lektüre des Kapitels 2 gelegentlich den entsprechenden Verweisen zum Informationsmaterial auf der DVD zu folgen. Nach unseren Erfahrungen vermittelt dies eine lebendige Vorstellung von der Architektur und den spezifischen Verfahrensweisen des Programms.

Bei der Konzipierung des Manuals wurde bewusst auf die Aufnahme eines Kapitels über Schizophrenien und ähnliche psychotische Störungen verzichtet. Derartige Informationen finden sich in einschlägigen Lehrbüchern zur Klinischen Psychologie und Psychopathologie sowie in den meisten der bereits verfügbaren Behandlungsmanuale. Vielmehr haben wir Informationen zur Pathopsychologie dieser Störungen in Form von Infoblättern zusammengestellt, welche gezielt innerhalb der Module als Hintergrundinformation für die Therapeuten, vor allem aber für einen spezifischen Informationsinput im Verlauf der Programmdurchführung genutzt werden können (z. B. bei den Themen „Umgang mit Frühsymptomen" und

„Rückfallprophylaxe"). Die Informationsblätter finden sich auf der beiliegenden DVD.

Das dritte Kapitel beschreibt die Untersuchung der Akzeptanz, Angemessenheit und Wirksamkeit des BE-GO-GET-Programms.

Im zweiten Teil des Manuals werden die einzelnen Behandlungsmodule des Programms detailliert vorgestellt. Das für die Durchführung der einzelnen Module vorgeschlagene Arbeitsmaterial findet sich auf der beiliegenden DVD. Neben den bereits erwähnten Informationsblättern, die ebenfalls gut zur Vorbereitung einzelner Module bzw. Sitzungen genutzt werden können, liegen Arbeitsblätter und weitere Arbeitsmaterialien zur Veranschaulichung der Inhalte vor. Weiterhin beinhaltet die DVD Präsentationsvorlagen zu den Themen der einzelnen Module, die, beispielsweise in eine PowerPoint-Präsentation eingebunden, für die sogenannten „Experteninputs" genutzt werden können. Schließlich beinhaltet die DVD eine Videodatei, welche das Vorgehen bei der Bearbeitung der überaus wichtigen Thematik der Rückfallprävention („Frühsymptome") detailliert darstellt. Die Sequenzen des Videos können zum einen von den Gruppenleitern für die Vorbereitung der Sitzung zur Rückfallprävention genutzt werden, zum anderen bietet es sich an, den Teilnehmern bestimmte Sequenzen zu zeigen, um die behandelten Inhalte anschaulich zu erläutern (vgl. Kapitel 6.4.1). Der Anhang bietet eine Übersicht über alle auf der DVD zur Verfügung stehenden Materialien.

Wir haben gute Erfahrungen mit der Durchführung des Programms in Form einer Kompaktveranstaltung gemacht. Dies schließt jedoch – je nach Setting – andere zweckmäßige Formen der Applikation nicht aus. Wie beschrieben, ist das manualisierte BE-GO-GET-Programm als Gruppenprogramm konzipiert. Unsere Erfahrungen haben jedoch auch gezeigt, dass es als Leitfaden für einzeltherapeutisches Vorgehen und als Arsenal für einzelne Behandlungstechniken äußerst hilfreich ist. Insofern empfehlen wir dieses Manual nicht nur für begleitende Einzelbehandlungen ergänzend zum Gruppenprogramm, sondern auch für genuine Einzeltherapien. Die am Ende eines jeden Modulkapitels aufgeführte detaillierte Übersicht über dessen Ablauf lässt sich mit den angegebenen Zeitangaben leicht auf eine Durchführung als halbtägige Maßnahme oder als thematisch abgetrennte Einzelsitzungen übertragen. (Zum Beispiel mit je einer Arbeitseinheit von 90 Minuten. Kürzere Arbeitseinheiten haben sich nach unseren Erfahrungen nicht bewährt.)

Die Durchführung des BE-GO-GET-Programms erfolgt – wie das Manual zeigt – gemäß einer spezifischen theoretischen und methodischen Ordnung, verlangt andererseits aber Flexibilität in der Anpassung der Vorgehensweise und in der Auswahl einzelner Interventionstechniken. Die Realisierung beider Aspekte gelingt nach unserer Erfahrung nach kurzer Einarbeitungszeit. Mit der dadurch gegebenen orientierenden Struktur und dem Abwechslungsreichtum des methodischen Vorgehens macht das BE-GO-GET-Programm nicht nur den Teilnehmern, sondern auch den Therapeuten Spaß.

In seiner jetzt publizierten Form hat das BE-GO-GET-Programm eine lange Entwicklung hinter sich. Dementsprechend waren neben den Autoren viele unterschiedliche Personen an seiner Konzipierung und Fertigstellung beteiligt. Als erstes sind die vielen Patienten und Rehabilitanden zu nennen, denen wir viele wichtige Hinweise und Anregungen verdanken. Gerade die spezielle theoretische Ausrichtung und methodische Orientierung unseres Ansatzes, wie sie oben kurz beschrieben wurde, hat es ihnen ermöglicht, ihre Sicht von hilfreicher Behandlung aktiv einzubringen. Von ihnen haben wir viel gelernt. Ebenso danken möchten wir den studentischen Praktikanten und Psychotherapeuten in Ausbildung, die uns immer wieder wichtige Anregungen gegeben haben sowie den Mitarbeitern des Rehabilitationszentrums Haus am Hesselkamp (Osnabrück), die uns vielfältige Hinweise zur Frage der Einbettung dieses Programms in den weiteren Kontext rehabilitativer Maßnahmen geben konnten. Dank gebührt auch Herrn Dr. Manuel Waldorf, der die wichtige Aufgabe der Programmevaluation übernommen hat. Ganz besonderer Dank gebührt schließlich Frau Dorothee Tiemann. Sie hat die Beiträge der Autoren koordiniert und schließlich für die Erstellung des Manuskripts gesorgt. Herzlichen Dank an alle.

Osnabrück, im November 2013

*Karl H. Wiedl*
*Stephan Kauffeldt*
*Jutta Krüger*

# Teil I

# Grundlagen des BE-GO-GET-Programms

# Kapitel 1

# Psychologische Behandlung von Schizophrenie und anderen psychotischen Störungen

## 1.1 Einführung

Schizophrenie und andere psychotische Störungen im Sinne des DSM-IV (Saß, Wittchen, Zaudig & Houben, 2003) bzw. ICD-10 (WHO, 2006) stellen schon immer eine besondere Herausforderung für die mit der Behandlung befassten Therapeuten dar. Dies gilt auch nach Einführung der im DSM-5 (American Psychiatric Association, 2013) aktuell vorgenommenen Veränderungen, die insbesondere eine Präzisierung der diagnostischen Kriterien betreffen. Dennoch würden Praktiker wie Forscher aus diesem Bereich derzeit vermutlich ein optimistisches Bild der aktuellen Behandlungssituation bezüglich dieser Störungen zeichnen: Nicht nur hat das Angebot an pharmakotherapeutischen Interventionsmöglichkeiten sich beträchtlich erweitert und verbessert, auch und gerade im Bereich psychologischer Behandlungsverfahren ist eine Vielfalt zu erkennen, von der noch vor ein bis zwei Dekaden kaum jemand zu träumen wagte. Vielmehr galten insbesondere schizophrene Störungen im engeren Sinne bis dahin bei vielen Fachleuten als nicht behandelbar. Ein maßgeblicher Grund hierfür war, dass tiefenpsychologische Ansätze sich als wenig erfolgversprechend herausgestellt hatten, während andere Ansätze fehlten bzw. erst in der Entwicklung und somit kaum verfügbar waren.

Einen Durchbruch für den deutschsprachigen Raum leistete hier das von der Berner Arbeitsgruppe um Brenner und Roder entwickelte Integrierte Psychologische Therapieprogramm für Psychosen (IPT; Roder, Brenner, Kienzle & Hodel, 1988). Trotz der großen Fortschritte, die seither zu verzeichnen sind, sprechen Lincoln, Suttner und Nestoriuc (2008) dennoch mit Recht von der psychologischen Therapie im Bereich der Schizophrenie als einem Stiefkind der Therapieforschung. Zu einem ähnlichen, allerdings eine optimistische Perspektive einbeziehenden Schluss kommen Spaulding und Nolting (2006) bei einem Vergleich psychologischer Behandlungsverfahren bei Schizophrenie mit der allgemeinen psychologischen Therapieforschung und deren Entwicklung. Diese Autoren

unterscheiden bei der bisherigen Entwicklung psychologischer Therapien neun Stufen:

1. frühe, wenig systematische Produktion inkonsistenter Befunde,
2. Verbesserung der Definitionen und Spezifikationen von Therapieergebnissen,
3. Verbreitung von Modellen und Techniken der Psychotherapie,
4. inkonsistente Ergebnisse bezüglich Modellen und Techniken,
5. Entdeckung allgemeiner Wirkfaktoren,
6. verbesserte Modelle der behandelten Bedingungen,
7. die Unterscheidung spezifischer und unspezifischer (methodenunabhängiger) Behandlungseffekte,
8. Integration von Modellen des Psychotherapieprozesses und der Psychopathologie,
9. Ausdifferenzierung von Techniken für spezifische Zielgruppen bzw. Zielvorgaben.

Psychotherapie bei Schizophrenie ist nach ihrer Auffassung derzeit auf der dritten Stufe einzuordnen. Für ihre weitere Entwicklung sehen die Autoren jedoch günstige Voraussetzungen, insofern es gelingt, Modelle zu entwickeln, die die vorhandenen ätiologischen Theorien in die klinische Praxis überführen. Als komplexe ätiologische Faktoren werden (vorwiegend) angeborene Vulnerabilitätsmerkmale, episodenhafte Beeinträchtigungen, insbesondere von exekutiven Funktionen und Gedächtnis, postakute Beeinträchtigungen und schließlich Einschränkungen im Bereich der sozialen Kognition unterschieden. Letztere wird so breit konzipiert, dass sowohl neuropsychologische Basisfunktionen als auch kognitive Schemata höherer Ordnung sensu Young (vgl. Young, Klosko & Weishaar, 2003) eingeschlossen werden können. Es ist evident, dass psychologische Interventionen am ehesten aus den beiden letzteren Bereichen, sprich postakuten Beeinträchtigungen und sozialen Kognitionen, heraus konzipierbar sind, wenngleich auch für die Behandlung der Episode selbst (zweiter Bereich) psychologische Methoden hilfreich sein können (Drury, Birchwood, Cochrane & Macmillan, 1996a, b). Auf der Grundlage der hierzu bereits vorliegenden Ansätze und ihrer empirisch fundierten Bewertung sollte sodann die Entwicklung von Behandlungsmöglichkeiten vorangetrieben werden. Die Autoren benennen hierfür akut bedeutsame soziale, wissenschaftliche und gesundheitspolitische Bedingungen wie etwa das Aufkommen des Recovery-Konzeptes (vgl. Kapitel 1.3.3) sowie entsprechender Initiativen im gesundheitspolitischen Raum (vgl. hierzu Amering, Krausz & Katschnig, 2008) und kommen hierdurch zu einem für das Jahr 2030 optimistischen Ausblick für die psychologische Therapie schizophrener Störungen und weiterer ähnlich schwerer psychotischer Beeinträchtigungen. Ein Blick auf die eindrucksvolle Menge, differenzierte Thematik und empirische Evidenz gegenwärtiger Entwicklungen und Anwendungen psychologischer Therapien für Schizophrenie bei aktuellen wissenschaftlichen Tagungen unterstreicht diese Auffassung.

## 1.2 Bestehende Behandlungsansätze

Macht man sich die Auffassung von Spaulding und Nolting (2006) zu eigen, so sollte die Konzipierung weiterführender oder ergänzender Ansätze an den zurzeit verfügbaren Behandlungsmöglichkeiten orientiert sein. Übersichten zu den verfügbaren Ansätzen finden sich mittlerweile in vielen Behandlungsmanualen und Lehrbüchern zur Schizophrenie (vgl. z. B. Klingberg, Schaub & Conradt, 2003; Lincoln, 2006; Bäuml & Pitschel-Walz, 2008; Vauth & Stieglitz, 2007; Sartory, 2007). Dabei fällt auf, dass offensichtlich keine völlig konsistente Taxonomie zur Einteilung einzelner Interventionsansätze vorliegt. Einzelne Gruppierungen, vor allem die Psychoedukation und die Vermittlung sozialer Fertigkeiten, umfassen z. T. sehr heterogene Aufstellungen von Einzelverfahren, die sich in ihrer Zielsetzung und Methodik unterscheiden. So finden sich in psychoedukativen Ansätzen Zielbereiche, die sich auf die Vermittlung krankheitsbezogenen Wissens ebenso beziehen wie auf kompetenten Umgang mit Problemen im medizinischen Behandlungsfeld und auf die Bewältigung der hiermit zusammenhängenden aversiven Emotionen (vgl. Bäuml & Pitschel-Waltz, 2008). Beim Training sozialer Kompetenz finden wir neben dem Aufbau elementarer sozialer Fertigkeiten auch das Training von komplexem Problemlösen (Liberman & Eckman, 1989). Dieser Tatbestand entspricht durchaus der von Spaulding und Nolting (2006) vorgenommenen Einstufung der psychologischen Behandlungsverfahren bei Schizophrenie innerhalb der allgemeinen Geschichte der Therapieentwicklung (Stufe 3), was konsequenterweise zu inkonsistenten Ergebnissen führen kann (Stufe 4).

Das Problem einer angemessenen taxonomischen Ordnung der vorliegenden Ansätze haben somit auch die Autoren des vorliegenden Beitrags. Wir versuchen es dadurch zumindest zu vereinfachen, dass wir uns bei der Bewertung der einzelnen Ansätze auf Einteilungsprinzipien einschlägiger Metaanalysen stützen, die möglichst rigorose Ein- und Ausschlusskriterien, orientiert an den distinktiven Charakteristika der Ansätze, verwendet haben. Im Folgenden werden wir versuchen, eine möglichst konsistente Darstellung dieser vorliegenden Ansätze durch eine Einteilung in Psychoedukation (im Einzel- und Familienkontext), kognitive Remediation, kognitive Verhaltenstherapie und soziales Fertigkeitentraining zu vermitteln. Im Anschluss werden wir einige Überlegungen zur Weiterentwicklung und Integration dieser Ansätze anstellen. Diese münden in die Konzeption einer bewältigungs- und gesundheitsorientierten Therapie für schizophrene und andere vergleichbar schwere psychotische Störungen. Tabelle 1 gibt einen einführenden Überblick über die im Folgenden darzustellenden Gruppierungen von Ansätzen.

### 1.2.1 Psychoedukation

Der Begriff der Psychoedukation bezeichnet eine Interventionsform, die insbesondere in den deutschsprachigen Ländern Europas in den letzten 10 Jahren in hohem Maße an Popularität und Akzeptanz gewonnen hat. Dies zeigt sich auch darin, dass Psychoedukation von ihren Protagonisten als eine weitere Säule der psychiatrischen Therapie betrachtet wird und zu ihrer Förderung und Implementierung mittlerweile auch eine eigene Fachgesellschaft gegründet wurde (vgl. Bäuml & Pitschel-Walz, 2008).

Ein genauerer Blick auf den Ansatz der Psychoedukation bestätigt zunächst, dass es sich hierbei – wie oben bereits beispielhaft angesprochen – um eine recht heterogene Gruppierung von Verfahren handelt. Dies zeigt sich bereits bei Anderson, Hogarty und Reiss (1980) deutlich, die diesen Begriff *(psychoeducation)* erstmals verwendeten und darunter Aktivitäten wie nonpersuasive Aufklärung von Patienten über Erkrankung und medikamentöse Behandlung sowie Training von Problemlöse- und sozialen Fertigkeiten, zusammen mit spezifischer Angehörigenberatung, subsumierten. Eine

**Tabelle 1:** Übersicht zu den Interventionsmöglichkeiten bei der Behandlung von Psychose-Betroffenen

| | Ziele/Konzepte | Umsetzungen | Evaluation |
|---|---|---|---|
| **Psychoedu- kation** | Verbesserung des Krank- heitsverständnisses und des selbstverantwortlichen Um- gangs; Information zu Er- krankung und Behandlung, Handlungs- und emotionsbe- zogene Inhalte | – Bäuml und Pitschel-Walz (2008) <br> – Klingberg, Schaub und Conradt (2003) | – Rummel-Kluge et al. (2006) <br> – Bäuml et al. (2006) <br> – Pitschel-Walz et al. (2001) <br> – Pekkala und Merinder (2002) <br> – Lincoln, Suttner und Nestoriuc (2007) <br> – Feldmann et al. (2002) |
| **Training sozialer Kompe- tenzen** | Aus- bzw. Aufbau adäquaten Verhaltens in sozialen Situa- tionen, Verringerung von Stresserleben als kompensa- torisches Gegengewicht zur Vulnerabilität | – Liberman et al. (1986): Social and independent living skills (SILS) <br> – Bellack et al. (1997, 2004) <br> – Schmitz-Niehus und Erim (2000) <br> – Wallace und Liberman (1985) <br> – Liberman und Kopelowicz (1995) | – Dilk und Bond (1996) <br> – Marder et al. (1996) <br> – Pfammatter et al. (2006) <br> – Pilling et al. (2002) |
| **Kognitive Re- mediation** | Systematische Förderung kognitiver Prozesse durch spezifische Trainings, Neutralisierung kognitiver Defizite durch den Aufbau geeigneter Kompensations- strategien | – Geibel-Jakobs und Ol- brich (1998): COGPACK <br> – Roder et al. (1988): Inte- griertes Psychologisches Therapieprogramm (IPT) <br> – Hogarty et al. (2004) : Cognitive Enhancemant Therapy (CET) <br> – Velligan et al. (2000): Cognitive Adaptation Training (CAT) <br> – Bell et al. (2001): Neuro- cognitive Enhancement Therapy (NEC) <br> – Medalia et al. (2005): Neuropsychological Educational Approach to Rehabilitation (NEAR) <br> – Kern et al. (2002): Error- less-Learning-Ansatz | – Silverstein und Wilkniss (2004) <br> – McGurk et al. (2007) <br> – Bell et al. (2003, 2008) <br> – Pfammatter et al. (2006) <br> – Velligan et al. (2006) |
| **Kognitive Verhaltens- therapie** | Leitprinzip der Normalisie- rung, Entwicklung eines kognitiv-psychologischen Problemmodells zur Konzep- tualisierung von Symptoma- tik und deren Behandlung; Bearbeitung von Coping- Strategien und deren Monito- ring; kognitive Umstrukturie- rung von Wahn oder dysfunktionaler Metaüber- zeugungen | – Beck und Rector (2003) <br> – Garety et al. (2000) <br> – Fowler et al. (1995) <br> – Tarrier et al. (1993) <br> – Birchwood und Chadwick (1997) <br> – Nelson (1997) <br> – Lincoln (2006) <br> – Vauth und Stieglitz (2007) | – Pfammatter et al. (2006) <br> – Lincoln, Suttner und Nestoriuc (2008) <br> – Wykes et al. (2008) |

**Tabelle 1**  (Fortsetzung)

|  | **Ziele/Konzepte** | **Umsetzungen** | **Evaluation** |
|---|---|---|---|
| **Integrative Ansätze** | Reaktion auf vorliegende Metaanalysen (z. B. NICE, 2009): Breit angelegtes Behandlungskonzept aus der Kombination verschiedener Interventionen/Methoden der obigen vier Bereiche | – Roder et al. (1988): Integriertes Psychologisches Therapieprogramm (IPT)<br>– Roder, Zorn, Andres, Pfammatter und Brenner (2002): Wohnen, Arbeit, Freizeit (WAF)<br>– Hogarty et al. (2004): Cognitive Enhancemant Therapy (CET)<br>– Hodel und Brenner (1996): Programm zu Bewältigung maladaptiver Emotionen<br>– Vauth und Stieglitz (2008): Training emotionaler Intelligenz | – Roder und Müller (2005)<br>– Roder et al. (2006) |
| **Bewältigungs- und Gesundheitsorientierung** | Erweiterung der Theorie durch copingbezogene und salutogene Aspekte: Selbstwirksamkeitsüberzeugung, Transaktionales Stressmodell als Leitlinie, Recovery-Konzept, Förderung der Normalisierung und Wiedergewinnung der eigenen Kontrolle | – Wiedl (1994, 1996)<br>– Süllwold und Herrlich (1992)<br>– Roder, Brenner und Kienzle (2002)<br>– Amering et al. (2002)<br>– Amering und Schmolke (2007)<br>– Spaulding und Nolting (2006)<br>– Klingberg et al. (2003) | – |

entsprechende Breite weist auch die Definition auf, die die Arbeitsgruppe „Psychoedukation bei schizophrenen Erkrankungen" in der Deutschen Gesellschaft für Psychoedukation (DGPE) kürzlich formuliert hat: „… systematische didaktisch-psychotherapeutische Interventionen …, um Patienten und ihre Angehörigen über die Krankheit und ihre Behandlung zu informieren, ihr Krankheitsverständnis und den selbstverantwortlichen Umgang mit der Krankheit zu fördern und sie bei der Krankheitsbewältigung zu unterstützen" (Bäuml & Pitschel-Walz, 2008, S. 3). Eine theoretische Anbindung dieser Verfahrensweise liegt insbesondere zur Verhaltenstherapie vor, jedoch findet sich auch ein Bezug zu gesprächstherapeutischen Konzepten (Bäuml & Pitschel-Walz, 2008, S. 3).

Ein großes Verdienst der o. g. Autoren ist es, den derzeitigen Stand der Psychoedukation dokumentiert zu haben. In dem von ihnen erstellten Standard-

werk (Bäuml & Pitschel-Walz, 2008) finden sich Zusammenstellungen und Beschreibungen einzelner Verfahrensansätze und dazu vorliegende Manuale. In dem dort ebenfalls enthaltenen Konsenspapier der Arbeitsgruppe „Psychoedukation bei schizophrenen Erkrankungen in der DGPE" findet sich auch eine Übersicht über die in der Psychoedukation vorgesehenen Thematiken. Sie beinhaltet als zentrale Themen den Bereich des Krankheits- und Behandlungswissens (z. B. Symptomatik, Krankheitsbegriff, Ursachen, Epidemiologie und Verlauf sowie medikamentöse, psychologische und sonstige Behandlungsansätze), handlungsbezogene Inhalte (z. B. Kennen persönlicher Frühwarnzeichen, Erarbeitung von Bewältigungsstrategien, Optimierung der medikamentösen Behandlung) sowie zentrale emotionsbezogene Themen, differenziert nach Patienten und Angehörigen. Diese reichen beispielsweise von Schamgefühlen über Resignation bis zur Sinnfrage und der emotionalen Bewertung der Psychose (Patienten), oder von emotionalen Problemen der Abgrenzung und des Erlebens aggressiver Gefühle gegenüber den Patienten bis zu Problemen des Burnout oder der Auseinandersetzung mit dem Versorgungssystem (Angehörige).

Über den Umfang, die Frequenz und den Kontext der Durchführung von Psychoedukation gibt eine Studie von Rummel-Kluge, Pitschel-Walz, Bäuml und Kissling (2006) Auskunft. Es zeigt sich, dass im deutschsprachigen Raum die Durchführung der Psychoedukation stark variiert. Sie beginnt meist mit der stationären Behandlung, kann nach der Entlassung ihre Fortführung finden, findet in unterschiedlicher Frequenz mit meist 1 bis 2 Sitzungen pro Woche statt, weist unterschiedliche Sitzungshäufigkeiten (meist 4 bis 12 Sitzungen) auf und ist in unterschiedlichen Settings lokalisiert. Nimmt man hinzu, dass die in obiger Definition genannten Zielsetzungen stets nur im Rahmen des jeweils gegebenen räumlichen und zeitlichen Rahmens angegangen werden können und somit eine unterschiedliche Tiefe der Bearbeitung erfahren, so erscheint Psychoedukation eher als eine Gruppe von Ansätzen, die – orientiert an den Zielen ihrer Definition – als Vorläufer, Katalysator oder Begleiter weiterer pharma- und psychotherapeutischer Aktivitäten zu sehen ist (Bäuml, Fröböse, Kraemer, Rentrop & Pitschel-Walz, 2006).

Für die Beurteilung des aktuellen Standes der Psychoedukation sind empirische Befunde zu ihrer Verbreitung und Inanspruchnahme hilfreich. Rummel-Kluge et al. (2006) führten bei der o. g. Untersuchung bei allen psychiatrischen Kliniken des deutschsprachigen Raums eine postalische Erhebung zur Verbreitung und Durchführungsmodalität der Psychoedukation durch. Bei einem Rücklauf von ca. 50 % zeigte sich einerseits eine hohe Verbreitung innerhalb der untersuchten Kliniken. Andererseits wurde aber auch deutlich, dass trotz des hohen regionalen Verbreitungsgrades nur knapp 20 % der Patienten und 2 % ihrer Angehörigen auch tatsächlich an einer Psychoedukation teilnahmen, mit Variationen je nach Land und Klinik. Dies wirft die Frage auf, was einer wirkungsvollen Implementierung dieser so populären Säule psychiatrischer Behandlung entgegensteht. Die Autoren nennen als möglichen Grund institutionelle Bedingungen (Anzahl möglicher Sitzungen pro Woche), Verfügbarkeit geeigneter Moderatoren (Therapeuten) und natürlich die Erreichbarkeit psychiatrischer Patienten für derartige Interventionen in der postakuten Phase ihrer Erkrankung.

Für die weiterführende Bewertung der Psychoedukation ist die Evaluation ihrer Wirksamkeit zentral. Hierzu wurden in den letzten Jahren einige aussagekräftige Metaanalysen vorgelegt. Pitschel-Walz, Leucht, Bäuml, Kissling und Engel (2001) fanden bei der Analyse von 25 Studien einen kleinen Effekt der Psychoedukation gegenüber der Standardbehandlung auf die Rückfallrate. Pekkala und Merinder (2002) analysierten neun randomisierte Studien, bei denen mehrheitlich die Angehörigen einbezogen waren und fanden eine signifikante Reduzierung von Rückfall- bzw. Rehospitalisierungsrate nach 9 bis 18 Monaten.

Lincoln, Suttner und Nestoriuc (2007) kritisierten diese Analysen insofern, als diese Studien mit äußerst unterschiedlichen Interventionen zusammengefasst hatten, deren Wirksamkeit aus anderweitigen Analysen bereits bekannt war. In ihrer eigenen Metaanalyse stützten Lincoln, Suttner und Nestoriuc (2007) sich auf eine engere Definition von Psychoedukation als systematische, didaktisch-psychotherapeutische Intervention zur Information von Patienten und deren Angehörigen über die Störung und zur Verbesserung von Coping und definierten hierüber die Ein- und Ausschlusskriterien ihrer Metaanalyse. Weiterhin unterschieden sie systematisch die ausschließlich patientenzentrierten von den auf Familien bezogenen Varianten der Psychoedukation. Im Ergebnis ihrer Analyse an 18 Studien zeigte sich – wie erwartet – der notwendige Ausschluss vieler Primärstudien und weiterhin das Fehlen signifikanter Effekte bei den verbliebenen Studien bezüglich der Symptomreduktion, des Funktionsniveaus und der Medikationsadhärenz. Ein ähnliches Ergebnis – das Ausbleiben belastbarer Evidenz für die Wirksamkeit von Psychoedukation im engeren Sinne – zeigen auch die metaanalytischen Auswertungen des National Institute for Health and Clinical Excellence (NICE, 2009), die der Formulierung offizieller Behandlungsleitlinien für den Bereich des Vereinigten Königreichs (United Kingdom, UK) zugrunde liegen (National Clinical Practice Guideline No. 82). Ein mittlerer signifikanter, kurzfristiger Effekt zeigte sich hier bezüglich der Rückfallrate. Dieser war jedoch nur bei Einbeziehung der Angehörigen, nicht bei alleiniger Applikation von Psychoedukation bei den Patienten signifikant. Ebenfalls war ein kleiner Effekt bezüglich des Störungswissens zu Ende der Psychoedukation festzustellen. Die Autoren diskutierten die eindeutige Überlegenheit der angehörigenbezogenen Psychoedukation hinsichtlich einer möglicherweise gegebenen besseren Generalisierung der vermittelten Inhalte auf den Alltag (Unterstützung durch die Angehörigen), möglicherweise auch durch eine durch die Psychoedukation bewirkte größere Toleranz der Angehörigen gegenüber auftretenden Schwierigkeiten (geringere Rehospitalisierung). Auf Seiten der Patienten wurden mangelnde Krankheitseinsicht, ideosynkratische, von der Psychoedukation nicht aufgenommene Krankheitsvorstellungen sowie eine mangelnde Passung angesichts neurokognitiver Beeinträchtigungen bei vielen Patienten (Aufmerksamkeit, Gedächtnis) als Ursache für das Ausbleiben deutlicherer Effekte diskutiert.

Interessant für die Bewertung der Wirksamkeit von Psychoedukation ist wegen ihres aussagekräftigen Designs noch eine Studie, die von Feldmann, Hornung, Prein, Buchkremer und Arolt (2002) vorgelegt wurde. Sie hat die Variation der Wirksamkeit von Psychoedukation im Krankheitsverlauf zum Gegenstand und kommt mithilfe eines prospektiven, randomisierten Designs zu dem Ergebnis, dass eine Wirkung von Psychoedukation auf die Rehospitalisierungsrate bei Patienten mit einer mittleren Erkrankungsdauer (5 bis 7 Jahre) nachweisbar ist, nicht jedoch davor oder danach.

Insgesamt fällt in Bezug auf die Würdigung der Psychoedukation eine Diskrepanz zwischen dem Engagement und der professionellen Positionierung ihrer Protagonisten einerseits und der geringen Implementierungsrate sowie dem niedrigen Wirkungsgrad andererseits – trotz einiger positiver Befunde (Bäuml et al., 2006) – auf. Dies spricht nicht grundsätzlich gegen Psychoedukation, sondern macht die Notwendigkeit weiterer Arbeit an der Verbesserung von Aspekten des Settings bzw. Kontextes, des Inhalts und schließlich der Methodik der Vermittlung deutlich. Bezüglich des Settings ist zu thematisieren, ob die „Dosierung" der Maßnahmen (ein- bis zweimal wöchentlich, 8 bis 12 Sitzungen, postakut) hinreichend ist und einer Erhöhung bedarf. Bezüglich der Inhalte stellt sich die Frage, welche Prozesse seitens der Patienten für die in der Definition der Psychoedukation vorgegebene Zielsetzung relevant sind bzw. welche Barrieren ihnen entgegenstehen. Ist es krankheitsbezogenes Wissen und/oder der Umgang mit aversiven Emotionen in der Auseinandersetzung mit den vielfältigen, häufig schwierigen Aspekten der Erkrankung? Zur Didaktik wäre zum einen zu überlegen, ob weitere Optimierungen durch Anleihen aus der Methodik der Erwach

senenbildung möglich sind; weiterhin wie diese angesichts von Einschränkungen, die durch den klinischen Kontext gegeben sind, sowie der spezifischen, eingeschränkten Voraussetzungen vieler Psychosekranker Teilnehmer (Neurokognition, soziale Fertigkeiten, vgl. Sartory, 2007) ggf. modifiziert werden können.

### 1.2.2 Training der sozialen Kompetenz

Die hierunter subsumierbaren Formen psychologischer Intervention wurden in den 80er und 90er Jahren des vergangenen Jahrhunderts konzipiert und werden seither insbesondere in stationären Settings bzw. im Rahmen von Programmen zur Rehabilitation appliziert. Hierbei wird Kompetenz als ein Satz von Fertigkeiten verstanden, die für den adäquaten Umgang mit sozialen Situationen, insbesondere solchen, die im Rahmen der psychischen Erkrankung und ihrer Behandlung und Rehabilitation typischerweise imponieren, erforderlich sind. Ihre Bedeutung für die Stabilisierung des psychischen Zustandes und für die Rezidivprophylaxe bei Schizophrenie erhalten diese Kompetenzen im Rahmen des Vulnerabilitäts-Stress-Modells schizophrener Erkrankungen (Zubin & Spring, 1977; Nuechterlein & Dawson, 1984): Sie verhindern bzw. reduzieren Stress in sozialen Situationen und kompensieren dadurch die ungünstigen Auswirkungen dispositioneller Vulnerabilität bezüglich des Auftretens einer psychotischen Episode. Hierbei ist zunächst nicht entscheidend, ob es sich um die Wiedergewinnung von Fertigkeiten handelt, die durch die Psychose verloren gegangen sind, oder um den Aufbau solcher Fähigkeiten, über die die betreffenden Patienten bisher noch nicht verfügten. Thematisch beinhaltet soziales Kompetenztraining gewisse standardisierte Komponenten, wie Gespräche beginnen bzw. beenden, Fragen stellen und beantworten, eigene Bedürfnisse und Meinungen äußern sowie deren Erfüllung assertiv verfolgen, sich in sozialen Konflikten behaupten bzw. hierfür Lösungen finden. Diese Komponenten können ergänzt werden durch individuelle Schwerpunktbildungen. Methodisch gemeinsam ist derartigen Programmen der Bezug zu lerntheoretischen Prinzipien, insbesondere des Modelllernens und weiterer etablierter Techniken der Verhaltensmodifikation (Coaching, Prompting, Shaping, systematische Verstärkung, Rollenspiel), ergänzt durch intensivierte Instruktionen, Gruppendiskussion und weitere Vermittlungstechniken (vgl. hierzu Roder,

Brenner & Kienzle, 2002). Das Setting der Durchführung ist in aller Regel die Gruppe.

Bahnbrechend für die Entwicklung der sozialen Kompetenztrainings bei Schizophrenie waren die Arbeiten der Gruppen um Liberman („Social and independent living skills", SILS; Liberman, Mueser, Wallace, Jacobs, Eckman & Massel, 1986; Liberman & Eckman, 1989) und Bellack (Bellack, Mueser, Gingerich & Agresta, 1997; vgl. auch Bellack, 1996). Beide Arbeitsgruppen entwickelten strukturierte, manualisierte und durch spezifische Medien (z. B. Demonstrationsfilme für die Modellvorgabe, Skalen und Arbeitsblätter) ergänzte Trainingseinheiten (vgl. z. B. das in deutscher Sprache vorliegende Manual von Bellack et al., 2004). Im Verlauf der Programmentwicklung kam es zu thematischen Zentrierungen auf relevante Lebensbereiche wie Freizeit, Kommunikation, Symptom- und Medikationsmanagement (vgl. Bellack et al., 2004). Auch relativ zielgenaue Module, zugeschnitten auf spezifische Bedürfnisse von Untergruppen psychiatrischer Patienten wie „Körperpflege und persönliche Hygiene", „sich mit einer Person des anderen Geschlechts verabreden" („Dating") oder das Ablehnen von Drogen in angenehmen sozialen Situationen, wurden konzipiert (vgl. Wallace & Liberman, 1985).

Das typische Setting dieser Trainingsansätze sind Gruppen mit 5 bis 10 Teilnehmern, einer Sitzungsdauer von 45 bis 90 Minuten, einmal oder häufiger pro Woche durchgeführt. Die Laufzeiten der Trainings variieren stark je nach den jeweiligen Randbedingungen. Als optimal wird eine kontinuierliche Applikation – analog der neuroleptischen Medikation – angestrebt bzw. das Einbringen von Auffrischungssitzungen nach zwischenzeitlichen Unterbrechungen (Liberman & Kopelowicz, 1995).

Eine Erweiterung des Ansatzes zum Training sozialer Kompetenz im engeren Sinne stellt die komplementäre Ergänzung von Verhaltenstraining und Wissensvermittlung bezüglich eines eingegrenzten Problems durch ein hierauf bezogenes bzw. hiermit verbundenes Problemlösetraining dar, wie sie sich bereits in den SILS-Modulen findet (vgl. Liberman & Eckman, 1989). Dem liegt die Auffassung zugrunde, dass bei Schizophrenie häufig auffindbare Defizite kognitiver Funktionen, insbesondere des formalen Problemlösens, den Erwerb und die Ausführung sozial kompetenten Verhaltens behindern. Als Konsequenz wurde ein bifokales,

Verhaltenskompetenz und kognitive Problemlösekompetenz integrierendes Vorgehen konzipiert. Ein ähnlicher, wenngleich nicht so intensiv umgesetzter Ansatz im deutschsprachigen Raum findet sich bei Schmitz-Niehus und Erim (2000), die im Rahmen eines psychoedukativen Trainings die Bearbeitung des Umgangs mit Alltagsproblemen mit einem Problemlösetraining kombinierten.

Erste Studien zum sozialen Kompetenztraining zeigten, dass schizophren Erkrankte in der Tat unterschiedliche soziale Fertigkeiten erlernen können (z. B. Dilk & Bond, 1996), jedoch blieben Aufrechterhaltung, Generalisierung auf den Alltag und die erfolgreiche Anwendung des Gelernten auf andere als die trainierten Aktivitäten sowie auf die Symptomatik unklar. Dies ist möglicherweise darauf zurückzuführen, dass diese Trainings meist im stationären Rahmen oder innerhalb eingegrenzter Programme evaluiert wurden. Auch gab es schon früh Hinweise auf eine differenzielle Indikation der Trainings. So fanden Marder et al. (1996), dass offenbar vor allem Patienten mit frühem Krankheitsbeginn und daher ausgeprägten Defiziten von diesen Maßnahmen profitierten. Auch zeigte sich, dass ein klinisch stabiler Zustand einen Erfolg der Trainings begünstigte.

Eine nach einigen Überblicksarbeiten mit positiver Bilanz durchgeführte Metaanalyse von Pilling et al. (2002) auf der Grundlage von neun randomisierten Studien ließ allerdings keine Reduzierung von Rückfallrate, Anpassung, Lebensqualität und Behandlungscompliance erkennen. Auf einer breiteren Basis steht die Metaanalyse von Pfammatter, Junghans und Brenner (2006), die sich auf 19 randomisierte Studien bezieht und eine striktere Eingrenzung hinsichtlich der aufzunehmenden Interventionsformen vornimmt. Es wurden nur solche Studien aufgenommen, die zur Verbesserung der sozialen Performanz auf Techniken der sozialen oder operanten Lerntheorie fußen und Instruktionen, Modellvorgabe, Rollenspiel, Verstärkung, korrektives Feedback und In-vivo-Übungen (als Hausaufgabe) beinhalten. Die Autoren konnten hier einen großen und nachhaltigen Effekt auf den Fertigkeitenerwerb, eine kurzfristige Verbesserung der Assertivität und einen moderaten, nachhaltigen Effekt auf das soziale Funktionsniveau zeigen, zusammen mit einer geringfügigen Reduzierung der Psychopathologie und einem deutlichen Rückgang der Rehospitalisierung. Anzuführen ist an dieser Stelle allerdings, dass bei noch strikterer Definition der sozialen Kompetenzverbesserung bedeutsame Auswirkungen auf relevante Parameter in der Metaanalyse des NICE (2009) nicht nachweisbar waren. Weiterhin scheint auf der Grundlage der Metaanalyse von Pfammatter et al. (2006) die Übertragung von Trainingseffekten auf den Alltag fraglich zu sein. Trotz der oben genannten erfolgversprechenden Befunde bleibt der Alltagstransfer von Trainingseffekten somit ein noch nicht hinreichend aufgeklärtes Problem. Die Autoren diskutieren Möglichkeiten einer innovativen Implementation sozialer Kompetenztrainings, etwa im Rahmen und in Verbindung zu kognitiver Remediation (Spaulding, Reed, Sullivan, Richardson & Weiler, 1999, vgl. auch Schmitz-Niehus & Erim, 2000) oder gestützter Arbeitstätigkeit („supported employment", vgl. Kapitel 2.3). Anzumerken bleibt noch, dass eine Übersicht zum Verbreitungsgrad der sozialen Kompetenztrainings, wie sie für die psychoedukativen Verfahren erstellt wurde, bisher nicht vorliegt.

### 1.2.3 Kognitive Remediation

Unter kognitiver Remediation sind Ansätze zu verstehen, die eine systematische Förderung kognitiver Prozesse durch spezifische Trainings oder die Neutralisierung kognitiver Defizite durch den Aufbau geeigneter Kompensationsstrategien zum Ziel haben. Sie fußen auf eindeutigen Befunden zu Beeinträchtigungen schizophren Erkrankter in unterschiedlichen kognitiven Funktionen, die historisch schon auf Bleuler zurückgehen und in den letzten Jahrzehnten durch eine Vielzahl empirischer Studien bestätigt und ausdifferenziert wurden (vgl. Vauth, Dietl, Stieglitz & Olbrich, 2000). Auch für Personen mit bipolaren Störungen wurden derartige kognitive Funktionsbeeinträchtigungen gezeigt (vgl. Martinéz-Arán et al., 2004). Einen Wendepunkt von der Untersuchung solcher Beeinträchtigungen hin zur systematischen Einflussnahme markierte u. a. eine Publikation mit dem Titel „Cognitive remediation in schizophrenia: is it time yet?" (Green, 1993). Motiviert wurde dieser Strang der Verfahrensentwicklung wiederum durch das Vulnerabilitäts-Stress-Modell der Schizophrenie, in dem kognitiven Defiziten eine Schlüsselrolle zwischen Belastungen in der Auseinandersetzung mit Umweltanforderungen und der Entwicklung psychotischer Symptome zugewiesen wird. Einen weiteren Einfluss hatten Befunde, die die Bedeutung dieser Beeinträchtigungen für den Verlauf und die soziale Anpassung in verschiedenen Le-

bensbereichen nachweisen (z. B. Green, Kern, Braff & Mintz, 2000). Hieraus entwickelte sich eine Reihe von Interventionsansätzen, die die Einflussnahme auf zentrale kognitive (wegen ihrer Nähe zu vermuteten oder nachgewiesenen spezifischen neuronalen Zuständen bzw. Abläufen auch als neurokognitiv bezeichnete) Prozesse zum Ziel hatten, insbesondere im Bereich des Gedächtnisses, der Aufmerksamkeit und der exekutiven Funktionen. Im deutschsprachigen Raum besonders bekannt geworden sind das Programm COGPACK (Geibel-Jakobs & Olbrich, 1998) sowie einzelne kognitive Fördermodule (kognitive Differenzierung, soziale Wahrnehmung) aus dem Integrierten Psychologischen Therapieprogramm (IPT) von Roder et al. (1988).

Frühere Übersichten bzw. Metaanalysen zur Wirksamkeit von kognitiver Remediation zeigen inkonsistente Ergebnisse (vgl. Silverstein & Wilkniss, 2004). Sie belegen, dass kognitive Verbesserungen bei schizophren Erkrankten möglich sind, lassen insgesamt eher geringe bis mittlere Effektstärken erkennen und werfen Fragen bezüglich der Nachhaltigkeit von Effekten, ihrer Generalisierbarkeit bzw. der differenziellen Wirkung einzelner Trainings sowie ihrer funktionalen Bedeutung für die Alltagsbewältigung und den Krankheitsverlauf auf.

Eine neuere Metaanalyse auf der Grundlage einer größeren Datenbasis (19 randomisierte Studien) stammt von Pfammatter et al. (2006). Sie untersucht die Wirkung von Maßnahmen, die über die Anwendung wiederholter Bearbeitung kognitiver Aufgaben oder über das Training von Strategien zur Kompensation kognitiver Beeinträchtigungen eine Verbesserung kognitiver Leistungen anstreben, und zwar im Bereich von Aufmerksamkeit, Gedächtnis und exekutiven Funktionen. Weiterhin werden Effekte bei der sozialen Kognition und im sozialen Funktionsniveau erfasst. Die Ergebnisse zeigen wiederum kleine bis mittlere kurzfristige Effekte bei den kognitiven Funktionen und legen einen moderaten Transfereffekt beim sozialen Funktionsniveau nahe. Ebenfalls zeigt sich eine geringfügige Abnahme der Symptomatik. Als zu klärende Fragen werden wiederum die Dauerhaftigkeit der Effekte, deren funktionale Relevanz, ihre augenscheinliche Heterogenität sowie die Bedeutung möglicher Mediatorvariablen (soziale Kognition und Lernpotenzial, vgl. Green et al., 2000; Metakognition, vgl. Koren, Seidman, Goldsmith & Harvey, 2006) und eine stärkere Individualisierung des Trainings diskutiert.

Diese Diskussionslinie setzt sich fort in einer weiteren Metaanalyse von McGurk, Twamley, Sitzer, McHugo und Mueser (2007). Diese Autoren analysierten 25 kontrollierte Studien, die inhaltlich danach klassifiziert wurden, ob „drill and practice" überwog (wiederholtes Üben; 69 %) und ob zusätzliche psychosoziale Interventionen vorlagen (23 %). Die durchschnittliche Maßnahmendauer betrug 12,8 Wochen. Bei einem Nachweis von mittleren bis tendenziell niedrigen Effektstärken zeigte sich die Bedeutung spezifischer Moderatorvariablen: Für verbales Lernen und Gedächtnis waren dies die Dosis der applizierten Maßnahmen sowie die Unterscheidung von wiederholter Einübung versus das Coaching von Strategien. Für das soziale Funktionsniveau war es das Vorliegen zusätzlicher psychiatrischer Rehabilitationsmaßnahmen sowie wiederum das Unterscheiden von wiederholtem Einüben versus Strategietraining.

Vor allem letztere Analyse verdeutlicht durch die explizite Überprüfung von Moderatoreffekten einen offenbar wichtigen Sachverhalt, den Kontext der Applikation von kognitiver Remediation. Dieser wird in einer Reihe richtungsweisender Studien deutlich, die in einer Übersichtsarbeit von Velligan et al. (2006) diskutiert werden. Die Autoren verweisen darauf, dass bei Betrachtung der kognitiven Remediationsanteile des IPT hier die vergleichsweise stärksten Effekte auftreten, wenn dieser Teil des Programms zusammen mit einem Fertigkeitentraining appliziert wird. Einen anderen Aspekt – die soziale Einbettung des kognitiven Trainings – steht bei der Cognitive Enhancement Therapy (CET) nach Hogarty et al. (2004) im Vordergrund. Computerisierte Übungen zu Aufmerksamkeit, Gedächtnis und Problemlösen finden hier in einem dyadischen Kontext statt (soziales Kognitionstraining in Kleingruppen). Interessant ist hier auch die „Dosis" der Maßnahme: Das Computertraining umfasste 75 Stunden, das soziale Kognitionstraining 56 Sitzungen à 1,5 Stunden (pro Woche), und die Maßnahmendauer waren 12 bzw. 24 (in der zweiten Studie) Monate. Als Ergebnis zeigten sich differenzielle Effekte bezüglich einzelner verwendeter Messinstrumente. Methodische Mängel erschweren eine abschließende Bewertung des Ansatzes, doch ist seine konzeptionell begründete, soziale, motivationale und alltagsbezogene Ausgestaltung der Trainingsaufgaben und ihres Durchführungskontextes sowie ihre Dosierung hervorzuheben (vgl. hierzu auch Vauth et al., 2000). Nach einer rezenten Evaluationsstudie scheint dieser Ansatz sogar geeignet, neuronalen Abbauprozessen im Frühstadium der Schizophrenie vorzubeugen (Eack et al., 2010).

Einen weiteren Akzent, die explizite Einbettung von kognitiven Remediationsmaßnahmen in berufliches Training, bietet die Neurocognitive Enhancement Therapy (NET) nach Bell, Bryson, Greig, Corcoran und Wexler (2001). Die Teilnehmer durchlaufen hier für die Dauer eines (ursprünglich) halben Jahres eine bezahlte berufliche Tätigkeit, die durch eine wöchentliche Gruppensitzung zu Fragen der sozialen Adaptation und durch individuelles Coaching gestützt wird („supported employment"). Hiermit verbunden ist pro Woche ein 5-stündiges kognitives Training zu Aufmerksamkeit, Gedächtnis und Exekutivfunktionen als Teil der beruflichen Rehabilitationsmaßnahme. Vorliegende Evaluationsstudien zeigen die kurz- und langfristige Wirksamkeit dieser Maßnahme in beeindruckender Weise sowohl auf kognitive Funktionen als auch auf den Verlauf der beruflichen Rehabilitation und Integration. Dieses Ergebnis wurde mehrfach bei Modifikationen einzelner Anteile der Maßnahme bestätigt (Bell, Bryson & Wexler, 2003; Bell, Zito, Greig & Wexler, 2008).

Einen wiederum anderen Akzent – die Nutzung von Vermittlungsstrategien aus dem Bereich der Pädagogischen Psychologie – repräsentiert der Neuropsychological Educational Approach to Rehabilitation (NEAR; Medalia, Revheim & Herlands, 2002). Das über 5 Wochen laufende Programm (zwei wöchentliche Sitzungen à 25 Minuten) versucht über eine interessante, komplexe Softwaregestaltung des Trainings intrinsische Motivation und persönliche Hinwendung zur Aufgabe zu fördern. Neben der in einer kontrollierten Studie demonstrierten Wirksamkeit der Maßnahme sind vor allem Befunde aus assoziierten Untersuchungen interessant (vgl. Velligan, Kern & Gold, 2006): Es zeigt sich, dass das Profitieren von diesem Programm (bei einer Unterscheidung in „Lerner" und „Nichtlerner") über Variablen wie Teilnehmermotivation, Dosierung, Trainerqualifikation, und Programmtyp vermittelt wurde. Dies legt die Nützlichkeit einer in anderen, nicht klinischen Kontexten entwickelten transaktionalen Perspektive von Intervention, wonach der Trainings- bzw. Lernerfolg generell als eine Funktion von Inhalt, Person und Methode zu sehen ist, nahe (vgl. Carlson & Wiedl, 2001). Auch für die Förderung einer tragfähigen Trainingsmotivation sollten sich aus einer solchen Perspektive hilfreiche Ansatzpunkte ergeben.

Schließlich sind für die Entwicklung im anglo-amerikanischen Raum noch zwei weitere Maßnahmen deshalb interessant, weil sie ihren Fokus nicht auf Remediation defizitärer kognitiver Funktionen im engeren Sinne, sondern auf deren Kompensation legen. Es handelt sich um das Cognitive Adaptation Training (CAT; Velligan et al., 2000) und das Errorless Learning (Kern, Liberman, Kopelowicz, Mintz & Green, 2002). Beim CAT stehen die Nutzung von Signalkarten und Checklisten und der Einsatz von Hilfen zur zielorientierten Initiierung, Sequenzierung und Stabilisierung von Verhalten vor dem Hintergrund persistierender neurokognitiver Defizite im Fokus. Hier zeigen verschiedene Studien Auswirkungen in der Größenordnung starker Effekte. Errorless Learning beruht auf der Fragmentierung von Trainingseinheiten, deren intensivem Üben bis zur fehlerfreien Beherrschung und deren Sequentierung so, dass Anschlussfehler möglichst unterbleiben. Auch hier zeigen die vorliegenden Studien eindrucksvolle Erfolge, insbesondere für Teilnehmer mit ausgeprägten neurokognitiven Beeinträchtigungen. Von diesen zeigen weiterführende Studien mithilfe bildgebender Verfahren, dass ihre Defizite durchaus beeinflussbar sind, allerdings über die Aktivierung anderer Hirnareale als dies für die Probanden im normalen Leistungsbereich der Fall ist (vgl. Pedersen, Wiedl & Ohrmann, 2009).

Für den deutschen Sprachraum ist – neben den entsprechenden Anteilen des IPT – der Ansatz von Vauth et al. (2000) hervorzuheben. Diese Autoren kombinieren die Durchführung des COGPACK mit einem Bewältigungstraining, das zweimal wöchentlich über 8 Wochen mit einer Sitzungsdauer von jeweils 90 Minuten durchgeführt wird. Hierbei werden Strategien der Teilnehmer im Umgang mit den eigenen kognitiven Funktionsdefiziten fokussiert; weiterhin wird der Strategieaufbau gefördert, zum Teil in persönlich relevanten sozialen und beruflichen Kontexten. In diesem Zusammenhang ist auch das von Vauth und Stieglitz (2008) entwickelte Training emotionaler Intelligenz zu nennen. Hier wird versucht, eine Verbesserung der emotionalen Informationsverarbeitungsprozesse über die Förderung der emotionalen Selbst- und Fremdwahrnehmung, des Verstehens emotional aufgeladener sozialer Situationen sowie der Regulation der Stimmung herbeizuführen. Abschließend ist noch die Integrative Neurokognitive Therapie (INT; Müller & Roder, 2010) zu nennen, die auf einer Taxonomie relevanter neurokognitiver Domänen fußt und Gruppenprozesse als wesentliches therapeutisches Mittel zu ihrer Beeinflussung sieht.

Insgesamt zeigt die vorausgegangene Darstellung von Metaanalysen und weiterführenden Studien, dass die kognitive Remediation bei Personen mit Schizophrenie applizierbar ist und mehrheitlich bis zu mittleren Effekten führen kann, darunter auch zu solchen im Bereich der Alltagsbewältigung. Ihr volles Potenzial dürfte die kognitive Remediation erst entfalten, wenn sie mithilfe elaborierter Vermittlungstechniken aus dem Bereich anderer psychologischer Disziplinen, vor allem der Pädagogischen Psychologie, unter Berücksichtigung motivationaler Belange, einer verbesserten, alltagsnahen Gestaltung von Trainingseinheiten, der expliziten Einbeziehung des sozialen und beruflichen Kontexts und einer Veränderung der Rolle des Trainers (Coach statt Lehrer bzw. Therapeut) sowie einer angemessenen Dosis und mit größerer Individualisierung geschieht. Diese Beurteilung stimmt überein mit der eher skeptischen Einschätzung des NICE (2009), wonach verlässliche Effekte der kognitiven Remediation nur dann zu erwarten sind, wenn dieser Ansatz als Adjunkt zu spezifischen sozialen und/oder berufsbezogenen Interventionen angewendet wird. Die Metaanalyse von McGurk et al. (2007), die bei den bisher mehrheitlich eingesetzten Varianten von kognitiver Remediation ein Überwiegen des einfachen wiederholten Übens („drill and practice", 69 %) gezeigt und als vergleichsweise wenig wirksam ausgewiesen hatte, stimmt bezüglich des künftigen Veränderungspotenzials von kognitiver Remediation optimistisch, wenn die offenbar vorhandenen günstigen Spielräume für Erweiterungsmöglichkeiten genutzt werden. Zu letzterem Aspekt – erfolgversprechenden Weiterentwicklungen – sind Velligan et al. (2006) der Auffassung, dass auch das Ausmaß der persönlichen Beteiligung der Teilnehmer von kognitiver Remediation an Ablauf und Gestaltung des Programms eine wesentliche Determinante der Effektstärke darstellten. Weiterhin mehren sich in neuerer Zeit Belege dafür, dass komplexe, die Aspekte von Selbststeuerung mit einbeziehende Konstrukte wie Metakognition (Moritz & Woodward, 2007) dazu beitragen könnten, weiterführende Zielbereiche für die kognitive Remediation zu definieren.

## 1.2.4 Kognitive Verhaltenstherapie

Wie für andere Behandlungsansätze bereits berichtet, krankt auch die Darstellung der kognitiven Verhaltenstherapie für Psychosen (Cognitive Behavior Therapy for Psychosis, CBTp) an der Heterogenität der hierunter subsumierten Inhalte. Dies nimmt nicht Wunder, beinhalten doch viele psychologische Behandlungsverfahren, wie dies auch bei den oben aufgeführten Ansätzen deutlich wurde, kognitive Elemente. Wie gezeigt, finden sich beispielsweise beim Social-Skills-Training Einflussnahmen auf Prozesse des Problemlösens, bei Psychoedukation stehen die Vermittlung bzw. das Erlernen bestimmter Inhalte im Vordergrund, und kognitive Remediation zielt auf die Veränderung sowohl basaler (Aufmerksamkeit, Gedächtnis) als auch komplexer, die Selbstregulation einbeziehender kognitiver Prozesse (Metakognition; vgl. Moritz & Woodward, 2007). Eine Einbeziehung dieser Ansätze unter das Dach kognitiver bzw. kognitiv-verhaltenstherapeutischer Therapien liegt nahe. Entsprechend beklagen die Autoren neuerer Metaanalysen zur Bewertung der Wirksamkeit von CBTp (z. B. Pfammatter et al., 2006; Lincoln, Suttner & Nestoriuc, 2008) die Schwierigkeit, zu tragfähigen Aussagen über diesen Ansatz zu gelangen. Die Auswahl eingrenzbarer CBTp-Interventionen zum Zwecke ihrer Überprüfung stellt gerade bei diesem Ansatz eine große Herausforderung für die einschlägige Forschung dar.

Was sind die distinktiven Merkmale von CBTp? Kognitive Verhaltenstherapie hat ihre Wurzeln im angolamerikanischen Raum, hat sich aber in zwei unterschiedlichen Linien entwickelt (vgl. hierzu Wykes, Steel, Everitt & Tarrier, 2008). Hier ist zum einen der insbesondere von Beck (Beck, Rush, Shaw & Emery, 1979) beeinflusste Ansatz zu nennen, der seit langem zur Standardbehandlung von Depressionen gehört und als solcher in den entsprechenden Behandlungsleitlinien nationaler und internationaler Organisationen der Gesundheitsversorgung berücksichtigt wird. Im Fokus stehen hier spezifische kognitive Fehler, dysfunktionale Attributionen und Schemata. Anwendungen dieses Ansatzes bei psychotischen Patienten wurden bereits von Beck und Mitarbeitern berichtet (Beck, 1952; Beck & Rector, 2003).

Die zweite Entwicklungslinie der kognitiven Verhaltenstherapie nahm ihren Anfang im Vereinigten Königreich in den 90er Jahren und entwickelte sich relativ unabhängig von der ersteren Linie, wenngleich sich einzelne Konzepte überlappen. Sie stellt die derzeit in der Schizophreniebehandlung dominierende Variante von CBTp dar. Ihre Protagonisten waren (und sind) Autoren wie Garety (Garety, Fowler & Kuipers, 2000), Fowler (Fowler, Garety & Kuipers, 1995), Birchwood (Birchwood, Hallett & Preston, 1988) und Tarrier (Tarrier, Beckett, Harwood, Baker, Yusupoff & Ugarteburu, 1993). Kennzeichnend für die Philosophie dieses Ansatzes ist das Prinzip der Normalisierung, d. h. die Betrachtung auch psychotischer Symptome auf einem Kontinuum von Funktionsausprägungen bzw. deren Beeinträchtigungen. Dies lässt psychotische Symptome gewissermaßen in Nachbarschaft zu Manifestationen normalen Verhaltens und Erlebens erscheinen. Ein weiteres, hiermit zusammenhängendes Charakteristikum, das gleichzeitig die theoretische Fundierung des Ansatzes bestimmt, ist der folgerichtige Rekurs auf (normale) psychologische Modelle kognitiver Prozesse als Rahmen für die Allokation von Störungen wie Wahn und Halluzinationen und für die Entwicklung und Überprüfung von spezifischen Modellen zur Erklärung dieser Störungen (z. B. Birchwood & Chadwick, 1997) sowie deren systematische Bearbeitung in der Therapie (vgl. beispielhaft Nelson, 1997). Hinzu kommt weiterhin ein Fokus auf dysfunktionale Überzeugungen als vorausgehende oder aufrechterhaltende Bedingungen für Wahn und Halluzinationen. Die Zentrierung auf diesen Symptombereich der Positivsymptomatik und optimistisch stimmende Erfolge in einer Reihe von Einzelstudien haben, begünstigt auch durch eine zunehmende Skepsis gegenüber der durchgängigen Wirksamkeit psychopharmakologischer Behandlung (vgl. Aderhold, 2008), sehr zur Verbreitung des Ansatzes beigetragen. Dies gilt insbesondere für die Behandlung von (trotz neuroleptischer Medikation) persistierender Symptomatik. Entsprechend wurde CBTp auch in den Leitlinien des National Institute for Clinical Excellence (NICE) im Vereinigten Königreich empfohlen. Diese Empfehlung stützt sich insbesondere auf metaanalytische Befunde, wonach bei differenzierter Erfassung der Symptomschwere von Halluzinationen und Wahn starke Effekte zu verzeichnen sind. Im deutschen Sprachraum wurde der Ansatz der CBTp insbesondere von Lincoln (2006) und Vauth und Stieglitz (2007) propagiert und durch die Bereitstellung einer manualisierten Verfahrensanleitung auch für den klinischen Einsatz verfügbar gemacht.

Versucht man das methodische Vorgehen der CBTp einzugrenzen auf den Einsatz von kognitiven Verfahrensgrundsätzen und Techniken zur Modifikation vor allem von Wahn und Halluzinationen, so lassen sich die folgenden Behandlungselemente benennen: Entwicklung eines kognitiv-psychologischen Problemmodells zur Konzeptualisierung von Symptomatik und deren Behandlung, Bearbeitung von Coping-Strategien im Umgang mit Symptomen und deren Monitoring, kognitive Umstrukturierung von Wahn zur Reduzierung des Überzeugungsgrades von Wahninhalten, Umstrukturierung dysfunktionaler Metaüberzeugungen bezüglich der Symptome (z. B. Ausgestaltung bestimmter zentraler motivationaler Themen), kognitive Umstrukturierung von dysfunktionalen Kognitionen, die auf die eigene Person oder auf andere gerichtet sind, und die Anwendung der erarbeiteten kognitiven Fertigkeiten auf den Umgang mit wiederauftretenden oder noch persistierenden Symptomen zur Prophylaxe eines akuten Rückfalls. Die hierbei zum Einsatz kommenden Techniken bilden das Arsenal der traditionellen Verhaltenstherapie (z. B. Rollenspiel, Hausaufgaben, Verhaltensexperimente) wie auch der kognitiven Methodik ab (z. B. sokratischer Dialog, rationale Argumentationstechniken; vgl. hierzu sehr detailliert Nelson, 1997).

Neuere Metaanalysen zeigen bei der Anwendung rigoroser Auswahlkriterien bezüglich des inhaltlichen Fokus und der methodischen Qualität der Originalstudien ein nur gemäßigt optimistisches Bild. Pfammatter et al. (2006) fand für 17 randomisierte kontrollierte Studien einen substanziellen mittleren Effekt für die allgemeine Psychopathologie und einen nachhaltigen Rückgang bei der Positivsymptomatik (Wahn) im Follow-up. In einer weiteren Metaanalyse auf der Grundlage von 18 randomisierten Originalstudien und unter besonderer Berücksichtigung der Charakteristik der Kontrollgruppe fanden Lincoln, Suttner und Nestoriuc (2008) im Vergleich zur neuroleptischen Standardbehandlung signifikante, aber nur kleine Effektstärken für die Gesamtsymptomatik und für die Hospitalisierungsrate. Im Vergleich mit aktiven Kontrollgruppen (adjunktive psychosoziale Behandlung neben neuroleptischer Standardbehandlung) zeigte sich nach Abschluss der CBTp für die Symptomatik keine Überlegenheit, allerdings lässt sich eine solche zum Zeitpunkt des Follow-up feststellen. Die Betrachtung der Konfidenzintervalle für beide Analysen verweist darauf, dass selbst bei mittleren Effektstärken die Vertei-

lung der zu erwartenden Werte bis in den Bereich geringer Effekte reicht. Lincoln, Suttner und Nestoriuc (2008) diskutieren eine Reihe von Gründen für diese doch hinter den Erwartungen zurückbleibenden Ergebnisse, darunter die oft schwer zu vollziehende Trennbarkeit von anderen Techniken im Verlauf der Durchführung von kognitiver Verhaltenstherapie, die geringe durchschnittliche Dosis in der Applikation (durchschnittlich 15 Sitzungen), den aus ethischen Gründen praktisch nicht durchführbaren Vergleich mit unmedizierten Patienten und die Tatsache, dass selbst ein statistisch kleiner Effekt auf der Grundlage eines bereits bestehenden Medikationseffektes klinisch bedeutsam sein kann. Einen wichtigen Befund stellt das Ergebnis aus der Metaanalyse von Lincoln et al. dar, wonach die Größe des Effektes mit der kognitiven Schwerpunktbildung in der Therapiedurchführung korreliert. Wykes et al. (2008) arbeiteten in einer weiteren Metaanalyse eine Reihe methodischer Faktoren heraus, die ebenfalls bedeutsam für die Ausprägung der Effektstärken sind, und empfehlen auf dieser Grundlage eine differenziertere Strategie der metaanalytischen Forschung und eine weiterführende Reflexion der Art und Weise, wie CBTp zu implementieren ist. Somit ist die Wirksamkeit von CBTp noch nicht abschließend zu bewerten. Dies wird durch eine aktuelle Metaanalyse von Lynch, Laws und McKenna (2009) unterstrichen. Diese Autoren zeigten, dass auf der Grundlage der zum Teil gleichen Primärstudien, die der NICE-Metaanalyse (2009) zugrunde gelegt wurden, bei Kontrolle der „Blindheit" und der spezifischen Ausrichtung der Kontrollgruppe (Kontrollinterventionen ohne spezifische therapeutische Zielsetzung) die Effekte der CBTp auf Symptomatik und Rückfall verschwanden bzw. sich deutlich reduzierten.

Trotz dieser unklaren Datenlage scheint es dennoch angemessen zu sein anzunehmen, dass das Potenzial der CBTp in der Herausarbeitung der im engeren Sinne kognitiven Grundprinzipien und einer gezielten Einflussnahme auf die hierüber definierbaren kognitiven Strukturen und Prozesse liegt. Welche Bedeutung ihrer Verbindung mit anderen therapeutischen Techniken sowie dem Setting ihrer Anwendung zukommen, wird noch zu klären sein. Hierunter fällt auch die Erweiterung ihres Formats, beispielsweise in einer Nutzung des Gruppenrahmens für ihre Durchführung (Wykes et al., 2005; Bechdolf et al., 2004), und weiterhin die Ausdehnung des Anwendungsspektrums der

CBTp auf den Bereich der Negativsymptomatik. Auch hierzu liegen fruchtbar erscheinende Überlegungen vor (vgl. Klingberg et al., 2003).

### 1.2.5 Integrative Ansätze

In ihrer Vorschau auf die künftige Entwicklung der psychologischen Therapien bei „schweren psychischen Erkrankungen" („severe mental illnesses", SMI) betonen Spaulding und Nolting (2006) die Notwendigkeit, das Wissen über Faktoren, die an deren Entstehung und Verlauf beteiligt sind, in therapeutische Maßnahmen zu überführen (vgl. Kapitel 1.1). So nennen sie beispielhaft aus der Perspektive kognitiver bzw. neurokognitiver Erklärungsansätze die Faktoren der vulnerabilitätsbezogenen Beeinträchtigungen neuropsychologischer Basisfunktionen (I), episodenkorrelierte Beeinträchtigungen (II, kognitive Beeinträchtigungen einhergehend mit der spezifischen klinischen Positiv- und Negativsymptomatik), multiple persistierende Beeinträchtigungen im postakuten Verlauf (III) und grundlegende Dysfunktionen im Bereich kognitiver Schemata, Attributionsstile, Denkmuster etc. (IV). Angesichts der Problematik einer punktgenauen Zuordnung therapeutischer Maßnahmen zu derart eingegrenzten ätiopathogenetisch wirksamen Faktoren plädieren sie für den Einsatz breit angelegter Behandlungsformen, die unterschiedliche Zielbereiche innerhalb des Ansatzes zusammenführen (z. B. Fertigkeitstraining, kognitive Remediation spezifischer Funktionen, komplexe psychotherapeutische Maßnahmen, etwa der kognitiven Verhaltenstherapie). Diese Auffassung wird unterstützt von neueren Metaanalysen aus dem NICE (2009). Bei strikter, jedwede Überlappungen ausschließender Definition der einzelnen Verfahrensansätze konnten die Autoren dieses Expertenteams zeigen, dass kognitive Remediation, soziales Fertigkeitentraining, Psychoedukation und weitere Interventionen (klientzentriertes, supportives Councelling, tiefenpsychologische bzw. psychoanalytische Interventionen) für sich genommen keine konsistenten Effekte bei unterschiedlichen klinischen Kriterien aufweisen. Konsistente Effekte von mittlerer bis großer Effektstärke und über einen längeren Wirkungszeitraum (bis 24 Monate) lassen sich nach dieser Analyse nur bei CBTp und Familienintervention feststellen. Hinzu kommt der Nachweis mittlerer bis starker Effekte auf die Negativsymptomatik bei der Kunsttherapie, definiert als systematische Anwendung psychotherapeutischer Prinzipien bei Aktivitäten, die der Kreativitätsförderung dienen. In den Behandlungsrichtlinien des NICE (2009) wird dementsprechend an verschiedenen Stellen die bedarfsorientierte, spezifische Präferenzen der Nutzer ebenfalls berücksichtigende Kombination einzelner Verfahren befürwortet (z. B. auch Elemente klientzentrierter Intervention).

Von den derzeit verfügbaren etablierten Behandlungsansätzen entsprechen nach Auffassung von Spaulding und Nolting (2006) die von Hogarty entwickelte „Cognitive Enhancement Therapy" (CET; Hogarty & Flesher, 1999, vgl. Kapitel 1.2.3) und die in der Arbeitsgruppe um Brenner und Roder entwickelte „Integriertes psychologisches Therapieprogramm für schizophrene Patienten" (IPT; Roder et al., 1988) derartigen Vorstellungen zur Integration verschiedener Behandlungsbausteine. Aufgrund seiner Bedeutung und Verbreitung auch im deutschen Sprachraum soll letzterer Ansatz als Beispiel für ein integriertes therapeutisches Vorgehen kurz vorgestellt und diskutiert werden.

Das Integrierte Psychologische Therapieprogramm für schizophrene Patienten (IPT) stellt eines der ersten systematisch entwickelten und manualisierten Therapieprogramme für schizophrene Psychosen dar. Der Anspruch des Programms war es, die bereits bis zu den 80er Jahren erforschten vielfältigen Beeinträchtigungen schizophren Erkrankter einer Behandlung zugänglich zu machen. Dies führte naturgemäß zu einer breiten Fächerung von Zielbereichen im Sinne der Forderung von Spaulding und Nolting (2006): kognitive Differenzierung, soziale Wahrnehmung, verbale Kommunikation, soziale Fertigkeiten und schließlich interpersonelles Problemlösen wurden als Unterprogramme konzipiert. Die ursprüngliche Vorstellung war es, im Sinne eines unidirektionalen, stufenartig aufgebauten Pervasivitätsmodells, nach dem Defizite der jeweils unteren Stufe die Funktionalität der jeweils höheren schädigen, diese Stufen sukzessive abzuarbeiten. Die Therapie sollte demnach mit dem Unterprogramm der kognitiven Differenzierung beginnen und dann „bottom up" die übrigen Programme in der genannten Reihenfolge einschließen. Mittlerweile wird von einer Wechselwirkung der unterschiedlichen funktionalen Domänen ausgegangen, entsprechend werden auch „Top-down"-Prozesse erwartet und die Unterprogramme können in flexibler Weise miteinander verknüpft werden (vgl. Roder, Brenner &

Kienzle, 2002, S. 21 ff.). Zu der im IPT gegebenen Breite der Zielbereiche ist ergänzend anzumerken, dass im Bereich der kognitiven Differenzierung, der dem o. g. kognitiven Remediationsansatz entspricht, explizit Wert darauf gelegt wird, diese nicht in „kalten" Trainings (ausschließlich funktionsbezogenes Training, z. B. computergestützt), sondern in einem sozial-emotionalen Kontext des Arbeitens in der Gruppe unter Berücksichtigung emotionaler Anteile zu vermitteln.

Die Breite des Ansatzes betreffend ist weiterhin auf zwei Ergänzungsprogramme zu verweisen: das Programm „Wohnen, Arbeit, Freizeit" (WAF; vgl. Roder, Zorn, Andres, Pfammatter & Brenner, 2002) und das Programm zur Bewältigung maladaptiver Emotionen (vgl. Hodel & Brenner, 1996). In ersterem bearbeiten die Teilnehmer jeweils in Unterprogrammen systematisch für die drei vorgegebenen Zielbereiche Probleme der Orientierung und Zielfindung, der Umsetzung und Verfolgung bereichsspezifischer Ziele und schließlich der Bewältigung von dabei auftretenden Schwierigkeiten. Hierbei kommen vielfältige Methoden, die insgesamt dem Bereich psychoedukativer, verhaltensorientierter und dem Problemlöseparadigma verpflichteter Vorgehensweisen zuzuordnen sind, zur Anwendung.

Im Programm zur Bewältigung maladaptiver Emotionen liegt der Fokus auf Störungen emotionaler Prozesse, die im Verlauf kognitiver und verhaltensbezogener Interventionen, insbesondere im Zusammenhang mit den bei Psychosen vorliegenden schweren Beeinträchtigungen, auftreten können. In der Abfolge werden die Identifikation und Beschreibung von Gefühlen, die Beschreibung, Elaboration und Überprüfung der von den Patienten verwendeten Coping-Strategien und deren Optimierung behandelt.

Evaluationsstudien zum IPT und ihren Erweiterungen zeigen einen auch international hohen Verbreitungsgrad des Ansatzes (Roder & Müller, 2005; Roder, Müller, Mueser & Brenner, 2006). Hierzu trägt bei, dass das Manual in verschiedenen Übersetzungen vorliegt. Insgesamt zeigt sich, dass die Durchführung des Programms im Durchschnitt ca. 44 Sitzungen in Anspruch nimmt, die sich auf einen Zeitraum von ca. 17 Wochen erstrecken. Die mitgeteilten Effektstärken für das Gesamtprogramm und für die Unterprogramme für den Vergleich von Behandlungs- und Kontrollgruppen liegen meist im mittleren Bereich. Dieses Ergebnis erweist sich als robust gegenüber unterschiedlichen Variationen des Behandlungssettings, darunter auch der Kombination ausgewählter Unterprogramme im Sinne einer flexiblen Anwendung. Vergleichsweise ungünstig erscheint eine Frequenz von nur einer Sitzung pro Woche. Als günstig bezüglich der Effektstärke, wie auch für eine weitere Verbesserung im Katamnesezeitraum nach Abschluss des Programms, erweist es sich, das gesamte IPT zu applizieren. Von Bedeutung ist, dass die genannten und weitere Befunde auch nachweisbar sind, wenn die Metaanalysen sich nur auf „High-quality"-Studien unter Berücksichtigung randomisierter Kontrollgruppendesigns beziehen. Dies spricht für die Validität der Evaluationsergebnisse.

## 1.3 Bewältigungs- und gesundheitsorientierte Therapie

Bisher wurden die dominierenden Ansätze psychologisch fundierter Therapie bei Psychosen, vor allem der Schizophrenie, dargestellt. Unter Vernachlässigung der beschriebenen Überlappungen der Ansätze stellen sich diese in ihren Kerninhalten wie folgt dar: Vermittlung von krankheitsbezogenem Wissen und einschlägigen Fertigkeiten in der Psychoedukation, Verbesserung krankheitsdisponierender, korrelierter oder nachfolgender kognitiver Beeinträchtigungen in der kognitiven Remediation, Aufbau allgemeiner und krankheitsbezogener sozialer Fertigkeiten im Training der sozialen Kompetenz, und die Behebung oder Reduzierung persistierender psychotischer Symptomatik über die Modifikation kognitiver und perzeptiver Muster, die diesen Symptomen aus Sicht psychologischer Modellvorstellungen zugrunde liegen. Das IPT schließlich integriert verschiedene Aspekte dieser Ansätze, insbesondere der kognitiven Remediation und des sozialen Kompetenztrainings unter Einbeziehung psychoedukativer Anteile und unter Betonung eines sozialen Vermittlungskontextes. Diese Ansätze stellen insgesamt die Hauptlinien evidenzbasierter bzw. nach Evidenzbasierung strebender Therapieentwicklung im Bereich der Psychose-Behandlung dar.

### 1.3.1 Bewältigungsorientierte Anteile im Rahmen etablierter Ansätze

Die genauere Betrachtung der dargestellten Ansätze über die vorgenommene, einfache Akzentuierung hinaus hat gezeigt, dass häufig auch der Begriff der „Bewältigung" verwendet wird, um ihren Wirkungsbereich zu umreißen. So finden wir in der Gegenstandsbestimmung der psychoedukativen Ansätze die Kennzeichnung der Bewältigungsorientierung (vgl. Kapitel 1.2.1). Wissen über die Erkrankung soll hier die Bewältigung verbessern. Soziales Fertigkeitentraining hat explizit das Ziel, die für die Bewältigung von alltags- und krankheitsbezogenen Problemen notwendigen Befähigungen aufzubauen (vgl. Kapitel 1.2.2). Die kognitive Remediation hat u. a. das Ziel, die für den Erwerb von Fertigkeiten im Rahmen von Rehabilitationsmaßnahmen und für die Alltagsbewältigung erforderlichen neurokognitiven Voraussetzungen zu schaffen (vgl. Kapitel 1.2.3). Die kognitive Verhaltenstherapie schließlich beinhaltet Strategien, die auch zur Verbesserung des Coping mit der persistierenden Symptomatik hilfreich sind (vgl. Kapitel 1.2.4). Insbesondere im Bereich der Psychoedukation zeigte sich in der weiteren Entwicklung ein verstärkter Bezug zum Bewältigungskonzept (Schaub, 1999). Schließlich bleibt anzumerken, dass Bewältigung (Coping) in der immer noch als gültig erachteten Formulierung des Vulnerabilitäts-Stress-Modells der Schizophrenie von Nuechterlein und Dawson (1984) als wichtiger protektiver Faktor imponiert. Gibt es in dieser Situation überhaupt die Notwendigkeit eines eigenen, bewältigungsorientierten Ansatzes und inwiefern könnte dieser über die von den in den genannten Ansätzen angezielten Aspekte von Bewältigung hinausgehen?

Unterzieht man die dargestellten bewältigungsorientierten Anteile innerhalb der o. g. Hauptgruppen einer inhaltlichen Analyse, so zeigen diese unseres Erachtens eine ganz spezifische Ebene der Konzeptualisierung von Bewältigung auf: Bewältigung wird akzentuiert als Verfügbarkeit instrumenteller Kompetenzen verstanden, operationalisiert über das Vorliegen krankheitsrelevanten Wissens (Psychoedukation), bewältigungsrelevanter sozialer Einzelfertigkeiten (Social-Skills-Training) oder der hierfür erforderlichen basalen neurokognitiven Fertigkeiten (kognitive Remediation). Von diesen Kompetenzen wird implizit oder explizit angenommen, dass sie im Umgang mit der Erkrankung nützlich sind und damit ihre Bewältigung ermöglichen. Hieraus resultiert die implizite Schlussfolgerung, dass bei Vermittlung dieser Kompetenzen mit gelungener bzw. gelingender Krankheitsbewältigung zu rechnen ist. Festzuhalten ist an dieser Stelle, dass diese Kompetenzen im Sinne von Stellgrößen im Vulnerabilitäts-

Stress-Modell der Schizophrenie (Nuechterlein & Dawson, 1984) verstanden werden, die direkt oder indirekt Stress reduzieren und somit das Auftreten psychotischer Episoden verhindern bzw. deren Schwere mindern (vgl. z. B. Hahlweg & Dose, 1998).

Eine hiervon abgrenzbare Perspektive sieht Bewältigung als gelungene Auseinandersetzung mit den vielfältigen Aspekten und Erschwernissen einer Erkrankung. Diese Auffassung wird in den dargestellten Ansätzen nicht oder zumindest nicht explizit angesprochen, wurde jedoch bereits von Süllwold und Herrlich (1992), sodann von Wiedl (1994, 1996) und später von Schaub (1999) propagiert. Sie ist theoretisch angelehnt an das transaktionale Stressmodell (Lazarus & Launier, 1978), das die Bedeutung von Bewertungen und deren prozesshafte Wechselwirkung mit Emotionen und Verhalten in den Vordergrund stellt. Ebenfalls beinhaltet es eine theoretische Nähe zu Konzepten der sozialen Lerntheorie, insbesondere dem Konzept der Selbstwirksamkeitsüberzeugung. Wiedl (1994, 1996) entwarf auf dieser Grundlage ein kognitives Modell, das auf einer Ausdifferenzierung von funktionalem Krankheits- und funktionalem Selbstkonzept (vgl. Kapitel 5) als Grundlage für die Ableitung bewältigungsorientierter Therapiemaßnahmen beruht. Unten werden wir diese und weitere Ansätze als bewältigungsorientierte Therapie im engeren Sinne vorstellen und differenzierter betrachten.

Folgt man dem transaktionalen Bewältigungsansatz, so wird hiermit auch eine prozessuale Betrachtung von Bewältigung eingeleitet. Dies impliziert die nähere Befassung mit spezifischen Abläufen in der Auseinandersetzung mit den krankheitsbedingten Belastungen und mit den Faktoren, die hierauf Einfluss nehmen. Ängste vor der sich ändernden Lebenssituation, ungewisse Zukunftserwartungen, Barrieren wie Scham, Schuld, die Übernahme von Stereotypien und die Entwicklung dysfunktionaler Überzeugungen gewinnen hier für den Bewältigungsprozess an Bedeutung. Weiterhin erhalten Ressourcen hier ebenfalls ein verstärktes Gewicht. Hierzu gehören die Identifikation und der Aufbau salutogenetisch wirksamer Faktoren wie z. B. Kompetenzüberzeugungen, Kohärenzsinn, gesundheitsbezogene Kontrollüberzeugungen, seelisches und körperliches Wohlbefinden.

Die vorangegangenen Überlegungen zusammenfassend sind wir der Auffassung, dass die Anwendung des transaktionalen Bewältigungskonzeptes sensu Lazarus und Launier (1978) auf den Prozess der Krankheitsbewältigung und die Einbeziehung gesundheitspsychologischer Konzepte in diesen Rahmen (vgl. im Überblick Reimann & Hammelstein, 2006) einen Ansatzpunkt für die Weiterentwicklung der psychologisch fundierten Therapie bei Schizophrenie und anderen Psychosen bilden. Im Folgenden werden wir zwei hierzu publizierte Entwicklungen beschreiben, ehe wir zur Vorstellung der bewältigungs- und gesundheitsorientierten Therapie in den nächsten Kapiteln kommen.

## 1.3.2 Explizit konzipierte bewältigungs- und gesundheitsorientierte Therapie

Der Fokus dieser ersten Entwicklungen ist eher defizitorientiert und liegt auf der Unterstützung und Optimierung der Auseinandersetzung mit den durch die jeweils vorliegende schwere psychische Erkrankung gegebenen Problemen sowie auf der Einflussnahme auf den Umgang mit Alltagsbelastungen zur Verbesserung der Lebensqualität und der Rückfallprophylaxe. Erste Beiträge hierzu kamen von Süllwold und Herrlich (1992), die den Schwerpunkt ihrer Arbeit auf die Vermittlung eines funktionalen, für den Umgang mit der Erkrankung förderlichen Krankheitskonzeptes innerhalb von Einzeltherapien legten. Kurz danach veröffentlichte Wiedl (1994) Grundprinzipien einer seit einigen Jahren klinisch in einer Rehabilitationseinrichtung erprobten bewältigungsorientierten Therapie sowie ein Rahmenkonzept für ein entsprechendes Programm. Theoretische Grundlagen kamen aus der initialen Coping-Forschung bei Schizophrenie (Wiedl, 1992; Wiedl & Schöttner, 1991; Wiedl & Rauh, 1994b) und der in den 80er und 90er Jahren auf der Grundlage des transaktionalen Coping-Modells (Lazarus & Launier, 1978) intensiv vorangetriebenen Forschung zur Krankheitsbewältigung bei unterschiedlichen Erkrankungen (Filipp & Klauer, 1988; Heim, Augustiny & Blaser, 1983; Perrez & Reicherts, 1992).

Für die Entwicklung eines bewältigungsorientierten Ansatzes bei Schizophrenie zeigten sich in den o. g. Studien und weiteren Arbeiten die im Folgenden beschriebenen bedeutsamen Befunde. Bei fast allen untersuchten Patienten fand sich das Vorliegen von gleichzeitigen schweren Belastungen in den unterschiedlichen von der Krankheit affi-

zierten Lebensbereichen. Allerdings dominierten quantitativ die mit der Krankheitssymptomatik im engeren Sinne unmittelbar zusammenhängenden Erschwernisse. Hieraus wurde gefolgert, dass bewältigungsorientierte Therapie einerseits den Umgang mit multiplen Belastungen vermitteln bzw. berücksichtigen sollte, andererseits, dass krankheitsbezogene (und nicht auf allgemeine Problemlösungen gerichtete) Inhalte einen wesentlichen Anteil einer solchen Therapie konstituieren müssen. Angesichts der schwierigen und oft nur langfristig möglichen Veränderbarkeit Psychose-spezifischer Belastungen wurde weiterhin gefolgert, dass Möglichkeiten des palliativen Coping und der Inanspruchnahme von Hilfe- und Stützsystemen ein angemessener Platz eingeräumt werden muss. Weiterhin zeigten einschlägige Studien, dass realistische Wahrnehmung und Bewertung von Belastungen und die Umsetzung derartiger Kognitionen in Handlungen ein spezifisches Problem für Psychose-Kranke konstituieren (vgl. auch Wiedl, 2005). Derartige Prozesse sollten somit besondere Berücksichtigung erfahren. Dies galt auch für Befunde, wonach das Bewältigungsverhalten der schizophren Erkrankten durch sehr niedrige Soziabilität gekennzeichnet ist. Hierin wurden weitere Risiken bezüglich der Wirksamkeit des Coping bei schizophren Erkrankten gesehen, da hilfreiche Effekte sozialer Unterstützung, sozialer Vergleichsprozesse etc. nur eingeschränkt gegeben sein sollten. Die Einbeziehung von Methoden und Inhalten zur Vermittlung von Soziabilität in der Krankheits- und Belastungsbewältigung wurde daher als dringend angezeigt erachtet.

Unter Rekurs auf das transaktionale Coping-Paradigma wurde weiterhin gefolgert, dass Wahrnehmungen, Bewertungen, Emotionen und Verhalten gegenüber Belastungen sowie Wechselwirkungen zwischen diesen Größen eine entscheidende Bedeutung zukommt. Als Steuergröße innerhalb dieser komplexen Transaktionen wurde das Konstrukt eines „funktionalen Krankheitskonzepts" und eines „funktionalen Selbstkonzepts" für die Behandlung vorgeschlagen. Unter ersterem wurden all diejenigen krankheitsbezogenen Kognitionen verstanden, die den Betroffenen helfen, die Erkrankung zu verstehen und als Phänomen zu erleben, mit dem eine Auseinandersetzung möglich ist (vgl. hierzu auch Süllwold & Herrlich, 1992). Dies beinhaltet insbesondere die Entwicklung und Vermittlung einer Sicht auf die Aspekte der Erkrankung, die einer Veränderung zugänglich sind. Als „funktionales Selbstkonzept" wurden diejenigen Kognitionen über die eigene Person und ihre Beziehung zur realen und vorgestellten Umwelt definiert, die eine Auseinandersetzung mit derselben begünstigen (vgl. hierzu auch Strauss, 1989). Beide Aspekte sollten sich im Zielbereich bewältigungsorientierter Therapie befinden.

Als Drittes wurde auf Interventionsebene eine Unterscheidung von Modifikation und Kompensation vorgenommen (vgl. Carlson & Wiedl, 1992), wie sie vor allem aus der neurologischen Rehabilitation bekannt ist (Restitution, Substitution bzw. Kompensation; vgl. Gauggel, 2006). Dabei wurde davon ausgegangen, dass bei der Schwere der mit Psychosen (insbesondere schizophrenen Psychosen) verbundenen neurokognitiven und sozialen Beeinträchtigungen und der Schwierigkeit ihrer Veränderung (Modifikation) zumindest für einen Teil der Patienten die Einführung vielfältiger kompensatorischer Maßnahmen bezüglich kognitiver, motivationaler und aktionaler Beeinträchtigungen zur erfolgreichen Durchführung des Gruppenprogramms erforderlich sein würde.

Auf der Grundlage der genannten drei Komponenten – empirische Coping-Forschung, transaktionaler Coping-Ansatz, Modifikations-Kompensations-Differenzierung – wurde ein Gruppenprogramm für postakut schizophren oder an einer vergleichbaren anderen Psychose Erkrankte in der Rehabilitationsphase entwickelt, das sich einer Vielzahl von Methoden bedient, wie sie – neben edukativen, kognitiven und behavioralen Techniken – auch aus der Erwachsenenbildung in unterschiedlichen Settings bekannt sind. Tabelle 2 gibt einen Überblick über das Programm, wie es in der initialen Erprobungsphase durchgeführt wurde, dessen Inhalte und die verwendeten Methoden (für die Beschreibung der Methoden vgl. Kapitel 2).

Zu Beginn des Programms erfolgte eine relativ umfangreiche Planungsphase. Durch Gestaltung des methodischen Vorgehens wurde von Anfang an explizit und systematisch darauf hingearbeitet, den Teilnehmern ein Bewusstsein eigener Mitwirkung (vgl. obige Ausführungen zum funktionalen Selbstkonzept) zu vermitteln. Die Methoden der Metaplan-Technik (vgl. Bataillard, 1984) erlauben es, diesen Prozess transparent zu entwickeln und zu verdeutlichen (Sammlung von Fragen, Gruppierung, Zusammenfassung, Bewertung, Bilden von Rangordnungen, Entscheidungen etc.) und in seinen relevanten Schritten systematisch zu bekräftigen. Einzelne Schritte sowie Ergebnisse

wurden jeweils und im Folgenden mithilfe von Plakaten, Stellwänden, Flipcharts etc. stets dokumentiert und dienten als Gedächtnisstütze und stets präsenter Bezugsrahmen (Kompensation bezüglich Störungen von Aufmerksamkeit und Gedächtnis, vgl. Kapitel 1.3.2). Nach Erstellung eines Arbeitsplans wurden die einzelnen Themen sodann abgearbeitet. Der Fortgang der Arbeit wurde optisch dokumentiert. In Rückmeldungsrunden am Ende einer jeden Einheit wurde u. a. die Frage einer Änderung bzw. Erweiterung einer Abfolge besprochen. Alle dokumentierten Arbeitsinhalte wurden von den Teilnehmern in einer Mappe gesammelt und stellten somit ein in der Gruppe gefertigtes Patienten-Arbeitsbuch dar. Am Ende jeder Gruppensitzung notierten die Teilnehmer auf einem besonderen Kärtchen, ob bzw. welche Inhalte sie mit ihrem Einzeltherapeuten weiter bearbeiten wollten.

Von Beginn der Gruppenarbeit an sollte das Prinzip der Soziabilität von Coping explizit berücksichtigt werden. Dies geschah zunächst mithilfe von Kleingruppenarbeit mit gezielter Instruktion (z. B. Interviewen des Partners nach typischen Krankheitszeichen, Berichten von Gemeinsamkeiten/Unterschieden in der Gesamtgruppe etc.) und wurde dann sukzessive auf die Gesamtgruppe ausgeweitet. Wichtig war hierbei auch die Entwicklung, Vermittlung und Einhaltung von Regeln des sozialen Umgangs in der Gruppe. Weiterhin erhielt in diesem Zusammenhang auch die Rollenspielmethode ein starkes Gewicht. Im Rollenspiel wurden die für die soziale Komponente von Coping wichtigen Kompetenzen vermittelt (z. B. mit Angehörigen über die Schizophrenie sprechen, Anweisungen am Arbeitsplatz durch Nachfragen präzisieren). Die Vorzüge der sozialen Komponente bei der Beschäftigung mit der Erkrankung wurden von den Therapeuten gezielt angesprochen bzw. bekräftigt. Gleichzeitig wurde jedoch vereinbart, dass Privatheit jederzeit respektiert wird. Die vereinbarte Regel hierzu war, dass die Teilnehmer explizit mitteilten, wenn sie über ein Thema nicht sprechen wollten.

Die dargestellten Techniken und Vorgehensweisen innerhalb der bewältigungsorientierten Therapie wurden in den folgenden Jahren differenziert und im Sinne eines salutogenetischen Konzeptes erweitert und ergänzt. Als Ergebnis wurde schließlich das in diesem Manual vorgestellte Programm zur bewältigungs- und gesundheitsorientierten Therapie (vgl. Kapitel 1.3.4) entwickelt, in dem

**Tabelle 2:** Inhalte, Methodik und Ablauf der ursprünglichen bewältigungsorientierten Gruppentherapie nach Wiedl (1994)

| Dauer in Stunden | Themen/Inhalte | Methoden |
|---|---|---|
| 2 | Planung: Ziele, Inhalte, Organisation | Kärtchen-Abfrage, Metaplan |
| 4 | Psychische Krankheit: Begriff, Erscheinungsweisen, Formen, Diagnosen | Paar-Interview, Gruppierung von Kärtchen, Metaplan, verstärkte Reflektion durch Therapeuten |
| 6 | Ursachen: Subjektive Modelle, Vulnerabilitäts-Stress-Modell, Behandlungsperspektiven | Ursachen-Fragebogen, Paar-Interview, Metaplan, Beschwerde-Fragebogen, verstärkte Reflektion durch Therapeuten |
| 2 | Kommunizieren über Krankheit, Ursachen und Behandlung | Rollenspiele |
| 2 | Feedback | Blitzlicht, Fragebogen, Aufarbeitung |
| 6 | Frühsymptome: Identifikation individueller Anzeichen, Diskrimination, Krisenplan | Frühsymptome-Fragebogen, Paar-Interview, Rollenspiel (Vertrauensperson), Checkliste in der Gesamtgruppe |
| 2 | Feedback | Blitzlicht, Fragebogen, Bearbeitung |
| 2 | Umgang mit Belastungen (1): Identifikation subjektiv wichtiger Belastungen, Rangordnung von Problemen | Vorgegebene Kärtchen, Paar-Interviews, Sortiertechniken |
| 6 | Umgang mit Belastungen (2): Exemplarische Bearbeitung des Problems „Alleinsein" (Problemdifferenzierung, Kontaktaufnahme, Gesprächsverhalten, schwierige Gespräche) | Problemanalysen, Gruppendiskussionen, Rollenspiele (z. B. nach Feldhege & Krauthan, 1979) |
| 3 | Umgang mit Belastungen (3): Persönlicher Bewältigungsstil, Krankheitsverarbeitung, allgemeine Problembewältigung | Stressverarbeitungsfragebogen (SVF; Erdmann & Janke, 1985), Kleingruppenarbeit |
| 2 | Feedback, Problem überdauernder Vulnerabilität, Planung (Beruf, Medikamente) | Blitzlicht, Fragebogen, Kärtchenabfrage, verstärkte Reflektion durch Therapeuten |
| 4 | Medikationsprobleme | Paar-Interview, Metaplantechnik, Expertenbefragung (Arzt) |
| 1 | Feedbackrunde | Blitzlicht, Fragebogen, Aufarbeitung |
| 5 | Arbeitsprobleme: Positive und aversive Elemente, Umgang mit Belastungen (4): Belastungsreduktion durch Schaffung von Klarheit | Paar-Interview, Rollenspiele (mit Video) |
| 1 | Feedback | Blitzlicht, Fragebogen, Aufarbeitung |
| 3 | Planung einer Selbsthilfegruppe | Metaplan-Technik, externe Teilnehmer |

die eher defizitorientierte Bewältigungsperspektive mit der Perspektive der Ressourcenentwicklung und Gesundheitsförderung verbunden wird.

Eine stärkere Hinwendung zu derartigen salutogenetischen Überlegungen findet sich auch in Programmen aus dem Kreis der Berner Arbeitsgruppe (Andres, Schindler, Brenner, Garst, Donzel & Schaub, 1998; Schaub, 1999; Roder, Brenner & Kienzle, 2002). So werden z. B. in der klar strukturierten und manualisierten Version nach Roder, Brenner und Kienzle mithilfe eines diversifizierten, verstärkt interaktive und aktivierende Elemente einschließenden methodischen Vorgehens im ersten psychoedukativen Behandlungssetting die Themen Gesundheit und Krankheit, Symptomatik, Verlauf, Medikation, und nicht medikamentöse Therapien behandelt. Im Unterprogramm zur Krankheitsbewältigung werden Stress und sein Auftreten in unterschiedlichen Lebensbereichen und krankheitsbezogener Stress in kommunikativen Kontexten im Besonderen thematisiert. Neben der Optimierung von Stressbewältigung wird weiterhin auch der Bereich des Wohlbefindens (Genuss, Entspannung) einbezogen. Das dritte Unterprogramm ist schließlich der Arbeit mit Angehörigen gewidmet. Neben allgemeinen Informationen über die Erkrankung stehen vor allem Möglichkeiten der Rückfallprophylaxe, die Verbesserung des Problemlösens, emotionale Entlastung, Verbesserung der Kommunikation und schließlich auch die Rechte und Bedürfnisse der Angehörigen selbst im Fokus.

## 1.3.3 Konvergenzen mit dem Recovery-Konzept

Entwicklungen im Bereich der psychologisch fundierten Therapien spiegeln zu einem Teil auch Charakteristika und Veränderungen des jeweiligen sozialen und gesundheitspolitischen Kontextes wieder. Hierzu gehören die Sichtweise psychischer Störungen und Erkrankungen, wie auch die Beurteilungen der Erfolgsaussichten bezüglich der verfügbaren Behandlungsformen unter Fachleuten und in der Bevölkerung. Ergänzt werden diese Manifestationen des Zeitgeistes durch gesundheitspolitische und gesundheitsökonomische Bedingungen und Strömungen innerhalb einer Gesellschaft.

Vor diesem Hintergrund ist bei der Diskussion über die Konzipierung eines weiteren Therapieansatzes für psychotische Erkrankungen auch das Aufkommen des „Recovery"-Konzeptes zu sehen, zu dessen Rezeption im deutschen Sprachraum insbesondere Amering und Schmolke (2007) beigetragen haben. Dieses Konzept nimmt Abschied von einem mit dem Verlust von Hoffnung verbundenen „Mythos" der Unheilbarkeit schizophrener Erkrankungen (Amering & Schmolke, 2007), aber auch von einer dogmatisch gepflegten Überschätzung der Wirksamkeit neuroleptischer Medikation (Aderhold, 2008), in der Gefahren einer Vernachlässigung psychosozialer Komponenten gesehen werden (Warner, 2004). Recovery beinhaltet demgegenüber das Ziel einer Rückkehr bzw. einer Annäherung an den Normalzustand sowie einen Prozess des Verstehens der erlebten Krankheitsentwicklung, verbunden mit einer Wiedergewinnung der Kontrolle über das eigene Leben. Über die (Wieder-)Herstellung des Normalzustandes hinaus gehört hierzu auch ein „Gewinn", der in der Möglichkeit gesehen wird, anders oder mehr als vor der Erkrankung ein sinnvolles Leben als Ganzes zu führen. Dies bedeutet auch, dass es über den Prozess der Bewältigung einer in höchstem Maße aversiven Situation hinaus auch gelingen kann, das persönliche Leben in seinen vielen Facetten zu verbessern und zu verändern (vgl. hierzu Davidson, Hardling & Spaniol, 2005). Es ist unschwer zu erkennen, dass es sich bei diesem Verständnis von Recovery um eine Erweiterung des klassischen medizinischen Modells um wesentliche gesundheitspsychologische Vorstellungen handelt, insbesondere was salutogenetische Annahmen (Antonovsky, 1987), Vorstellungen zur positiven Nutzung von Krisen für die personale Entwicklung (vgl. Reimer, 2007) und humanistische Auffassungen von der Ganzheit der handelnden Person, betrifft. In diese sind kognitive, emotionale und Handlungsaspekte unter Einschluss von Lebensorientierung und Zielfindung integriert (vgl. insgesamt Amering & Schmolke, 2007). Dementsprechend ist von sehr individuellen Recovery-Verläufen auszugehen, die jedoch in jedem Fall über die Remission von Symptomen hinausgehen und weitere, die ganze Person betreffende Veränderungsbereiche beinhalten. Verkürzt dargestellt ist das Ziel von Recovery demnach Gesundheit, verstanden als körperliches, seelisches und soziales Wohlbefinden bei einem Ausbleiben bzw. einer deutlichen Reduzierung von Krankheitsphasen.

Essock und Sederer (2009) warnen davor, angesichts der stark artikulierten Hoffnungsperspektive dieser Bewegung nicht zu vergessen, dass die Subjekte des Recovery-Prozesses schwer erkrankt sind und die Erreichung der Ziele von Recovery zumindest mit vielfältigen Erschwernissen einhergehen. Dennoch hat dieses Konzept begonnen, grundlegende Vorstellungen über die Behandlung Psychose-Kranker und die Rollen der daran Beteiligten zu verändern. So sehen Spaulding und Nolting (2006) den Psychose-kranken Patienten als Experten, der Mitglied des Rehabilitationsteams ist, ausgestattet mit „more internalized abilities for the purpose of managing and coping …". Das Ziel der Behandlung ist danach „enhancing the recovering persons' performance as a rehabilitation team member …" mit der „abililty in managing one's own illness" (S. 101).

Kern, Glynn, Horan und Marder (2009) machten den Versuch, einige der etablierten psychologischen Behandlungsverfahren (vgl. Kapitel 1.2) – Training sozialer Kompetenz, kognitive Remediation, kognitive Verhaltenstherapie und als einen relativ neuen Ansatz die Behandlung der sozialen Kognition – darauf zu prüfen, inwieweit sie den Zielen des Recovery-Ansatzes zuträglich sind. Sie kommen zu dem Schluss, dass diese Verfahren durchaus zum Prozess des Recovery in einzelnen Aspekten beitragen. Die Möglichkeit ihrer Kombination und anderer Verfahren sowie die Ausweitung der verfügbaren Behandlungsoptionen durch Integration weiterer Behandlungselemente (vgl. auch Spaulding & Nolting, 2006) werden als vielversprechend für weitere Verbesserungen angesehen. Wir sind der Auffassung, dass die von uns konzipierte bewältigungs- und gesundheitsorientierte Gruppen- und Einzeltherapie (BE-GO-GET) hierzu einen Beitrag leisten kann. Wie wir im Folgenden darstellen werden

- fokussiert BE-GO-GET in ihren psychoedukativen Anteilen insbesondere auf die Vermittlung dynamischer, also veränderbarer Aspekte der Erkrankung,
- bezieht sie wenn irgend möglich bei der Vermittlung der auf Krankheitsbewältigung bezogenen Inhalte jeweils die gesundheitspsychologische Perspektive explizit und gewissermaßen komplementär zur krankheitsbezogenen Perspektive mit ein und integriert somit jeweils Krankheits- und Gesundheitsaspekte,
- fokussiert sie auf den Prozess der Auseinandersetzung mit der Erkrankung einschließlich der dabei auftretenden erschwerenden kognitiven, emotionalen und sozialen Bedingungen,

- unterstützt sie die aktive Mitwirkung der Teilnehmer am Trainings- und Vermittlungsprozess durch die spezifische methodische Gestaltung der Behandlung,
- weist sie den Teilnehmern in diesem Zusammenhang die Rolle von Experten für spezifische Krankheitsaspekte sowie den Umgang damit zu,
- schafft sie einen Kontext, in dem durch Kompensation möglicher kognitiver (vor allem Aufmerksamkeit, Gedächtnis, Lernen) oder sozialer Beeinträchtigungen (kommunikative Fertigkeiten, soziale Rückzugstendenzen) mithilfe der Arbeitsmethodik eine Entfaltung bestehender Stärken möglich wird,
- findet sie in einem Format statt, das der Form von Kompaktseminaren bzw. Trainings in der Erwachsenenbildung angenähert ist und dadurch die Leitidee einer Normalisierung repräsentiert,
- bereitet sie durch systematische Unterstützung der aktiven Partizipation der Teilnehmer innerhalb des Programms auf deren kooperative Mitwirkung in dem zu erwartenden Prozess einer langfristiger Behandlung und Rehabilitation vor.

### 1.3.4 Skizzierung des BE-GO-GET-Programms

Konkret baut die im Folgenden dargestellte bewältigungs- und gesundheitsorientierte Therapie auf dem oben beschriebenen Vorläuferprogramm (Wiedl, 1994) auf. Das ursprüngliche Programm wurde seit Beginn der 90er Jahre in einer Einrichtung zur Rehabilitation psychisch Kranker (Weig & Wiedl, 1995) kontinuierlich eingesetzt, klinisch erprobt und weiterentwickelt. Hinzugekommen sind im Laufe der weiteren Entwicklung gesundheitsbezogene Anteile, wie sie zum Teil auch in dem bei Roder, Brenner und Kienzle (2002) beschriebenen Programm zur Psychoedukation und Krankheitsbewältigung enthalten sind. Weitere Anregungen für eine Gesundheits- und Krankheitsaspekte berücksichtigende Vorgehensweise finden sich auch in dem von Klingberg et al. (2003) publizierten Behandlungsmanual. Im Vergleich zu diesen Ansätzen wurde hier jedoch in verstärkter Weise daran gearbeitet, diese beiden Perspektiven jeweils simultan und integriert zur Anwendung zu bringen.

Der von uns entwickelte Ansatz stimmt schließlich mit Grundideen einiger weiterer Elemente, wie sie in den in Kapitel 1.2 genannten Ansätzen ebenfalls enthalten sind, überein. Diese betreffen vor allem Maßnahmen zur Förderung intrinsischer Motivation innerhalb des Programms (Medalia et al., 2002), unterstützende Maßnahmen mit prothetischer Wirkung bei Velligan et al. (2000) und Vauth et al. (2000), die Ergänzung relevanter Inhalte und Nutzung erprobter Materialien im Psychoedukation-Ansatz und die Berücksichtigung der Ebene funktionaler sozialer Fertigkeiten, wie sie im Training sozialer Kompetenz einschließlich des Problemlösens vermittelt werden. Mit dem CBTp-Ansatz liegen Überschneidungen vor allem in Bezug auf die Nutzung allgemeiner psychologischer Modelle vor, um hiermit psychopathologische Phänomene und deren Behandlung für die Betroffenen verständlich und akzeptabel zu machen. Auch in diesem Zusammenhang ist das Prinzip der Normalisierung (vgl. Fowler et al., 1995) bedeutsam. Mit den integrativen Ansätzen (IPT u. a.) teilen wir das Bestreben, unterschiedliche Wege der funktionalen Behandlung zusammenzuführen. Die Arbeit mit Angehörigen zur Vermittlung funktionaler Krankheits- und Behandlungsvorstellungen und zur Bearbeitung kritischer Probleme, die sich vielfältig als nützlich erwiesen hat (vgl. Kapitel 1.2.1), wird regelhaft parallel zu der beschriebenen Gruppenarbeit durchgeführt (ca. 6 Sitzungen).

Das BE-GO-GET-Programm enthält sechs Basismodule, die jeweils kompakt innerhalb eines 1- bis 2-tägigen Seminars bearbeitet werden. Zwischen den Modulen liegen in der Regel jeweils 2 bis 3 Wochen. Es werden die folgenden Module bearbeitet:
- *Krankheit und Gesundheit:* Zusätzlich zu subjektiven Krankheitskonzepten erfolgt eine Bearbeitung subjektiver Vorstellungen von Gesundheit, das spielerische Erfahren eigener Ressourcen und Kompetenzen in der Gruppe sowie die Erarbeitung unterschiedlicher persönlicher Stärken.
- *Ursachen und Auslöser:* Das mit dem Vulnerabilitätskonzept verbundene Konzept dysfunktionaler Überzeugungen wird ergänzt durch Elemente „positiven Denkens"; dysfunktionale Vorstellungen von Gesundheit, z. B. bezüglich der Selbsthilfe über Drogen, werden problematisiert.

- *Frühsymptome und Rückfallprophylaxe:* Dieses Modul ist nach wie vor stark symptomlastig, dennoch kann eine Betonung von Ressourcen in der Erarbeitung von Bewältigungsmöglichkeiten und der Stärkung der Selbstwirksamkeit auf unterschiedlichen Ebenen realisiert werden (Wissen, Maßnahmen, Kenntnis, Monitoring, Kenntnis eigener Handlungsbarrieren und deren Überwindung). Es wird u. a. vermittelt, dass Frühsymptome als Indikatoren eines Mangels an gesundheitsförderlichen Verhaltensweisen angesehen werden können sowie als Chance, auf den Verlauf der Erkrankung eigenständig Einfluss zu nehmen.
- *Medikamente:* Hier lassen sich Gesundheitsaspekte vor allem bei der Bearbeitung von Nebenwirkungen darstellen: Körpergewicht, innere Unruhe, Störungen der Sexualfunktion u. a. werden gemeinsam mit gesundheitsfördernden Bewältigungsmöglichkeiten herausgearbeitet; weiterhin die Komplementarität von Gesundheit und Krankheit in der Möglichkeit, Gesundheit so aufzubauen, dass damit eine Reduktion der Medikation und ihrer Nebenwirkungen aussichtsreich erscheint. Möglichkeiten sind Genießen, Ernährung, Sport und Bewegung und verbesserte Selbstregulation.
- *Körperliche und geistige Fitness:* Dieses Modul führt die in den vorangegangenen Abschnitten bereits angesprochenen Aspekte systematisch und verhaltensorientiert weiter: Hauptthemen sind Ernährung, geistige Fitness, Sport und Bewegung.
- *Belastungsbewältigung:* Zu den einzelnen Aspekten von Belastung und deren Identifikation, sowie zu Coping und Problemlösestrategien werden jeweils einzelne Bewältigungsschritte und dafür erforderliche Stärken herausgearbeitet. Ansatzpunkte hierfür ergeben sich auch aus der kooperativen, aktiven Partizipation innerhalb der Gruppen und der dabei anfallenden Übungen.

Diese kurze Skizzierung der einzelnen Module und der von uns entwickelten Methodik legt nahe, dass dieses Programm in erheblichen Anteilen auch bei der Zielgruppe der an einer bipolaren Psychose Erkrankten anwendbar ist. Dies deckt sich mit unseren bisherigen Erfahrungen (vgl. Kapitel 3).

# Kapitel 2

# Rahmenbedingungen und Methoden für die Durchführung des Programms

## 2.1 Indikation

Indikationsbezogene Überlegungen sollten vor der Durchführung des Programms ausreichend Berücksichtigung finden. Keine Intervention, sei es psychotherapeutisch oder psychoedukativ intendiert, kann für sich in Anspruch nehmen, für alle Personen (Betroffene wie Helfer) oder Settings gleichermaßen geeignet zu sein. Eine allgemeine und gut verständliche Einführung für Personen mit unterschiedlichen Voraussetzungen bietet Bäuml (1994). Tabelle 3 stellt positive Indikationskriterien und Kontraindikationen (in Anlehnung an Bäuml et al., 2005) für die Teilnahme am BE-GO-GET-Programm gegenüber.

Da in diesem Manual auf eine Darstellung der theoretischen Hintergründe schizophrener Erkrankungen verzichtet wurde, seien im Folgenden einige Literaturquellen zur Vertiefung (auch hinsichtlich der in Tabelle 3 angeführten Stichpunkte) genannt. Gute Einführungen in die Thematik geben die Behandlungsmanuale von Lincoln (2006) sowie von Klingberg et al. (2003). Sartory (2007) gibt einen forschungsorientierten Überblick über Ätiologie, Diagnose und Behandlung schizophrener Erkrankungen. Das Buch „Komorbidität Psychose und Sucht" von Gouzoulis-Mayfrank (2003) bietet vertiefende Informationen zum Stichwort „Komorbidität/Doppeldiagnosen".

**Tabelle 3:** Indikationen und Kontraindikationen für die Teilnahme am BE-GO-GET-Programm

|  | Indikation | Kontraindikation |
|---|---|---|
| **Teilnehmer** | – mindestens Verdachtsdiagnose der Kategorien F20.x, 25.x, F30 bis F33.x gemäß ICD-10 (WHO, 2006)<br>– Teilnehmer müssen über die Diagnose informiert sein<br>– für die Module Belastungsbewältigung und Fitness kommen auch andere Diagnosen in Betracht<br>– Vorliegen von Negativsymptomen oder Residualphänomenen ist *kein* Ausschlusskriterium<br>– Ersterkrankte sowie mehrfach Erkrankte<br>– Komorbidität/Doppeldiagnose | – Akutsymptomatik, die nicht gruppenkompatibel ist (maniforme Symptome, Unruhezustände, imperative Stimmen, schwere Konzentrations- und Gedächtnisstörungen, feindseliges Verhalten, Aggressivität, paranoide Verkennungen etc.)<br>– schwere depressive Symptome<br>– gänzlich fehlende Störungseinsicht<br>– ausgeprägter sekundärer Krankheitsgewinn<br>– Lernbehinderung (IQ < 70)<br>– akute Drogenintoxikation<br>– auffälliges Sozialverhalten |
| **Gruppenleitung** | – therapeutisch ausgebildete Fachkräfte (Ärzte, Psychologen, Sozialpädagogen etc.)<br>– didaktisches Geschick (Einlassen können auf unterschiedliche Abstraktionsniveaus<br>– Erfahrungen bezüglich einer dialektischen Haltung sensu dialektisch-behavioraler Therapie (Linehan, 1996) | – fehlende therapeutische Erfahrung<br>– fehlendes Fachwissen<br>– fehlende Gruppenerfahrung |

Darüber hinaus finden sich hilfreiche Informationen zur therapeutischen Beziehungsgestaltung und den Umgang mit psychotischen Patienten, z. B. in Hinblick auf störungsspezifische Interaktionsprobleme bei Bock (2003). Einen Überblick über Möglichkeiten der familienbezogenen Interventionen bieten Hahlweg und Dose (2005) in ihrem Ratgeber für Betroffene und Angehörige.

## 2.2 Leitprinzipien und Setting für die Durchführung

Die folgenden Ausführungen vermitteln einen ersten Überblick über die Formen des Settings, in dem das BE-GO-GET-Programm durchgeführt werden sollte. Die Methoden und Arbeitsformen, die im BE-GO-GET-Programm Anwendung finden und die in den folgenden Ausführungen bereits erwähnt werden, werden ausführlich in den Kapiteln 2.3 und 2.4 beschrieben. Neben der Kenntnis der einzelnen Interventionen ist es aus unserer Sicht ebenso wichtig, in der Praxis drei grundlegende Leitprinzipien zu beherzigen, die den Prozess der Normalisierung und Wiederherstellung (Recovery, vgl. hierzu Kapitel 1.3.3) fördern und zugleich die häufig vorhandenen kognitiven Einbußen der Teilnehmer kompensatorisch mit einbeziehen: (1) Normalisierung durch selbstorganisierendes Lernen, (2) Kompensation krankheitsspezifischer Beeinträchtigungen, (3) dynamische Modularisierung. Für diese drei Leitprinzipien werden im Folgenden geeignete grundsätzliche Arbeitsmethoden und Rahmenbedingungen angeführt.

### 2.2.1 Förderung der Normalisierung durch selbstorganisiertes Lernen (SOL)

Die Teilnehmer lernen schrittweise verschiedene Methoden zur Bearbeitung der ausgewählten Themen kennen, damit sie später bestimmen können, welche Methoden sie anwenden möchten. Das Vorgehen entspricht in den Grundzügen dem selbstorganisierten Lernen (SOL; vgl. Greif & Kurtz, 1996), einem Konzept, das sich als allgemeine methodisch-didaktische Rahmenkonzeption für Unterricht oder Seminare im Rahmen der Erwachsenenbildung bzw. Berufspädagogik (Personalentwicklung) versteht. Wesentliche Kennzeichen sind (vgl. Landesakademie für Fortbildung und Personalentwicklung an Schulen, o. J.):

- Stärkung der individuellen Selbstständigkeit durch den systematischen Aufbau von Methoden- und Lernkompetenzen,
- Schaffung einer sozialen Lernstruktur durch den zielorientierten Wechsel von kooperativen und individuellen Lernphasen,
- Vermittlung soliden Fachwissens als Grundlage des Lernens in Kombination mit übergeordneten Kompetenzen (z. B. Soft Skills),
- Erhöhung der (Selbst-)Verantwortung für das eigene Lernen,
- Vermittlung und Beurteilung von Projektkompetenz im Rahmen von Themen- und Lernfeldern,
- Erwerb von Handlungskompetenz.

Beim selbstorganisierten Lernen können sich die Teilnehmer in der Regel ihre Methode der Wahl aus einem großen Pool aussuchen, der ihnen optional in Form von schriftlichen Kurzbeschreibungen (Leittexten) vom Gruppenleiter zur Auswahl vorgelegt wird.

Für die Übertragung auf den Personenkreis der Psychose-Betroffenen hat es sich aus unserer Erfahrung heraus bewährt, bei den ersten Themen zunächst unterschiedliche Methoden vorzustellen, damit die Teilnehmer sie kennenlernen können. Die vorgestellten Methoden werden am Flipchart festgehalten, damit die Teilnehmer später darauf zurückgreifen können. Würde sich die Gruppenleitung beim Thema „Krankheit" beispielsweise für die Kärtchentechnik und die Kleingruppenarbeit zum Sammeln von Symptomen entscheiden, so würde sie diese Methoden zunächst erklären und am Ende der Arbeitseinheiten noch einmal auf die verwendeten Methoden verweisen. Optimal ist es, ein kurzes Feedback und ggf. Verbesserungsvorschläge von den Teilnehmern einzuholen. Die kennengelernten Methoden sollten gut dokumentiert werden (vgl. Kapitel 2.3.2: Dokumentation), die Teilnehmer sollten sie während der Gruppenstunden immer vor Augen haben.

Spezifische Instrumente zu einzelnen Themen, wie die Frühsymptomliste oder ein Fragebogen zum Umgang mit Belastungen müssen natürlich jeweils zu Beginn des neuen Themas vorgestellt werden. Auch hier kann die Gruppe aber entscheiden, ob und zu welchem Zeitpunkt des Gruppenprozesses sie die Methode oder das Instrument einsetzen will.

Dieses teilnehmerorientierte Vorgehen erscheint oft sehr mühselig, gerade dann, wenn die Gruppenteilnehmer bisher wenig selbstbestimmte Erfahrungen im Umgang mit ihrer Erkrankung machen konnten. Um von ihrer traditionell eher passiven Rolle zu einer aktiven und für den Gruppenprozess mitverantwortlichen Rolle zu kommen brauchen sie Zeit und Geduld, vor allem aber sehr viel positive Verstärkung von der Gruppenleitung.

### 2.2.2 Kompensation krankheitsspezifischer Beeinträchtigungen durch Lernstrategien und spezifisches Setting

Auch zur Kompensation kognitiver wie sozialer Beeinträchtigungen eignet sich das oben beschriebene selbstorganisierte Lernen (SOL) gut. Nach Weinstein, Husman und Dierking (2000) ist für ein effektives Lernen die Trias folgender Lernstrategien gleichermaßen zu berücksichtigen:

1. *Wiederholungsstrategien:* Wiederholungsstrategien dienen dazu, Wissen, das erlernt werden soll, in wörtlicher Form im Arbeitsgedächtnis aktiv zu halten, um so die Voraussetzung dafür zu schaffen, dass die Informationen in das Langzeitgedächtnis überführt werden können. Auf den Kreis der Psychose-Erfahrenen bezogen hat dies eine noch größere Bedeutung, weil dem Aspekt der Redundanz der Inhalte ausreichend Rechnung getragen werden muss. Unterstützend wirken in dieser Hinsicht auch die dauerhafte „Konservierung" von Inhalten über Visualisierungen (z. B. Plakate) und eine multimodale Präsentation des Materials (vgl. den Abschnitt „Multimodales Lernen" in diesem Kapitel). Auf diesem Wege können die Teilnehmer alle relevanten Inhalte in jeder neuen Sitzung kurz rekapitulieren. Einen weiteren konstruktiven Beitrag leistet das Handout. Die Gruppenteilnehmer haben dadurch die Möglichkeit, das Gelernte für sich noch einmal zu vertiefen bzw. zu wiederholen (vgl. Kapitel 2.3.2: Dokumentation).

2. *Elaborationsstrategien:* Durch Elaboration soll versucht werden, bereits vorhandenes Vorwissen über einen Gegenstandsbereich zu aktivieren und neues Wissen mit diesem zu verknüpfen. Berücksichtigt man dabei die Möglichkeit kognitiver Beeinträchtigungen, so wird klar, dass die entsprechenden Methoden Hilfen in Bezug auf Konzeptbildung, Kategorisierung oder auch Sequenzierung bereithalten müssen. (Zu den möglichen Beeinträchtigungen der exekutiven Funktionen vgl. Green, 2006, und

Sachs, Schaffer & Winklbaur, 2007, sowie die Metaanalyse von Fioravanti, Carlone, Vitale, Cinti & Clare von 2005.) Hilfreich sind an dieser Stelle Moderationstechniken wie Metaplan (vgl. Kapitel 2.3.8), Entscheidungsübungen (z. B. mittels einer Klebepunktrunde; vgl. Kapitel 2.3.4) oder Interventionen aus dem Bereich der Psychotherapie wie das Problemlöseschema (vgl. Kapitel 2.9.4), die Verhaltens- und Situationsanalyse (vgl. Kapitel 2.3.12) oder das Rollenspiel (Kapitel 2.3.10) bzw. Verhaltensexperiment (vgl. Kapitel 2.3.13).

3. *Organisationsstrategien:* Diese sollen helfen, innerhalb eines neuen Wissensbereiches Ordnungsbeziehungen herauszuarbeiten, um sich so ein kohärentes Bild vom Thema aufzubauen. Darüber hinaus können diese Strategien als Vorläufer der eigentlichen Elaboration angesehen werden. Aus diesem Grund wird im Rahmen der Gruppenarbeit großer Wert auf derartige Strategien gelegt. Zu jedem Modul oder auch moduluntergeordneten Inhaltsbereich werden Stoff- bzw. Fragensammlungen vorgenommen, um den jeweiligen Bereich abzustecken. Im Verlaufe der Module wird wiederholt Bezug auf die formulierten Fragen genommen und überprüft, ob diese erschöpfend und nachvollziehbar beantwortet wurden.

Für eine gelungene Organisation von Wissen und Informationen ist auch die Präsentation der Ergebnisse entscheidend. Deshalb ist die Wichtigkeit der mobilen Stellwände oder von Flipcharts nicht zu unterschätzen, die eine plakative Möglichkeit bieten, die erarbeiteten Inhalte auf unterschiedliche Arten darzustellen (vgl. Kapitel 2.3.2: Dokumentation).

Darüber hinaus haben neben diesen genannten Hauptstrategien auch die im Folgenden genannten Settingmerkmale eine kompensierende Funktion.

### Gruppenraum

Zunächst sollte der Raum über eine angemessene Größe verfügen, damit sich die Teilnehmer in der Gruppe wohl fühlen und sich in die Arbeit mit einbringen können. Ein zu kleiner Raum birgt die Gefahr der Einengung, in einem zu großen Raum können die Entstehung und Aufrechterhaltung der Gruppenkohäsion gestört werden bzw. Teilnehmer „verlorengehen". Auch zu viele leere Stühle sind unpassend.

Der Gruppenraum sollte über eine ausreichend große Arbeitsfläche verfügen, um die sich die Gruppe im Plenum versammeln kann und die geeignet ist für das Ausbreiten und Sortieren von Kärtchen.

Der Raum sollte darüber hinaus Platz für ungestörte Kleingruppenarbeit (Eingrenzen sozialer Stimuli durch Begrenzung der Personenzahl) und freie Fläche für Rollenspiele bieten. Im Idealfall stehen weitere Räume zum Ausweichen zur Verfügung. Nach Möglichkeit sollten die auf Postern zusammengefassten Ergebnisse der Gruppenarbeit an den Wänden des Gruppenraumes verbleiben, so dass immer wieder darauf Bezug genommen werden kann. Wünschenswert wären hier auch mobile Stellwände, die den Raum zusätzlich für Kleingruppenarbeit gliedern können. Schwierigkeiten treten auf, wenn mehrere Gruppen den Raum belegen. Poster müssen dann optisch klar den einzelnen Gruppen zuzuordnen sein. Auch die multimediale Ausstattung des Raums sollte den kompensatorischen Ansprüchen (vgl. den Abschnitt „Multimodales Lernen") entsprechen. Dazu gehören eine mobile Leinwand, ein Beamer, ein PC (Laptop mit Lautsprecherboxen) und entsprechende Software (PowerPoint, Word, DVD-Player).

## Zusammensetzung der Gruppe

Die Zusammensetzung der Gruppe ist nicht immer von einer ausreichenden Homogenität geprägt. Eine problematische Heterogenität, die eine Reaktion der Gruppenleitung erfordert, kann aus verschiedenen Ursachen heraus erwachsen:
- Vorliegen von Akut-, Residual- oder Negativsymptomen bei Einzelnen,
- unterschiedliches Vorwissen zu den Themen,
- Ausmaß kognitiver Beeinträchtigungen,
- Einschränkungen in der Gestaltung sozialer Kontakte,
- die Teilnehmer sind unterschiedlich weit im Bewältigungsprozess fortgeschritten.

Grundsätzlich besteht im Rahmen von Übungen die Möglichkeit, einzelnen Teilnehmern per Coaching helfend zur Seite zu stehen. Vor allem die stilleren oder beeinträchtigten Teilnehmer müssen wiederholt ermutigt werden, sich zu beteiligen. Eine ressourcenorientierte Haltung und die Anwendung unmittelbarer, kontingenter positiver Verstärkung sind an dieser Stelle unabdingbar (vgl. auch Bellack et al., 2004).

Kristallisieren sich jedoch eindeutige Untergruppen mit unterschiedlichen Voraussetzungen heraus, so bietet es sich an, auch ganze Themenblöcke oder Übungen im Rahmen einer Binnendifferenzierung in zwei Gruppen durchzuführen. Jeder Gruppenleiter leitet jeweils eine der beiden in Eigenregie. So lassen sich unterschiedliche Grade von Komplexität (zugeschnitten auf das zur Verfügung stehende kognitive Potenzial der Teilnehmer) und zeitlichem Investment realisieren, um eine Über- oder Unterforderung zu vermeiden. Für die beeinträchtigten Teilnehmer lassen sich zudem problemlos kompensatorische Maßnahmen implementieren, die bei den „fitten" Teilnehmern eher Verwirrung stiften oder ihnen überflüssig oder unangemessen vorkommen würden.

## Multimodales Vorgehen

Dem chinesischen Gelehrten Konfuzius wird die folgende Weisheit zugeschrieben: „Sag es mir, und ich vergesse es; zeige es mir, und ich erinnere mich; lass es mich tun, und ich behalte es." Hier wird deutlich, dass Lernerfolg stark von den Bedingungen abhängt, in die das Lernen eingebettet ist. Muss man zudem davon ausgehen, dass ein Teil der Lernenden unter verschiedenen Lernbeeinträchtigungen wie Konzentrations- oder Gedächtnisstörungen leidet, so gewinnen die konkreten Lernbedingungen eine noch größere Bedeutung.

Eine kompensatorische Maßnahme, mit der wir in unserer Arbeit gute Erfahrungen gesammelt haben, besteht in der Verwendung eines multimodalen Vorgehens. Das bedeutet, dass möglichst mehrere Sinne gleichzeitig an der Verarbeitung des Materials beteiligt werden. So wird der größte Teil der Experteninputs durch Visualisierungshilfen begleitet, entweder unter Zuhilfenahme der Gruppenbeiträge ad hoc an der Flipchart oder in Form von Informationsmaterial, das beispielsweise in eine PowerPoint-Präsentation eingebunden werden und über einen Beamer auf eine Leinwand projiziert werden kann. Dabei ist darauf zu achten, dass dieses Material den kognitiven Voraussetzungen entsprechend gestaltet ist:
- Jedes Submodul hat eine klare und nachvollziehbare Gliederung.
- Es wird nur eine überschaubare Menge an Text verwendet.
- Die einzelnen Seiten (Folien) werden als „kognitive Anker" angesehen, an denen sich die Teilnehmer entlang hangeln können.

• Das Material wird, wenn möglich, mit bildhaften Visualisierungen angereichert.
• Fremdwörter sollten möglichst vermieden oder klar definiert bzw. erläutert werden.

Bezogen auf das oben zitierte Sprichwort ist dem eigenen Tun im Sinne einer praktischen Erfahrung der nachhaltigste Effekt für die langfristige Umsetzung von Erlerntem zuzusprechen. Aus diesem Grund ist es für uns wichtig, dass die Module Übungen mit experimentellen Anteilen enthalten. Bestimmte Sachverhalte lassen sich im wahrsten Sinne des Wortes am besten „begreifen" oder manche Erkenntnis lässt sich nur finden, wenn ein Prozess der aktiven Auseinandersetzung mit einer Frage oder einem Problem stattfindet. Daher wird das Prinzip des multimodalen Lernens auch über den Einsatz von Übungen des erfahrungsabhängigen Lernens (vgl. Kapitel 2.3.3) verwirklicht. Dazu zählen zieloffene spielerische Übungen (z. B. die Eiflugmaschine, das Schiffsmodell, der Zuckertisch, Genussübung; vgl. Kapitel 4, 5 und 8), in denen die systematische Beobachtung und deren Dokumentation im Vordergrund stehen. Die Teilnehmer sollen sich Zusammenhänge erschließen oder Lösungen für Probleme finden. Dies fördert den Glauben an die eigenen Ressourcen bzw. erhöht die wahrgenommene Selbstwirksamkeit.

Zudem erhoffen wir uns eine Kompensatorik der bekannten Schwächen des deklarativen Gedächtnisses bei Psychose-Betroffenen (vgl. Sartory, 2007). Starke Teilnehmer können schwächere im Rahmen eines Kleingruppen-Settings unterstützen. Letzten Endes wird mit diesem Ansatz eine aktive Bewältigungshaltung gefördert.

### 2.2.3 Dynamische Modularisierung: Planung des Ablaufs

Das BE-GO-GET-Programm besteht, wie in Kapitel 1 schon erwähnt, aus insgesamt sechs Modulen, die jeweils durchgängig als Abfolge 90-minütiger Sitzungen konzipiert wurden. Tabelle 4 gibt einen Überblick zu den zeitlichen Budgets, die nach unseren Erfahrungen für eine stressfreie und lernförderliche Durchführung erforderlich sind. Diese Angaben können in Abhängigkeit von dem intellektuellen Niveau oder der symptomatischen Belastung bzw. aus der Erkrankung resultierenden Aktivitäts- und Teilhabeeinschränkungen schwanken.

Geht man von einer geeigneten Sitzungsfrequenz von zweimal wöchentlich (vgl. Bäuml et al., 2005) aus, so erstreckt sich das Programm bei vollstän-

**Tabelle 4:** Übersicht über die Module des BE-GO-GET-Programms sowie die Anzahl der benötigten Sitzungen (à 90 Minuten) für die Durchführung

| Modul | Themen (Modulteile) | Anzahl benötigter Sitzungen | Gesamt |
|---|---|---|---|
| **Krankheit und Gesundheit** | – „Krankheit" (Auseinandersetzung mit den eigenen Psychose-Erfahrungen, Verbesserung des Krankheitsverständnisses, Krankheit als Eskalation normalpsychologischer Prozesse, Verlauf einer Psychose und Konsequenzen für die Krankheitsbewältigung) | 4 | |
| | – „Gesundheit" (Erweiterung des Krankheitsbegriffs um den Gesundheitsaspekt) | 2 | 6 |
| **Ursachen und Auslöser** | – Einführung in die Entstehung von psychotischen Erkrankungen (individuelle Krankheitsursachen, Modelle zur Krankheitsentstehung und Ableitung von Bewältigungsstrategien, Psychoedukation: Ätiologie der Psychose | 3 | |
| | – Vulnerabilität (Suchtmittel, dysfunktionale Gedanken) | 2 bis 3 | 5 bis 6 |

**Tabelle 4:** (Fortsetzung)

| Modul | Themen (Modulteile) | Anzahl benötigter Sitzungen | Gesamt |
|---|---|---|---|
| **Frühsymptome und Rückfall-prophylaxe** | – Einführung (Definition von Frühsympto-men, Erkennen eigener Frühsymptome)<br>– Bewertung der Frühsymptome nach Schweregrad und zeitlichem Abstand zum Rückfall<br>– Bewältigungsmöglichkeiten und Barrieren<br>– Behandlungsvereinbarung, Vertrauensper-son, Erstellen eines persönlichen Krisen-plans | 1<br><br>1<br><br><br><br>2 bis 3<br>2 bis 3 | 6 bis 8 |
| **Medikamente** | – Einführung (Wissensstand erfassen, Psy-choedukation, Einstellungen und Vorur-teile)<br>– Nebenwirkungen (Erkennen von Neben-wirkungen, Bewältigung, Arztgespräch) | 3<br><br><br>3 bis 5 | 6 bis 8 |
| **Körperliche und geistige Fitness** | – Einführung<br>– Genuss, Entspannung und Achtsamkeit<br>– Ernährung<br><br><br><br>– Bewegung und Sport<br>– geistige Fitness | 1<br>5<br>8 (zzgl. 4 Praxisein-heiten in der Lehr-küche)<br>3<br>2 bis 3 | 19 bis 24 |
| **Belastungs-bewältigung** | – Einführung in das Thema „Belastung" (Identifikation subjektiver Belastungsan-zeichen, Attribution von Belastungsmerk-malen)<br>– Möglichkeiten zur Belastungsbewältigung (Herausfinden von Barrieren, Erarbeiten von Bewältigungsmöglichkeiten)<br>– flankierendes Monitoring des Bewälti-gungsprozesses (Selbstbeobachtung) | 2<br><br><br><br>3 bis 4<br><br><br>es empfiehlt sich, Einzelsitzungen à 90 Minuten in wöchentlichem oder 14-tägigem Abstand durchzu-führen, um die Ergebnisse der Selbstbeobachtung zu besprechen | 5 bis 6 nach Bedarf |
| **Gesamt-programm** | – | – | 47 bis 58 |

diger Durchführung auf etwa ein halbes Jahr. Wir haben im Rahmen der Rehabilitationseinrichtung, in der das Programm bisher angewendet wurde, die Erfahrung gemacht, dass ein derart langer Zeit-raum motivationale Probleme gleichermaßen auf Seiten der Teilnehmer wie auch Gruppenleiter nach sich zieht. Darüber hinaus sprengt ein sol-ches Zeitbudget die meisten Behandlungssettings und der Anteil der Teilnehmer, die das Programm nicht in Gänze absolvieren und damit einen essenziellen Teil an Information und Erfahrung verpassen, wächst mit der Dauer des Programms.

Aus diesem Grund haben wir nach alternativen Durchführungsmodi gesucht und in der Form des „Tagesseminars" eine vielversprechende Alternative gefunden. Hierbei werden je drei Blöcke à 90 Minuten zusammengefasst und an einem Tag durchgeführt. Um einer Überforderung vorzubeugen, hat sich die Berücksichtigung folgender Rahmenaspekte bewährt:

- Durchführung an maximal zwei Tagen in Folge, gefolgt von einer mehrtägigen Pause, damit die Informationen verarbeitet werden und evtl. Selbstbeobachtungsaufgaben erledigt werden können.
- Implementierung ausreichend langer Pausen innerhalb eines Tagespensums (z. B. zwischen erstem und zweitem Block eine halbe Stunde und zwischen dem zweiten und dritten Block 1,5 bis 2 Stunden als Mittagspause mit der Möglichkeit zu essen und sich evtl. hinzulegen).
- Zusätzlich die Option individueller Pausen anbieten, d. h., dass einzelne Teilnehmer die Gruppe verlassen dürfen um z. B. zu rauchen etc. Dies sollte aber nur für maximal drei Teilnehmer gleichzeitig möglich sein.
- Darüber hinaus sollten die Informationsteile (Experteninput) gleichmäßig auf die Lernblöcke verteilt werden, um die Informationsverarbeitungskapazität nicht zu überfordern.
- Das Thema der eigenen Bewältigungsressourcen sollte auch in der Blockform den Abschluss bilden, um das jeweilige Modul mit einer positiven Konnotation ausklingen lassen zu können.
- Anbieten von Getränken oder kleinen Snacks. Wichtig ist hier die Beherzigung der im Fitness-Modul postulierten Regeln in der Auswahl (z. B. Wasser statt Kaffee und Trockenfrüchte oder frisches Obst statt Süßigkeiten).
- Offizielle schriftliche Einladung und eine persönliche Verpflichtung zur Teilnahme. Diese wird entsprechend zu Beginn eines Blocks vom Co-Leiter überprüft. Bei Abwesenheit wird entsprechend nachgefasst.
- Der Teilnehmer hat den Status des Experten in der Gruppe. Seine Erfahrungen und Ergebnisse haben Vorrang vor dem Experteninput der Therapeuten.
- Anwendung von Moderationstechniken und aktivierenden Methoden (vgl. Kapitel 2.3).
- Eine vorgeschaltete Eingangsveranstaltung zur Einführung und Gruppenbildung anbieten (vgl. Kapitel 2.4).

Durch oben genannte Rahmenbedingungen wird eine Atmosphäre geschaffen, die den Teilnehmer in seinem Erfahrungshintergrund ernst nimmt und ihn mit seinen Beeinträchtigungen und Ressourcen gleichermaßen berücksichtigt. Der Psychose-Betroffene sieht sich einem Setting ausgesetzt, das auch im Rahmen von Organisationsentwicklung und Mitarbeiterfortbildung zum Einsatz kommt. Das soll die Selbstwahrnehmung und den Prozess der Normalisierung verbessern (vgl. Recovery-Konzept in Kapitel 1.3.3).

Darüber hinaus haben wir die Erfahrung gemacht, dass sich die Teilnehmer nachhaltiger mit den behandelten Themen (auch über die Gruppensitzungen hinaus) auseinandersetzen, da sie durch die intensive Beschäftigung über einen ganzen Tag hinweg eine ganz andere Gewichtung bekommen. Eine 90-minütige Sitzung kann schnell im übrigen „Alltagsrauschen" verschwinden, die Inhalte werden von anderen konkurrierenden Themen verdrängt, vor allem bei belastenden Aspekten. Haben die Teilnehmer dagegen einen ganzen „Arbeitstag" (ein Tagesmodul geht in der Regel von etwa 8.00 bis 15.00 Uhr) in der Gruppe verbracht, wird die Überführung des Gelernten in das Langzeitgedächtnis erleichtert. Unterstützend wirkt sich auch die Tatsache aus, dass sich die Teilnehmer über die Gruppe hinweg animiert fühlen, sich weiter über die Erfahrungen auszutauschen. Die größeren Zeitkontingente bieten zudem eine größere methodische Flexibilität, da auch zeitaufwendigere Interventionen (Rollenspiel, Situations- und Verhaltensanalysen) zum Einsatz kommen können.

Die in Tabelle 4 vorgegebene Reihenfolge der Module muss so nicht zwangsläufig und in Vollständigkeit erfolgen. Das Gruppenprogramm wurde von vornherein hinsichtlich eines Einsatzes in verschiedenen Versorgungsbereichen konzipiert. Im akut-klinischen Bereich wird man gegenwärtig mit dem Phänomen konfrontiert, dass Behandlungszeiten immer weiter verkürzt und verdichtet werden. Das bedeutet, dass psychotherapeutische und psychoedukative Elemente Gefahr laufen, zugunsten einer ebenso wichtigen medikamentösen Einstellung auf der Strecke zu bleiben. Mit den heutigen Aufenthaltszeiten sind längerfristige Programme nur noch schwerlich durchzuführen. Auch für das vorliegende Programm bedeutet dies, dass eine Anpassung an die entsprechenden Gegebenheiten möglich sein muss.

Für den stationären Akutbereich empfehlen wir, in der Entaktualisierungsphase der Psychose nur auszugsweise Sitzungen einzelner Module (hier vorrangig die Module „Krankheit und Gesundheit", „Frühsymptome und Rückfallprophylaxe" und „Medikamente") anzubieten und den kognitiven wie symptombedingten Beeinträchtigungen der Teilnehmer noch deutlicher Rechnung zu tragen. Dennoch können auch die fitnessbezogenen Inhalte einen guten Ausgleich zur Symptombelastung oder eine zusätzliche Option im Umgang mit Nebenwirkungen der Medikation darstellen.

In Rehabilitationseinrichtungen, Institutionen betreuten Wohnens oder im Rahmen von Selbsthilfegruppen ist dagegen eine ausführlichere Auseinandersetzung mit krankheits- wie gesundheitsbezogenen Aspekten möglich und sogar gewünscht. In diesen Settings sollten die Teilnehmer überdies vermehrt an Entscheidungsprozessen beteiligt werden, z. B. hinsichtlich der Frage, mit welchen Inhalten sich die Gruppe als nächstes beschäftigen möchte. Schwerpunkte sollten hier vor allem die Belastungsbewältigung, das flankierende Frühsymptom-Monitoring und Fitnessübungen bilden, da gezielt neue der Bewältigung der Erkrankung dienliche Gewohnheiten aufgebaut werden sollen.

Um dem komplementären Zusammenspiel von Krankheit und Gesundheit noch mehr gerecht zu werden, ist es aus unserer Sicht in Anlehnung an Amering et al. (2002) auch vorstellbar, störungs- und fitnessbezogene Interventionen im Wechsel anzubieten. Dies verringert die erlebte Belastung und verhindert die übermäßige Fokussierung defizitbezogener Aspekte. Wichtig hierbei ist eine tagesbezogene Homogenität der Inhalte, um störende Interferenzen zu verhindern.

## 2.3 Methoden

Wir haben der methodischen Darstellung ein eigenes Kapitel gewidmet, um zum einen das von uns favorisierte Prinzip des *offenen Methodenpools* gebührend zu gewichten und zum anderen, um einen handlichen Baukasten an Interventionsmethoden zur Verfügung zu stellen, auf den der Leser modulübergreifend ohne großes Vor- und Zurückblättern zugreifen kann. Zunächst soll in diesem Abschnitt ein kurzer Überblick erfolgen, bevor dann die Methoden, die im BE-GO-GET-Programm zum Einsatz kommen, vorgestellt werden. Dieses Kapitel vermittelt so die notwendigen Informationen zur Durchführung der Methoden,

auf die im BE-GO-GET-Programm Bezug genommen wird. Im Rahmen der Darstellung der einzelnen Module finden sich bei der Beschreibung der Übungen und Interventionen häufig Verweise auf die entsprechende Methode, die in diesem Kapitel dann nochmals nachgeschlagen werden kann.

Der Methodenpool ist eine in der Schulpädagogik oder Moderation geläufige Methode und hat den Vorteil, dass ein von spezifischen Inhalten unabhängiger Pool methodischer Herangehensweisen zur Verfügung steht. Das heißt, dass für ein und denselben Inhalt je nach Gruppenzusammensetzung, Zeitpunkt oder Prozessziel (vgl. Tab. 5) eine andere Vorgehensweise gewählt werden kann. Dies schafft eine willkommene Flexibilität für die Gruppenleiter. Beispielsweise kommen zu Anfang des Programms zumeist strukturierte Aufgaben in Einzel- oder Paararbeit zum Einsatz und die Entscheidung über die jeweilige Methode liegt eher beim Gruppenleiter. Hat sich eine Gruppenkohäsion etabliert, kann hingegen vermehrt mit Plenumsrunden oder Gruppenaktivitäten gearbeitet werden und die Teilnehmer können sukzessive in Entscheidungen mit einbezogen werden (z. B. über die Art und Weise, wie sich die Kleingruppen finden).

Die Teilnehmer profitieren gleichermaßen von den verschiedenen Methoden, da sie von uns letztlich auch als Handwerkszeug für den Alltag verstanden werden. Vor allem die Elemente der Verhaltensanalyse und des Problemlösens haben eine wichtige klärende Funktion und reduzieren durch ihr strukturiertes Vorgehen das empfundene Ausmaß an subjektiver Belastung. Darüber hinaus gehen wir davon aus, dass ein Baukasten mit verschiedenen Bearbeitungsmethoden auch die für eine effektive Bewältigung unabdingbare Selbstwirksamkeit fördert (vgl. das Modul „Belastungsbewältigung", Kapitel 9). Nahezu alle Teilnehmer nehmen sich im Verlauf einer Gruppe als aktiv partizipierend wahr. Es erscheint plausibel, dass dies einen entstigmatisierenden Effekt hat, da sie sich nicht als durchgängig „krank" oder „defizitär" wahrnehmen müssen. Der Glaube an die eigenen Ressourcen wird gestärkt.

Zur Orientierung soll zunächst ein Überblick darüber vermittelt werden, wie sich die jeweiligen Methoden einzelnen Prozessbausteinen oder -zielen zuordnen lassen. Nicht jede Methode eignet sich für jedes oder nur ein einziges Ziel. Indikationsbezogene Überlegungen lassen sich schematisch wie in Tabelle 5 dargestellt resümieren.

**Tabelle 5:** Schematische Übersicht über die Methoden und Prozessziele

| Prozessziele / Methode | Klärung und Strukturierung | Aneignung von Wissen durch Edukation | Aktivierung | Austausch und Kontakt | Normalisierung | Induktives/Erfahrungs-abhängiges Lernen | Kognitive Modifikation | Verhaltens-modifikation |
|---|---|---|---|---|---|---|---|---|
| 1. Aktivierungsübungen | | X | X | X | X | X | | X |
| 2. Dokumentation | X | X | X | | | | | |
| 3. Erfahrungsabhängiges Lernen | X | | X | X | X | X | X | X |
| 4. Feedback und Evaluation | X | | X | X | X | | | X |
| 5. Gruppenbezogene Interventionen | X | | X | X | X | | | |
| 6. Kognitives Umstrukturieren | X | X | X | X | X | X | X | |
| 7. Kompetenztraining (z. B. soziale Kompetenzen) | | X | X | X | X | X | | X |
| 8. Metaplan-/Kärtchen-technik | X | X | X | X | X | | | |
| 9. Problemlösen | X | X | X | X | X | | | X |
| 10. Rollenspiel | X | | X | X | X | X | | X |
| 11. Selbstbeobachtung (Hausaufgaben) | X | | X | | X | (X) | X | X |
| 12. Verhaltensanalyse | X | X | X | X | X | | X | X |
| 13. Verhaltensexperiment | | | X | | X | X | X | X |

Das Schema verdeutlicht, dass die Ziele „Klärung und Strukturierung", „Aktivierung", „Austausch und Kontakt", „Normalisierung" sowie „Verhaltensmodifikation" von zentraler Bedeutung sind. Nahezu alle Methoden können zu diesen Aspekten einen wertvollen Beitrag leisten. Durch diese Vielfalt an methodischen Zugängen verfügen die Gruppenleiter über eine hohe Flexibilität. Diese wird durch die Dimension der Grundarbeitsform noch einmal erweitert. So lässt sich das Ausmaß an sozialer Dichte und damit einhergehenden Anforderungen durch die Entscheidung für Einzel-, Paar-, Kleingruppen- oder Plenumsarbeit gezielt steuern.

Im Folgenden werden nun die Methoden im Einzelnen vorgestellt. Dazu wird zunächst auf die Ziele und die Einsatzbereiche eingegangen, bevor jeweils praxisbezogene Durchführungshinweise inklusive weiterführender Tipps folgen.

## 2.3.1 Aktivierungsübungen

| Ziele |
| --- |
| • *Für den Teilnehmer:*<br>  – Herbeiführen eines optimalen Aktivierungsgrades<br>  – verbessertes Körpergefühl<br>  – Ressourcenaktivierung<br>  – Tragen von Gruppenverantwortung<br>• *Für den Gruppenprozess:*<br>  – Förderung der Gruppenkohäsion<br>  – gruppenbezogene Verstärkung<br>  – Erleben einer positiven Arbeitsatmosphäre |

Die Ziele verdeutlichen, dass wir unter Aktivierungsübungen kurze, Impuls gebende Einheiten verstehen, die die körperliche und geistige Wachheit fördern bzw. steigern sollen, um hilfreiche Arbeitsbedingungen zu schaffen. Die Aktivierungsübungen eignen sich

• als Einstiegsübung nach der Mittagspause bei Durchführung als Tagesseminar oder
• optional, wenn die Gruppenleiter den Eindruck gewinnen, dass der Prozess zum Erliegen kommt oder die Teilnehmer sich nicht mehr konzentrieren können.

Die durchzuführende Übung wird dem Plenum vorgestellt. Es wird empfohlen, dass beide Gruppenleiter aktiv an der Übung mit teilnehmen. Dies steigert die Motivation der Teilnehmer und reduziert Schamgefühle bei zunächst „merkwürdig" erscheinenden Aufgaben.

Auch an dieser Stelle ist es wichtig, den Gruppenprozess genau im Auge zu behalten, vor allem im Hinblick auf das Einhalten der Regel eines respektvollen Umgangs miteinander. Kein Teilnehmer darf sich als Außenseiter fühlen oder den Eindruck gewinnen, dass man sich über ihn lustig macht.

Bei Durchführung in Teams werden diese angeleitet, Verantwortung für den Gruppenprozess zu übernehmen. Dadurch werden wichtige Ressourcen wie Kooperationsfähigkeit oder Durchsetzungsvermögen gefördert.

Bei der Auswahl der Übung ist darauf zu achten, dass sowohl die körperliche wie die geistige Ebene zu gleichen Teilen Berücksichtigung findet. Vor allem der Co-Gruppenleiter sollte ein Auge auf die aktuelle Befindlichkeit der Gesamtgruppe haben. Gewinnt er den Eindruck, dass die „Luft raus ist", kann auch spontan eine der Aktivierungsübungen eingebaut werden. Im Folgenden werden exemplarisch zwei Übungen vorgestellt.

**Beispiel: „Raus aus dem Mittagstief" (körperlicher Schwerpunkt)**

1. Auf der Stuhlvorderkante sitzen, Beine in Schrittstellung bringen, Oberkörper leicht vorneigen, aufstehen und wieder hinsetzen (8-mal wiederholen).
2. Im Sitzen oder Stehen marschieren und dabei:
   – Arme gegengleich neben dem Körper bewegen,
   – Arme nach oben – im Wechsel rechts/links – strecken,
   – Arme nach vorn boxen – im Wechsel rechts/links,
   – linken Ellenbogen zum rechten Knie führen und gegengleich.

**Beispiel: „Oben bleiben" (geistiger Schwerpunkt)**

Alle Teilnehmer stehen im Raum verteilt. Die Gruppenleitung bringt einen aufgeblasenen Luftballon ins Spiel. Dieser muss nun von den Teilnehmern in der Luft gehalten werden. Sobald der Ballon den Boden berührt, ist die Runde vorbei. Nach einer halben Minute wird ein zweiter Ballon ins Spiel gebracht usw. Der Leiter nimmt mit einer Stoppuhr die Zeit. Das Ziel der Übung ist es, eine möglichst lange Zeitspanne zu erreichen.

**Beispiel: „Das Ende ist der Anfang" (geistiger Schwerpunkt)**

Zunächst nennt der Gruppenleiter eine bestimmte Kategorie, an der sich das aktuelle Spiel orientieren wird (z. B. Tier, Name etc.). Nun beginnt der Leiter mit einem Begriff, der zur geltenden Kategorie passt. Der nachfolgende Teilnehmer muss nun einen neuen Begriff finden, dessen Anfangsbuchstabe mit dem Endbuchstaben des vorherigen Wortes beginnt. So wird die Reihe fortgesetzt. Wiederholungen sollten im besten Fall nicht vorkommen. Weiß ein Mitspieler spontan nicht weiter, darf er sich von der restlichen Gruppe helfen lassen.

Im Modul „Körperliche und geistige Fitness" (vgl. Kapitel 8) sind mehrere aktivierende Übungen beschrieben z. B. die Achtsamkeitsübungen oder die „Bewegungspause".

## Weiterführende Literatur

Beermann, S. & Schubach, M. (2010). *Spiele für Workshops und Seminare* (3. Auflage). Freiburg: Haufe.

Weidemann, B. (2008). *Handbuch Active Training* (2. Auflage). Weinheim: Beltz.

### 2.3.2 Dokumentation

---

**Ziele**

- *Für den Teilnehmer:*
  - Mit einer guten Dokumentation wird Einzelbeiträgen und Gruppenergebnissen ein besonderer Stellenwert verliehen. Seinen eigenen Redebeitrag auf einem Poster wiederzufinden hat einen hohen Verstärkerwert.
  - Orientierung und Struktur
  - Klärungshilfe
- *Für den Gruppenprozess:*
  - Die Dokumentation der Ergebnisse ist aufgrund der häufig bestehenden Einschränkungen der Teilnehmer in den Bereichen der Konzentration, Aufmerksamkeit und Gedächtnis besonders wichtig. Sie soll den Arbeitsprozess der Gruppe strukturieren, zusammenfassen, transparent machen und als Gedächtnisstütze dienen.

---

Die Methode der Dokumentation, also das Sammeln und Festhalten von Inhalten, ist universell über alle Module einsetzbar.

Zentrales Medium für die Dokumentation ist das Flipchart, dessen Blätter mit unterschiedlichen Farbstiften (sog. „Permanent Markers") beschrieben werden. Auf den Flipchartblättern werden Tagesordnungspunkte, Diskussionsbeiträge, Situationsanalysen, Rollenspielanweisungen etc. festgehalten. Nicht jedes Blatt wird nachher an die Wand gehängt, sollte jedoch immer im Block bleiben, damit später ggf. Bezug darauf genommen werden kann. Bei zwei parallelen Gruppen empfiehlt es sich zwei unterschiedliche Blöcke zu benutzen.

Die Beschriftung sollte nicht zu eng erfolgen und möglichst übersichtlich gestaltet werden. Unterschiedliche Farben helfen, die Texte zu gliedern. Mobile Flipcharts sind nützlicher, wenn an unterschiedlichen Plätzen im Raum gearbeitet wird.

Ausgewählte Plakate werden an den Wänden oder aber mobilen Stellwänden angeheftet, da oft unterschiedliche Poster nacheinander vorgestellt werden und häufiges Blättern am Flipchart lästig werden kann. Auch Kärtchen können hier sortiert und angepinnt werden.

Zentrale Flipchart-Ergebnisse sollten am Ende der Sitzung auf DIN-A4-Format übertragen werden und den Teilnehmern zur nächsten Gruppensitzung kopiert werden („Skript"). Die Aufgabe des Abschreibens des Posters können auch die Gruppenteilnehmer selbst in wechselnder Reihenfolge übernehmen, was die Gruppenleiter entlastet und die Mitverantwortung für die Gruppe bei den Teilnehmern stärkt. Auch die individuellen Fragebögen und Listen gehören in das Skript.

Um die Erkenntnisse der Gruppenarbeit auch zwischen den Sitzungen und nach Abschluss der Gruppenarbeit abrufen zu können, müssen die Teilnehmer die Ergebnisse in schriftlicher Form vorliegen haben. Dieses Skript kann sich als Hefter oder Mappe gestalten (auch hier können die Teilnehmer ihre Wünsche einbringen und ihre Fantasie spielen lassen). Hier können auch die Handouts, welche dieses Manual als vorgefertigte Materialien auf der DVD zur Verfügung stellt, abgeheftet werden. Handouts sollten grundsätzlich zeitnah zu den jeweiligen Modulinhalten ausgehändigt werden.

Auch die Ergebnisse der Arbeit mit der Kärtchentechnik (vgl. Kapitel 2.3.8) werden entsprechend dokumentiert.

*Tipp:* Die Flipchart-Gestaltung sollte sich an dem Grundprinzip „weniger ist mehr" orientieren. Je mehr Informationen ein einziges Plakat enthält, umso schwerer ist es für die Teilnehmer zu erfassen. Dies widerspricht dem kompensatorischen Grundprinzip, das wir der Dokumentation zugrunde legen. Wir empfehlen daher, unlinierte Flipchart-Blöcke zu verwenden, weil diese nicht zum Kleinschreiben verleiten. Auch die Möglichkeit der kontrastierenden Farbgestaltung sollte ausgeschöpft werden. Wichtig ist hier allerdings die logische und konsequente Zuordnung der Farben. Weitere hilfreiche Tipps enthält das Buch „Visualisieren, Präsentieren, Moderieren" von Josef Seifert (2009).

## 2.3.3 Erfahrungsabhängiges Lernen

| Ziele |
| --- |
| • *Für den Teilnehmer:*<br> – implizites Lernen von bewältigungsrele-vanten Aspekten (z. B. Prinzip der Vulne-rabilität, Konzept der Ressourcen)<br> – sich als aktives Mitglied der Gruppe zu er-leben, welches konstruktive Beiträge bei-steuern kann (Ressourcenaktivierung, so-ziale Kompetenz)<br> – Überprüfen eigener Befürchtungen bezüg-lich Defiziten (Realitätstestung)<br> – aktiver bzw. spielerischer Erwerb von Wis-sen (inzidentelles Lernen)<br>• *Für den Gruppenprozess:*<br> – Förderung der Interaktion, Kommunika-tion und Kohäsion<br> – Förderung der kommunikativen Fähigkei-ten<br> – Reflexion der eigenen Rolle im Rahmen einer Gruppe<br> – intensiveres Kennenlernen der Teilnehmer untereinander |

Unter erfahrungsabhängigem Lernen wird an dieser Stelle ein induktiver, auf empirischem Vorgehen basierender Zugang verstanden. Die Teilnehmer werden angeleitet, sich bestimmte Fragestellungen implizit, zuweilen spielerisch zu erarbeiten. Der Schwerpunkt liegt auf dem aktiven Eingebundensein und nicht auf der passiven Wissensaufnahme. Es ist demnach das Gegenstück zur Edukation, die vorwiegend das explizite Gedächtnis bedient (zu den Vorteilen vgl. Niegemann et al., 2008, S. 141). Typische Beispiele können teambezogene Problemlöseaufgaben oder Ressourcenaktivierungen sein. Erfahrungsabhängiges Lernen eignet sich gut als spielerischer Vorlauf bzw. Hinführung zu einem neuen Thema. Der Vorteil im Vergleich zum abstrakten „Darüber-Reden" liegt in der Aktivierung von Erlebnisinhalten, dem Ermöglichen des „Dabeiseins". Abstrakte Aspekte werden durch die Konkretisierung auf der Handlungsebene „begreifbarer". Damit lässt sich ein wichtiger kompensatorischer Gegeneffekt zu gedächtnisbezogenen Defiziten erzielen, da nicht das Endprodukt, sondern der Prozess selbst entscheidend ist.

Zunächst ist es wichtig für diese Methode ausreichend Zeit einzuplanen. Die Durchführung erfolgt in Kleingruppen von drei Teilnehmern. Jeder Gruppenteilnehmer sollte die Möglichkeit haben, in sei-nem Tempo arbeiten und etwas zu seiner Kleingruppe beitragen zu können. Bei einem stockenden Arbeitsprozess besteht die Gefahr, dass Gruppenleiter vorschnell Erkenntnisse vorgeben, um den Prozess wieder in Bewegung zu setzen. Dies sollte, wenn möglich, das Mittel letzter Wahl sein, weil sonst der Zweck der Aufgabe verfehlt wird.

Bei der Zusammenstellung der Kleingruppen ist es hilfreich, von Seiten der Gruppenleitung darauf zu achten, dass die jeweiligen Teilnehmer in etwa über dieselben kognitiven Voraussetzungen verfügen, so dass sich niemand „abgehängt" fühlt.

Bei dem Zusammentragen von Vermutungen oder Hypothesen im Rahmen explorativer Aufgaben (z. B. die Übung zum Schiffsmodell, vgl. Kapitel 5) sollte ebenfalls darauf geachtet werden, dass sich kein Teilnehmer in den Vordergrund drängt und den übrigen Teilnehmern „die Schau stiehlt". Zurückhaltende Teilnehmer sollten zu Beiträgen animiert werden. Konsequente Verstärkung wirkt an dieser Stelle als Türöffner.

## 2.3.4 Feedback und Evaluation

| Ziele |
| --- |
| • *Für den Teilnehmer:*<br> – Erleben von Selbstwirksamkeit<br> – Mitbeteiligung an gruppenrelevanten Ent-scheidungsprozessen<br> – Standortbestimmung (Was weiß ich be-reits, was nicht?)<br>• *Für den Gruppenprozess:*<br> – Sicherung der Selbstbestimmung<br> – Planung des weiteren Vorgehens<br> – Optimierung des Vorgehens<br> – Förderung der Gruppenkohäsion |

Die Erhebung von Feedback bzw. Rückmeldungen seitens der Teilnehmer kann eingesetzt werden zur
• Herbeiführung eines Konsens bezüglich der Fokussierung von Teilthemen,
• Planung und Evaluation der einzelnen Module.

Entscheidungsprozesse bezüglich der Reihenfolge der Bearbeitung der inhaltlichen Module finden sowohl zu Beginn als auch im Verlauf der Gruppenarbeit statt. An dieser Stelle ist die Methode der Visualisierung des Entscheidungsprozesses hilfreich, z. B. mithilfe einer *Klebepunktrunde*. Beispielsweise können die Teilnehmer bestimmen, mit welchem Thema sie sich noch einmal näher auseinandersetzen möchten (z. B. hinsichtlich der Nebenwirkungen von Psychopharmaka). Die möglichen Themen (hier: Nebenwirkungen) werden z. B. an das Flipchart geschrieben. An jeden Teilnehmer werden drei Klebepunkte ausgehändigt und diese dürfen sie nach seinen Wünschen auf die zur Verfügung stehenden Alternativen aufteilen und somit bestimmen, mit welcher Nebenwirkung sich die Gruppe noch einmal näher auseinandersetzt. Diese Methode hat zum einen den Vorteil, dass jeder Teilnehmer „zum Zuge" kommt und seine Meinung äußern kann, zum anderen ergibt sich ein aktivierender Nebeneffekt. Sind alle Klebepunkte zugeordnet, wird nach dem Mehrheitsprinzip entschieden. Bei unklaren Ergebnissen lässt sich eine weitere Runde mit den favorisierten Alternativen anschließen, um endgültige Klarheit zu schaffen.

Entscheidungen und Rückmeldungen sind andererseits wichtiger Bestandteil einer Evaluation des Gruppenprogramms. Daher haben wir einen Rückmeldebogen entwickelt, der den Teilnehmern nach jedem thematischen Block (z. B. am Ende eines jeweiligen Tages bei Durchführung in Seminarform) ausgehändigt wird (vgl. Evaluationsbogen „Tagesbewertung" auf der beiliegenden DVD). Dieser ist kurz gehalten und die Fragen werden zum großen Teil über fünfstufige Skalen (Smileys) beantwortet. Am Ende des Bogens besteht die Möglichkeit, offen zu antworten, wie einem die heutige Sitzung bzw. Veranstaltung gefallen hat und es können Anregungen notiert werden. Der zeitliche Aufwand für diese Tagesbewertung umfasst etwa 2 bis 5 Minuten.

Ein wichtiger Aspekt der Ergebnisqualität einer Intervention besteht in der Beantwortung der Frage, was sich bei den Teilnehmern durch das Gruppenprogramm verändert. Dies kann sich in einem Zuwachs an Wissen ausdrücken (indirekte Erfassung durch ein Prä-Post-Design) oder aber in der subjektiven Einschätzung, dass sich in relevanten Bereichen (Wissen oder Verhalten) etwas getan hat (direkte Veränderungsabfrage). Für beide Varianten wurden für jedes Modul (mit Ausnahme des Moduls „Belastungsbewältigung", siehe unten) entsprechende Evaluationsbögen entwickelt. Zum einen handelt es sich um einen *Wissenstest*, der den Teilnehmern zu Beginn als auch zum Ende eines Moduls präsentiert wird. Diese Fragebögen finden sich mit angepassten Instruktionen sowohl für die Prä- als auch für die Postmessung auf der beiliegenden DVD bei den Materialien für das jeweilige Modul („Wissenstest Modulanfang" und „Wissenstest Modulende").

Zur Erfassung der subjektiv wahrgenommenen Veränderungen liegen sogenannte *Evaluationsbögen zur Veränderungsmessung* für jedes Modul vor (vgl. beiliegende DVD). Diese werden von den Teilnehmern zum Ende jedes Moduls ausgefüllt. Mithilfe einer fünfstufigen Rating-Skala beurteilen die Teilnehmer, inwiefern sich ihr Wissen in Bezug auf die Modulinhalte verändert hat (vgl. Abb. 1).

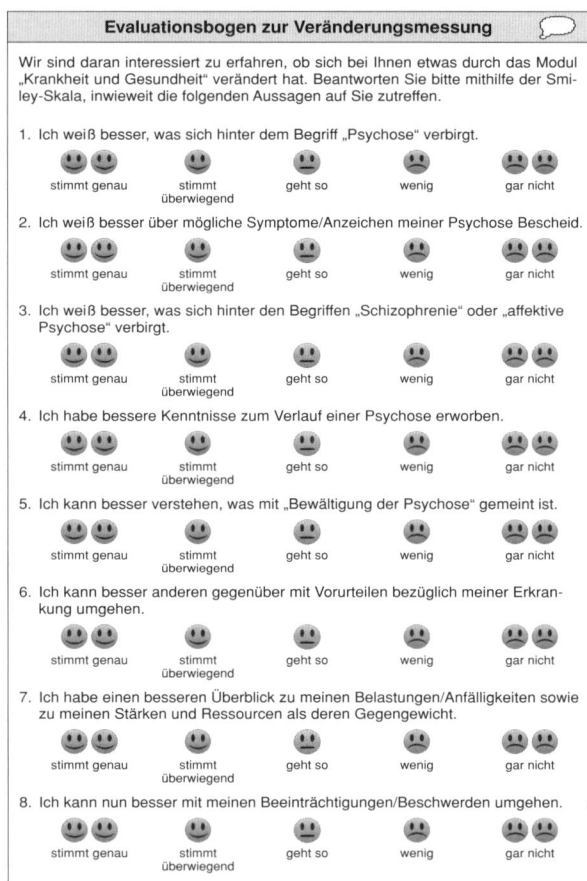

**Abbildung 1:** Evaluationsbogen zur Veränderungsmessung für das Modul „Krankheit und Gesundheit"

Für das letzte Modul (Belastungsbewältigung) steht nur der Evaluationsbogen zur direkten Veränderungseinschätzung zur Verfügung, da der Schwerpunkt in diesem Modul nicht auf der Vermittlung von Wissen liegt, sondern in der Förderung des Verständnisses für das Wesen und die Bedingungen individueller Belastungen und des Zugangs zu individuellen Bewältigungsmöglichkeiten (Verbesserung der Selbsthilfekompetenz im Umgang mit Stressoren).

Den Teilnehmern können am Ende der Sitzungen Kärtchen mitgegeben werden, auf denen sie zur nächsten Sitzung offene Fragen, Wünsche, Kritik oder Anmerkungen notieren können, die dann besprochen werden.

*Tipps:* Eigenverantwortliches Handeln der Gruppenteilnehmer sollte immer positiv verstärkt werden. Bezüglich der Wissensfragebögen sollte den Teilnehmern deutlich gemacht werden, dass es sich um eine Orientierung und nicht um eine Prüfung handelt. Zudem ist es hilfreich darauf hinzuweisen, dass die Bögen lediglich gruppenstatistisch ausgewertet und keine Noten verteilt werden. So wird Leistungsdruck minimiert. Bei jeder Frage besteht darüber hinaus die Möglichkeit, ein Kreuz bei „Kann ich nichts zu sagen" zu machen. Erfahrungsgemäß fragen die Teilnehmer vor allem bei den Testungen zu Beginn des Moduls nach, was unter bestimmten Begriffen zu verstehen sei. Hier sollten die Gruppenleiter sich bedeckt halten und darauf verweisen, die Frage bei Nichtwissen auszulassen, da diese im Laufe des Moduls beantwortet werden wird.

## 2.3.5 Gruppenbezogene Interventionen

| Ziele |
| --- |
| • *Für den Teilnehmer:*<br>  – Einbringen eigener Interessen und Bedürfnisse<br>  – Abbau von Unsicherheit und Befangenheit<br>  – erstes Kennenlernen aktivierender Arbeitsmethoden<br>• *Für den Gruppenprozess:*<br>  – Schaffung von Gruppenkohäsion (Joining) |

Günstige Zeitpunkte zum Einsatz von gruppenbezogenen Interventionen sind:
• als „Vorschaltung" vor dem ersten Modul zum Schaffen optimaler Ausgangsbedingungen,
• jeweils zum Beginn eines neuen Moduls (in Form einer Fragensammlung bzw. Wiederholung vergangener Inhalte).

Zur Schaffung einer guten Gruppenkohäsion hat es sich aus unserer Erfahrung heraus bewährt, nicht sofort inhaltlich mit dem ersten Modul einzusteigen, sondern ein kurzes Vortreffen zu veranstalten, um möglichst günstige Ausgangsbedingungen zu schaffen. Dafür sind etwa 45 bis 60 Minuten einzuplanen. Jeder Teilnehmer sollte zu diesem Treffen persönlich schriftlich eingeladen und auf die verbindliche Teilnahme hingewiesen werden. Im Vorfeld sollten die Gruppenleiter im gemeinsamen Gespräch und im Austausch mit externen Beteiligten der Behandlung für jeden einzelnen Teilnehmer die Indikation zur Teilnahme am BE-GO-GET-Programm überprüfen. Sollten relevante Kontraindikationen (vgl. Kapitel 2.1) vorliegen, ist von einer Einladung abzusehen.

Zu Beginn dieses Vorab-Treffens bietet es sich an, dass sich die Teilnehmer gegenseitig näher kennenlernen, damit sich ein Gruppengefühl einstellt. Dazu wird die Gruppe animiert, Aspekte zu sammeln, die sie jeweils von ihren Sitznachbarn erfahren möchten. Üblicherweise resultieren Begriffe, wie z. B. Name, Alter, Herkunft, Hobbies, oder Fragen darüber, wie lange man schon in der Einrichtung ist oder unter welcher Erkrankung der andere leidet. Wichtig ist an dieser Stelle von Seiten der Gruppenleitung darauf hinzuweisen, dass die Beantwortung der jeweiligen Fragen freiwillig ist. Gerade Fragen, die auf die Erkrankung oder Behandlungen abzielen, sind häufig schambesetzt. Nachdem die Überbegriffe bzw. Leitfragen auf dem Flipchart notiert wurden, setzen sich jeweils zwei oder drei Teilnehmer zusammen und erfragen bzw. notieren die Antworten der jeweiligen anderen. In einer anschließenden Plenumsrunde werden die Ergebnisse der Gruppe vorgestellt.

Auch der Berücksichtigung von Erwartungen und Befürchtungen sollte genug Zeit eingeräumt werden. Diese werden tabellenartig dokumentiert und gut sichtbar im Raum aufgehängt. Des Weiteren sollten vor dem eigentlichen Programmbeginn die Gruppenregeln etabliert werden. Hilfreiche Gruppenregeln können z. B. sein:
• Pünktlich zum Veranstaltungsbeginn erscheinen.
• Handys ausstellen oder den Ton deaktivieren.
• Bei Verhinderung rechtzeitiges Abmelden bei einem der Gruppenleiter.
• Respektvoller Umgang miteinander (ausreden lassen, andere Meinungen gelten lassen, andere nicht auslachen, keine aggressiven Handlungen).
• Es besteht Schweigepflicht. Alles, was hier besprochen wird, bleibt hier.
• Fragen stellen ist erlaubt. Am besten dann, wenn sie entstehen.

*Tipp:* Eigenverantwortliches Handeln und aktive Beiträge der Gruppenteilnehmer sollten immer positiv verstärkt werden.

Manche Teilnehmer stellen die Notwendigkeit der Teilnahme in Frage, da sie schon einmal eine Psychose-Gruppe besucht haben. Aus unserer Erfahrung heraus hat es sich nicht bewährt, dieser Einschätzung vorschnell zu folgen und die Person von der Teilnahme zu befreien. Zum einen lässt sich bei näherem Hinsehen feststellen, dass Inhalte nicht oder falsch erinnert werden. Häufig wurden die Gruppen im Rahmen der Akutbehandlung durchlaufen, die das Behalten und Organisieren von Informationen durch Symptome und medikamentöse Nebeneffekte stark einschränken. Darüber hinaus können Teilnehmer mit viel Vorwissen oder Erfahrungen ein gutes Modell für die übrigen Teilnehmer darstellen, wenn es um die Verdeutlichung des Bewältigungsprozesses geht.

### 2.3.6 Kognitives Umstrukturieren

| Ziele |
| --- |
| • *Für den Teilnehmer:*<br>  – Erkennen von Zusammenhängen zwischen kognitiven Situationsbewertungen und emotionalen Konsequenzen<br>  – Veränderung dysfunktionaler Kognitionen<br>• *Für den Gruppenprozess:*<br>  – Förderung der Gruppenkohäsion durch verstärkte emotionale Involvierung<br>  – stellvertretendes Lernen am Modell |

Kognitives Umstrukturieren umfasst den gesamten Prozess der Exploration, Disputation und Modifikation kognitiver Muster in Richtung funktionaler Alternativen. Beherrschen die Teilnehmer die Grundzüge des kognitiven Arbeitens (z. B. ABC-Analyse nach dem ABC-Modell von Ellis, 1973a), so haben sie ein mächtiges Instrument zur Hand, vor allem inneres Stressgeschehen in einem erträglichen Rahmen zu halten. Zur Praxis und möglichen Übungen vgl. Wilken (2006). Diese Methode eignet sich bei den Themenbereichen „Belastungsbewältigung" und „Frühsymptome" sowie bei aktuellen Problemen, die ein einzelner Teilnehmer in der Gruppe thematisieren möchte.

Die Methode wird folgendermaßen durchgeführt: Ein Teilnehmer stellt eine für ihn problematische Situation vor. Die Gruppenleitung zeichnet am Flipchart eine dreispaltige Tabelle mit den Überschriften „Situation", „Bewertung" und „Gefühle" an (gemäß dem „ABC-Modell" nach Ellis, 2008: *anticipation, belief, consequence*). Die Gruppenleitung exploriert die Situation nach diesen drei Kriterien und trägt sie in die Tabelle ein. Sie verweist auf den direkten Zusammenhang von Bewertung und Gefühlen. In der Gruppe werden die Angemessenheit und die Widerspruchsfreiheit der Bewertung diskutiert, alternative bzw. hilfreichere Bewertungen und deren Gefühlsreaktionen werden gesucht und in eine nächste Zeile eingetragen. Die Diskussion orientiert sich an den üblichen Techniken zur Disputation.

**Beispiel:**

*Gruppenleiter (Gl.):* „Herr D, Sie erzählten gerade, wie Sie sich im Bus geärgert haben, als Sie merkten, dass Sie von einer alten Frau beobachtet wurden. Wir können das als ein Beispiel benutzen, um zu zeigen, wie die Art und Weise, in der wir eine Situation bewerten, unsere Gefühle beeinflusst. Ich male hier einmal drei Spalten auf. Über die erste schreibe ich ‚Situation' und darunter ‚alte Frau beobachtet mich im Bus'. In die dritte Spalte, über die ich ‚Gefühle' schreibe, notiere ich ‚Ärger'. Was haben Sie denn darüber gedacht, dass die Frau Sie anschaut?"

*Teilnehmer (Tn.) D:* „Die sieht, dass ich krank bin und macht sich bestimmt über mich lustig."

*Gl.:* „Das schreibe ich also in die mittlere Spalte unter ‚Bewertungen'. Klar, dass Sie sich geärgert haben, wenn Sie so gedacht haben. Das würde wohl jeder tun. Wir können uns jetzt aber fragen, ob Ihre Annahmen stimmten. Woher wissen Sie, dass die Frau gesehen hat, dass Sie krank sind und woher wissen Sie, dass sie sich lustig gemacht hat?"

*Tn. D:* „Ja, wieso hat die denn sonst so blöd geguckt?"

*Gl.:* „Lassen Sie uns diese Frage mal an die Gruppe weitergeben. Welche Gründe mag die Frau sonst noch gehabt haben, Sie so genau anzuschauen?"

*Tn. E:* „Vielleicht hast Du sie an ihren Sohn erinnert!"

*Tn. F:* „Bestimmt fand sie deine grünen Haare so interessant, dass sie einfach gucken musste."

*Tn. G:* „Vielleicht war sie ja auch selber verrückt!"

*Gl.:* „Herr D, Sie sehen, es gibt viele Möglichkeiten, diese Situation zu interpretieren. Wie würden Sie sich fühlen, wenn Sie denken würden, die Frau sei verrückt?"

*Tn. D:* „Das wäre witzig, ich müsste vielleicht lachen."

*Gl.:* „Und wenn Sie denken würden, sie würde wegen Ihrer grünen Haaren so gucken?"

*Tn. D:* „Dann wäre ich immer noch ärgerlich, aber nicht mehr so sehr."

Aus den Äußerungen der Teilnehmer ergibt sich so die Zusammenstellung in Kasten 1.

**Kasten 1:** Beispiel für das Vorgehen beim kognitiven Umstrukturieren

| Situation (A) | Bewertungen (B) | Gefühle (C) |
|---|---|---|
| Eine ältere Frau schaut mich im Bus länger an. | Die sieht, dass ich krank bin und macht sich bestimmt über mich lustig. | Ärger |
| | Die findet meine grünen Haare interessant. | leichte Unzufriedenheit |
| | Vielleicht erinnere ich sie an irgendjemanden. | keine emotionale Beteiligung |

Es soll bei dieser Einheit weniger um eine kognitive Einzeltherapie in der Gruppe gehen, sondern vielmehr um die Vermittlung eines Modells zur Bewältigung belastender Situationen, welches im Idealfall von den Teilnehmern in Eigenregie angewendet werden kann. Eine Reflexion im Rahmen des Einzelkontaktes ist sicherlich ebenfalls hilfreich.

*Tipp:* Bei der Beschreibung der Situation ist genau darauf zu achten, dass diese noch keine wertenden Bestandteile enthält. Die Teilnehmer brauchen in der Regel Zeit, um zwischen A (Situation) und B (Bewertung) ausreichend differenzieren zu können. Hier müssen die Gruppenleiter modellhaft vorgehen.

### Weiterführende Literatur

Weitere Anregungen zur kognitiven Umstrukturierung bietet folgendes Buch:

Freeman, A. & DeWolf, R. (2009). *Die zehn dümmsten Fehler kluger Leute: Wie man klassischen Denkfallen entgeht.* München: Piper.

## 2.3.7 Kompetenztraining

| **Ziele** |
|---|
| • *Für den Teilnehmer:* <br> – explizites Lernen von bewältigungsrelevanten Aspekten (z. B. soziales Verhalten, Konfliktregulation, Kommunikation etc.) <br> – sich als aktives Mitglied der Gruppe zu erleben, welches konstruktive Beiträge beisteuern kann (Ressourcenaktivierung) <br> – Relativierung eigener Befürchtungen bezüglich Defiziten (Realitätstestung) <br> – aktiver Ausbau des eigenen Verhaltensspektrums kombiniert mit Feedback <br> • *Für den Gruppenprozess:* <br> – Förderung der Interaktionsgestaltung <br> – Förderung der kommunikativen Fähigkeiten <br> – Reflexion der eigenen Rolle im Rahmen einer Gruppe durch Feedback <br> – intensiveres Kennenlernen der Teilnehmer untereinander |

Unter Kompetenztraining wird an dieser Stelle ein strukturiertes und angeleitetes Lernen zentraler Fertigkeiten (z. B. soziale Kompetenz, Stressmanagement) in der Gruppe unter Zuhilfenahme diverser verhaltenstherapeutischer Grundtechniken (z. B. Rollenspiel, Verhaltensanalyse etc.) verstanden. Das Kompetenztraining kommt schwerpunktmäßig im Modul „Belastungsbewältigung" zum Einsatz, da Ursachen für eine subjektiv empfundene Belastung häufig im zwischenmenschlichen Bereich liegen (z. B. Bedürfnis- oder Abgrenzungskonflikte, Missverständnisse durch wenig hilfreiche Kommunikationsmuster, Trias aus Überbehütung, Feindseligkeit und überhöhter Kritik gemäß dem „Expressed-Emotions-Konzept"; Vaughn & Leff, 1976a, b, vgl. Infoblatt 2.3 im Modul „Ursachen und Auslöser"). Darüber hinaus sind Kompetenzen auch in der Auseinandersetzung mit Stigmatisierungen gefragt (vgl. das Modul „Krankheit und Gesundheit"). Nicht zuletzt sind die genannten Kernkompetenzen ebenfalls hilfreiche Begleiter eines gesundheitsförderlichen Verhaltens (z. B.

sich verabreden, Aufrechterhalten eines sozialen Netzes; vgl. das Modul „Körperliche und geistige Fitness").

Da es zu vielen Schlüsselkompetenzen bereits bewährte und evaluierte Manuale auf dem Markt gibt, sollen an dieser Stelle anstatt einer gesonderten Darstellung nur kurz einige Literaturhinweise genannt werden, von denen jeder für sich einen guten Einblick in die Rahmenbedingungen gibt (z. B. Feedback-Regeln, Situationsauswahl etc.). Hinsch und Pfingsten (2007) beschreiben in ihrem „Gruppentraining sozialer Kompetenzen GSK" ein kognitiv-verhaltenstherapeutisches Programm zur Förderung sozialer Kompetenzen. Ein Stress-Bewältigungs-Programm beschreibt Drexler (2006). Anregungen zur Bewältigung von Konflikten gibt das Buch „Selbsthilfe in Konflikten" von Friedrich Glasl (2007). Ein Konzept für ein Seminar zur Thema „Kommunikation und Gesprächsführung" stammt von Schmidt (2007). Darüber hinaus verweisen wir auf unsere Ausführungen zum Rollenspiel (vgl. Kapitel 2.3.10), das als wichtiges Kernstück des Kompetenztrainings zu sehen ist.

## 2.3.8 Metaplan-/Kärtchentechnik

| Ziele |
|---|
| • *Für den Teilnehmer:* <br> – Einbringen eigener Erfahrungen, Wünsche und eigenen Wissens in die Gruppenarbeit <br> – sich als aktiv-partizipierend am Gruppenprozess erleben <br> – Strukturierung eines umgrenzten Themas <br> • *Für den Gruppenprozess:* <br> – Zustandekommen eines gemeinschaftlich erarbeiteten Ergebnisses <br> – Ergebnisse können nachvollziehbar und anschaulich transparent gemacht werden, ohne Inputs der Gruppenleiter (hoher positiver Verstärkerwert für die Gruppe und für den einzelnen Teilnehmer) <br> – Schaffen von Arbeitsgrundlagen für weitere Bearbeitungen |

Den Teilnehmern wird die jeweilige Aufgabe vorgestellt. In Einzel- oder Kleingruppenarbeit werden dann auf DIN-A6-Kärtchen die Beiträge zur Fragestellung in Druckbuchstaben und mit dicken Stiften notiert, damit sie auch aus der Entfernung noch gut lesbar sind. Auf jedes Kärtchen wird nur ein Beitrag geschrieben, und es werden nur Stichworte aufgeschrieben.

Vorgedruckte Linien verleiten oft dazu, zu klein zu schreiben, daher empfiehlt es sich, unlinierte Kärtchen zu nehmen. Verschiedene Farben können später Überschriften deutlicher abheben, der Effekt lässt sich aber auch durch verschiedene Farbstifte (diese sollten nicht zu dünn sein) erzielen.

Die Kärtchen werden im Anschluss auf einem großen Tisch ausgebreitet, um den sich die Teilnehmer gruppieren. Die Kleingruppen stellen dann ihre Kärtchen vor. Die Teilnehmer werden ermuntert, jeweils ein Kärtchen herauszunehmen und es zu einem anderen zu legen, zu dem es ihrer Meinung nach passt. Nach Möglichkeit soll die Zuordnung kurz begründet werden. Das geht so lange, bis alle Kärtchen zu Gruppen sortiert sind. Eine andere Möglichkeit besteht darin, die Gruppe zu fragen, welche Kärtchen zusammengehören könnten und so eine Ordnung zu schaffen. Gemeinsam werden Oberbegriffe für die Kärtchengruppen gesucht, was auch schon beim Sortieren erfolgen kann. Das Ergebnis, ein sogenannter „Metaplan", wird auf einem Plakat oder an einer Stellwand festgehalten (vgl. Kasten 2). Abschließend bekommt jeder Teilnehmer eine Kopie für seine Unterlagen.

Diese Methode eignet sich zum Sammeln und Sortieren von Einzelbeiträgen zu spezifischen Fragestellungen (z. B. Themensammlung, Krankheitssymptome, Ursachen etc.).

**Kasten 2:** Beispiel für einen Metaplan zum Thema „Belastungen"

Arbeit
zu viel Arbeit
Probleme mit dem Chef
Lärmbelästigung bei der Arbeit

andere Menschen
zu viel alleine
Ärger mit Freund
Vater ruft dauernd an
zu viele Leute in Wohngemeinschaft

Krankheit
zu viele Medikamente
Stimmen hören

Innere Belastungsfaktoren
Grübeleien
negative Gefühle (Frust, Trauer)
hohe Ansprüche

Eine flexible Anpassung der Regeln an den jeweiligen Gruppenprozess ist wünschenswert. Nicht alle Gruppen brauchen gleich viel Struktur.

Die Kärtchen können auch in der Plenumsarbeit gesammelt werden. Hier können sie von der Gruppenleitung oder von den Teilnehmern beschriftet werden. Das Ausmaß der Strukturierung im Sortierprozess richtet sich nach der Anzahl der Kärtchen.

### 2.3.9 Problemlösen

| Ziele |
| --- |
| • *Für den Teilnehmer:* <br> – der Teilnehmer lernt, dass es für seine vorgebrachte Problemsituation unterschiedliche Lösungsansätze geben kann <br> – Kennenlernen verschiedener Lösungen <br> – der Teilnehmer lernt, dass es entlastend sein kann, über sein Problem mit anderen zu reden (soziale Unterstützung) <br> • *Für den Gruppenprozess:* <br> – Förderung der Gruppenkohäsion durch verstärkte emotionale Involvierung |

Ein Teilnehmer beschreibt zunächst sein Problem. Anschließend beschreibt er sein Ziel. Gemeinsam wird dann nach Lösungsmöglichkeiten in der Gruppe gesucht. Die Lösungsvorschläge werden bewertet. Dafür gibt es unterschiedliche Möglichkeiten, eine davon ist ein Punktesystem. Dabei erstellt jeder Teilnehmer eine Rangliste von 1 (= beste Lösung) bis x (= schlechteste Lösung). Die Rangziffern werden addiert und die Lösung mit dem niedrigsten Punktwert als die am besten bewertete interpretiert. Diese Methode eignet sich zum Herausfinden von Handlungsmöglichkeiten. Sie wird insbesondere in den Themenbereichen „Umgang mit Belastungen" und „Frühsymptome" eigesetzt sowie bei aktuellen Problemen, die ein einzelner Teilnehmer in der Gruppe thematisieren möchte.

**Beispiel:**

*Gl.:* „Herr P schilderte also gerade, wie er am Morgen Frühsymptome bemerkte und nicht wusste, wie er reagieren sollte. An dieser Stelle möchte ich Ihnen eine neue Arbeitstechnik vorstellen, nämlich den Problemlöseansatz. Dazu wollen wir zunächst mal ganz viele Ideen sammeln, wie man in so einer Situation reagieren könnte. Es geht wirklich nur darum, möglichst viele Ideen zu bekommen, das können auch ganz verrückte und wenig hilfreiche sein. Erst nach dem Sammeln wollen wir uns die Ideen genauer ansehen und sie bewerten. Lassen Sie uns mal anfangen, Frau R, was könnte man tun?"

*Tn. R:* „Ich würde mir sagen, erst mal los zur Arbeit mal sehen wie es sich entwickelt."

*Tn. M:* „Das kannst du doch nicht machen, viel zu gefährlich!"

*Gl.:* „Herr M, wir wollen jetzt noch nichts diskutieren, einfach nur sammeln. Was könnte man also noch tun?"

*Tn. M:* „Ich würde sofort beim Arzt anrufen und mir einen Termin geben lassen."

*Tn. S:* „Am besten erstmal raus in die frische Luft, dann wird das auch wieder."

*Tn. G:* „Chef anrufen, Arbeit absagen, hinlegen und Decke über den Kopf!"

*Tn. H:* „Ich würde meine Bedarfsmedikation nehmen."

*Tn. F:* „Vielleicht wäre es gut erstmal mit einem Freund zu reden."

*Gl.:* „Da haben wir ja schon mal ganz viele verschiedene Ideen, ich habe hier am Flipchart notiert:
– zur Arbeit gehen,
– Arzt anrufen,
– bei der Arbeit abmelden und Decke über den Kopf,
– Bedarfsmedikation,
– Freund anrufen.
Bevor wir jetzt zu einer Entscheidung kommen, was in diesem Fall das Beste wäre, wollen wir zunächst die Vor- und Nachteile der Vorschläge diskutieren. Fangen wir oben an, was hätte man davon, ginge man zur Arbeit und was *wären die Risiken eines solchen* Verhaltens?"

Die Gruppe diskutiert die Vor- und Nachteile und bewertet dann die Vorschläge wie oben beschrieben.

Bei der Durchführung sollten folgende Punkte berücksichtigt werden:
• Geht es um ein aktuelles Problem eines einzelnen Teilnehmers, kann die Hierarchiebildung der Lösungsvorschläge in der Gruppe unangemessen sein, es sollte dann um die individuelle Bewertung des Teilnehmers gehen.

- Die oben angeführten Schritte sollten innerhalb einer Gruppensitzung bearbeitet werden, um die Einheit überschaubar zu halten und damit nachahmbar zu machen. Dafür ist es wichtig, stark zu strukturieren, zu kürzen und zu vereinfachen, auch auf Kosten der tatsächlichen Komplexität des Problems.
- Es ist sinnvoll, den gewählten Lösungsvorschlag als Hausaufgabe ausprobieren zu lassen. In der nächsten Sitzung werden dann die Erfahrungen bewertet.

### 2.3.10 Rollenspiel

| **Ziele** |
|---|
| • *Für den Teilnehmer:*<br> – soziale Kompetenzen steigern<br> – Flexibilität im Verhalten erhöhen<br> – Kennenlernen der Wirkung des eigenen Verhaltens auf andere<br>• *Für den Gruppenprozess:*<br> – Auflockerung der Arbeitsatmosphäre |

Rollenspiele lassen sich besonders gut bei den Themenbereichen „Belastungsbewältigung" und „Umgang mit Frühsymptomen" anwenden.

Unsere Erfahrung hat gezeigt, dass es sinnvoll ist, zur Einführung von Rollenspielen ein *gestuftes Vorgehen* zu wählen, um deren Akzeptanz bei den Teilnehmern zu erhöhen. Im Folgenden werden zwei Möglichkeiten skizziert, den Einstieg in das Rollenspiel zu erleichtern:

1. Bei der *Rollenübernahme* versetzen sich alle Gruppenteilnehmer nacheinander spontan in die Rolle desjenigen, der gerade von einer für ihn schwer zu bewältigenden sozialen Situation berichtet. Die Äußerungen der Gruppe sollten hier wirklich auf einen Satz beschränkt bleiben, auch auf ein Feedback sollte zunächst noch verzichtet werden. Im Anschluss wird der Teilnehmer gefragt, welche Reaktion er sich für sich selbst vorstellen kann und ob er diese im Rollenspiel ausprobieren möchte. Das Ausmaß der Strukturierung durch die Gruppenleitung richtet sich hier nach dem Stand der Gruppe. Neben der Einführung von Rollenspielen kann diese Technik dann angewendet werden, wenn es darum geht, viele Reaktionsalternativen zu finden und Verhaltensflexibilität zu fördern.
2. Eine andere Möglichkeit sind *Modellvorgaben der Therapeuten*. Sie können zum Einsatz kommen, wenn es explizit um die Vermittlung neuer Verhaltensweisen geht. Die Vorgaben müssen dabei nachahmbar, d. h. nicht zu komplex und zu weit entfernt von den Realitäten der Gruppenteilnehmer sein. Hier wird auch schon das größte Problem dieser Art von Rollenspielen deutlich, denn es handelt sich bei den zu bearbeitenden problematischen Situationen ja meist um ganz spezifische Probleme von Betroffenen und man muss sich die Frage stellen, ob ein möglicherweise dysfunktionales, aber realitätsnahes Modell nicht nützlicher ist als ein funktionaleres, welches aber in seiner Künstlichkeit und Perfektion nicht nachahmbar ist. Wenn es jedoch nur darum geht, den Teilnehmern Modell für das neue Verhalten „Rollenspielen" zu stehen und ihnen so den Einstieg zu erleichtern, kann eine Modellvorgabe der Gruppenleitung sehr effektiv sein.

Ein *Rollenspiel* lässt sich dann in drei verschiedene Phasen gliedern, nämlich die Vorbereitung, das Spiel und die Nachbereitung. Variationsmöglichkeiten von Rollenspielen liegen sowohl in der Vorbereitung, also in der Frage ob ein „Drehbuch" geschrieben wird und wie präzise es sein soll, in der Komplexität der zu bearbeitenden Situation und damit oft auch in der Länge des Spiels, in der Häufigkeit der Wiederholungen des Spiels und in den Vorgaben der Therapeuten für das Feedback.

1. In der *Vorbereitungsphase* muss zunächst geklärt werden, ob das Ziel des Rollenspiels eher das Erlernen einer ganz bestimmten funktionalen Verhaltensweise ist oder ob es um das Erlernen von Verhaltensflexibilität geht. Hieran und an der Komplexität der Situation wird sich dann das Ausmaß an Präzision der Regieanweisungen orientieren. Gerade anfänglich ist es wichtig, komplexe Problemsituationen zu begrenzen und einzuengen. Während bis zu diesem Zeitpunkt die Entscheidungen in der Regel bei der Gruppenleitung liegen, werden die Anweisungen von der Gruppe gemeinsam erarbeitet. Im Zweifelsfall entscheidet immer derjenige, der die problematische Situation als Thema eingebracht hat. Falls Regieanweisungen erarbeitet wurden, gibt es den Teilnehmern Sicherheit, wenn sie sie während des Rollenspiels auch einsehen können. Hier können entweder ein Flipchart helfen oder große DIN-A3-Bögen, auf denen mit großer Schrift die Anweisungen stehen. Anweisungen können, müssen aber nicht ausgearbeitet werden. Eine mutige und experimentierfreudige Gruppe wird

solche Anweisungen möglicherweise als einengend erleben und sich langweilen. Sie kann das Zielverhalten auch in wiederholten Rollenspielen erarbeiten und optimieren.

2. Für die *Spielphase* ist es sinnvoll, sich eine Art Bühne einzurichten, d. h. Raum zu schaffen, damit die Agierenden auch von allen Teilnehmern gesehen und gehört werden können. Die Gruppenleiter müssen darauf achten, dass die Spieler beim Thema und in ihrer Rolle bleiben und dass das Spiel kurz bleibt.

3. In der *Nachbereitungsphase* sollten die Gruppenleiter die Art des Feedbacks insofern vorgeben, als dass von den Teilnehmern differenzierte und auf konkretes Verhalten bezogene Rückmeldungen gefordert werden. Es ist wichtig, explizit zu positiver Rückmeldung aufzufordern und manchmal auch zu ausschließlich positiver Rückmeldung. Bezüglich der Reihenfolge gilt, dass immer zuerst die Spieler nach ihrer Meinung gefragt werden sollten und danach die Beobachter, wenn die Spieler es wollen. Die Spieler sollten zum Schluss dazu aufgefordert werden das Gesagte zu wiederholen, um sicherzugehen, dass sie es auch aufgenommen haben. Im Anschluss sollten die Spieler die Möglichkeit haben, funktionalere oder auch nur alternative Verhaltensweisen in einem neuen Spiel auszuprobieren. Um sicherzustellen, dass jeder der dies möchte auch die Möglichkeit bekommt Verhaltensweisen auszuprobieren, ist es wichtig, die Spielsituationen kurz zu halten.

Beim *Rollentausch* versetzen sich die Gruppenteilnehmer in antizipierten schwierigen sozialen Situationen in die Rolle des Gegenüber, beispielsweise des Angehörigen, des Arztes oder eines Arbeitgebers. Das macht meist allen viel Spaß und oft gibt die Erinnerung an die lustige Spielsituation in der folgenden reellen Situation genug Selbstbewusstsein, um die Situation kompetent zu bewältigen.

Der Übungseffekt bei zu erlernenden Verhaltensweisen und die Effektivität des Feedbacks können durch den Einsatz eines *Videogerätes* deutlich gesteigert werden. Die Sequenzen können direkt nach dem Spielen noch einmal gezeigt und besprochen werden. Bei wiederholten Versuchen können Verbesserungsprozesse beobachtet werden und Alternativversuche bewertet werden. Für viele Menschen ist es sehr schwierig, sich auf einem Videobildschirm zu beobachten, es bietet sich daher auch hier an, eine gestufte Herangehensweise an das Medium zu finden:

1. In einem ersten Schritt kann man das an den Bildschirm angeschlossene Gerät anstellen und den Raum übertragen.
2. Nach einer Weile wird die Kamera dann auf die Gruppenleiter und dann allmählich auf die Teilnehmer geschwenkt. Der Ton ist hierbei abgeschaltet, vielen Menschen ist diese Situation von in Schaufenstern aufgestellten Monitoren schon bekannt.
3. Im Anschluss kann man diese Sequenzen nochmals mit Ton abspielen.

Möglicherweise haben Gruppenteilnehmer auch Lust, sich selbst hinter die Kamera zu stellen und finden so einen leichteren Zugang.

### Beispiel einer Rollenübernahme mit direktiv strukturierendem Vorgehen

Teilnehmerin A berichtet darüber, wie sie auf einer Klassenfeier gefragt wird, was sie denn so beruflich mache. Im Vorfeld hatte Frau A sich entschieden, nichts von ihrer psychischen Erkrankung und der damit verbundenen Rehabilitationsmaßnahme zu erzählen.

*Gl.:* „Was würden denn die anderen von Ihnen in dieser Situation antworten? Herr X, stellen Sie sich mal die Szene vor, was würden Sie sagen?"

*Tn. X:* „Ich würde lügen und sagen, ich wäre Autoverkäufer."

*Tn. B:* „Das ist doch Quatsch, das kommt doch sowieso raus."

*Gl.:* „Herr B, lassen Sie uns jetzt einfach nur Ideen sammeln ohne sie zu bewerten. Ja, Herr X, das ist eine Möglichkeit, das schreibe ich jetzt mal auf."

*Tn. B:* „Darüber will ich jetzt nicht reden, das ist eine komplizierte Angelegenheit. Das würde ich sagen."

*Gl.:* „Ja, auch so kann man das machen." *(schreibt auf)*

*Tn. C:* „Ich weiß nicht, was ich sagen würde."

*Gl.:* „Na, vielleicht fällt Ihnen ja gleich noch was ein, gehen wir mal weiter in der Runde, was würden Sie sagen Herr D?"

*Tn. D:* „Das ist doch kein Thema für eine Feier, würd' ich sagen und dann würd' ich mir noch ein Bier holen."

*Gl.:* „Vielen Dank. Frau A, Sie haben jetzt einige Anregungen bekommen, gibt es eine Antwort, die Sie sich für sich selber auch vorstellen können?"

Im Anschluss werden die Statements mit dem Teilnehmer bearbeitet. Dabei sind die folgenden Fragen zu klären:

- Was traut der Teilnehmer sich selber zu?
- Wo können Schwierigkeiten auftreten?
- Wie sahen bisherige Versuche aus?

Bei Bedarf können neue Strategien dann im Rollenspiel erprobt werden.

### 2.3.11 Selbstbeobachtung (Hausaufgaben)

| **Ziele** |
|---|
| • *Für den Teilnehmer:*<br>  – empirisches Erfahren auslösender oder aufrechterhaltender Bedingungen (z. B. im Rahmen der Verhaltensanalyse)<br>  – Aufdecken automatischer Gedanken in Situationen (kognitive Modifikation)<br>• *Für den Gruppenprozess:*<br>  – stellvertretendes Lernen am Modell |

Wird die Erarbeitung neuer Verhaltensweisen zur Bewältigung spezifischer Problemsituation anvisiert, ist es unabdingbar, eine konkrete und alltagsnahe Situationsanalyse vorzuschalten. Um nicht die Zeit der Gruppensitzung damit füllen zu müssen, kann diese vorbereitend als Hausaufgabe mit dem Ziel der Selbstbeobachtung aufgegeben werden.

Eine standardisierte Form der Selbstbeobachtung stellen Fragebögen oder Checklisten dar, die für bestimmte Themen vorgehalten werden (z. B. die „Checkliste zum Ernährungs- und Bewegungsverhalten" aus dem Modul „Körperliche und geistige Fitness", die Frühsymptomliste auf Infoblatt 2 aus dem Modul „Frühsymptome und Rückfallprophylaxe") oder der Evaluation dienen („Wissenstests"). Auch diese können optional als Hausaufgabe den Teilnehmern mitgegeben werden. Bei einfachen Instrumenten (z. B der Checkliste zum Ernährungs- und Bewegungsverhalten) können die Teilnehmer auch bei der Auswertung beteiligt werden. Dies fördert die Ressourcenaktivierung.

Weitere Beispiele für eine standardisierte Selbstbeobachtung sind das ABC-Schema (vgl. Kapitel 2.3.6), die Ernährungs- und Bewegungsprotokolle aus dem Modul „Körperliche und geistige Fitness"

oder die Arbeitsblätter zum „Frühsymptom-Monitor" aus dem Modul „Frühsymptome und Rückfallprophylaxe". Aber auch nicht standardisierte oder unstrukturierte Selbstbeobachtungen sind notwendig, wenn sich die Arbeit in der Gruppe realitätsnah gestalten soll.

Für die Durchführung wird den Teilnehmern zunächst die Aufgabe vorgestellt. Die Teilnehmer werden bei einer Durchführung als Hausaufgabe nach ihrer Bereitschaft gefragt, diese zwischen den Sitzungen durchzuführen. Die Gruppenleitung versichert sich bei den Teilnehmern, dass die Aufgabe verstanden wurde und sich jeder in der Lage sieht, sie zu bewältigen. Es wird ein Zeitpunkt festgesetzt, zu dem die Aufgaben besprochen werden (bei Hausaufgaben in der Regel die nächste Sitzung, dies hat den Vorteil der zeitlichen Nähe). Diese Bereitschaft der Teilnehmer, die Aufgabe zu Hause durchzuführen sollte auf jeden Fall im Vorfeld geklärt werden. Bei der Nachbesprechung soll jeder Teilnehmer, der möchte, die Möglichkeit haben, über seine Erfahrungen zu berichten. Schwierigkeiten bei der Durchführung können besprochen werden und erneute Versuche ggf. verabredet werden.

Das größte Problem bei den Hausaufgaben ist in der Regel die Motivation der Teilnehmer. Die Erfahrungen sind dabei aber ganz unterschiedlich. Nicht durchgeführte Hausaufgaben sollten jedoch nie Anlass zur Kritik sein, jeder Teilnehmer soll für sich entscheiden, wie viel er von sich selbst und damit auch von seiner Arbeitsleistung mit in die Gruppe einbringen will und kann. Wichtig ist aber, dass Schwierigkeiten, die zur Nichtdurchführung beitragen, besprochen und Fragen geklärt werden. Einige Teilnehmer brauchen längere Anlaufzeiten als andere oder bemerken vielleicht auch erst am Beispiel anderer Teilnehmer, dass man und wie man von der Durchführung der Aufgaben profitieren kann. Es sollte auch diesen Teilnehmern die Chance gegeben werden, ihre Erfahrungen in den Gruppenprozess miteinzubringen.

Findet die Gruppe im Rahmen eines stationären Settings statt, stellt sich die Frage, inwieweit Informationen über die Hausaufgaben an das Behandlungsteam weitergeleitet werden, wenn die Hausaufgabe den Bereich „soziale Kompetenz im Umgang mit Behandelnden" umfasst. Im Sinne der Teilnehmer ist davon abzuraten, da es die „Versuchsbedingungen" für den Einzelnen erheblich verändern würde.

## 2.3.12 Verhaltensanalyse

| Ziele |
| --- |
| • *Für den Teilnehmer:*<br>  – Erkennen von Zusammenhängen, in denen Probleme stattfinden<br>  – Erkennen von Ansatzpunkten für Veränderungen<br>• *Für den Gruppenprozess:*<br>  – Förderung der Gruppenkohäsion durch verstärkte emotionale Involvierung |

Die hier angewendete Form der Verhaltensanalyse erfasst die Aspekte „Situation" (S), „antizipierte Reaktion" (R) und „Konsequenzen" (K) (SRK-Modell). Diese Methode eignet sich besonders zur Aufdeckung von dysfunktionalen Bewertungen. Einsatz findet sie vor allem bei den Themenbereichen „Umgang mit Belastungen" sowie „Frühsymptome" und bei aktuellen Problemen, die ein einzelner Teilnehmer in der Gruppe thematisieren möchte.

Ein Teilnehmer stellt eine konkrete Problemsituation vor, die er erlebt hat oder die ihm bevorsteht. Die Gruppenleitung exploriert im Gespräch mit dem Teilnehmer die Problemsituation (S), die Reaktion bzw. antizipierte Reaktion (R) auf der Ebene der Gedanken, der Gefühle, des Körpers und des Verhaltens sowie der kurz- und langfristigen internen und externen Konsequenzen (K). Die Verhaltensanalyse wird überschaubar auf dem Flipchart festgehalten (vgl. Kasten 3). Im Anschluss exploriert die Gruppenleitung die Veränderungswünsche des Teilnehmers auf den einzelnen Ebenen. Wie Veränderungswünsche bei den Konsequenzen erreicht werden können, kann anschließend im Einzelgespräch mit der Methode des kognitiven Umstrukturierens (vgl. Kapitel 2.3.6), dem Verhaltensexperiment (vgl. Kapitel 2.3.13) oder im Rollenspiel (vgl. Kapitel 2.3.10) geklärt werden.

**Beispiel:**

*Gl.:* „Wir wollen jetzt versuchen, eine von Ihnen als schwierig erlebte Situation ganz genau von verschiedenen Seiten aus zu beleuchten um zu schauen, an welchen Stellen Sie etwas verändern können. Wir wollen das an dem Beispiel machen, von dem Frau G gerade erzählt hat. Würden Sie die Situation nochmals darstellen?"

*Tn. G:* „Bei der Arbeit merkte ich, dass mir alles zu viel wurde und eigentlich wollte ich nur noch nach Hause, aber dann habe ich mich nicht getraut den Chef zu fragen, ob ich gehen kann, da hatte ich einfach Angst und da bin ich dann noch bis Feierabend geblieben."

*Gl.:* „Danke, bei ‚Situation' schreibe ich jetzt also hin ‚Merke, dass ich nach Hause will', bei ‚Reaktion' unterteile ich nochmals in das was Sie gedacht, gefühlt und getan haben und wie Ihr Körper reagiert hat. Bei der gefühlsmäßigen Reaktion schreibe ich jetzt ‚Angst' hin, denn Sie trauten sich ja nicht den Chef zu fragen. Was dachten Sie, was passieren würde, wenn Sie ihn fragen würden?"

*Tn. G:* „Ich dachte, er würde sauer werden und mich für einen Drückeberger halten und dann würde ich eines Tages meine Arbeit verlieren."

*Gl.:* „Bei der gedanklichen Reaktion schreibe ich jetzt hin ‚ich traue mich nicht, den Chef zu fragen, ob ich gehen kann'. Gab es körperliche Veränderungen, die mit der Angst einhergingen?"

*Tn. G:* „Ich glaube, da war so ein Druck im Bauch."

*Gl.:* „Ich schreibe das also bei ‚körperlicher Reaktion' hin. Bei ‚Verhalten' schreibe ich hin ‚weiter gearbeitet'. Wir müssen jetzt noch schauen, was die Konsequenzen Ihrer Reaktion waren."

*Tn. G:* „Es gab gar keine!"

*Gl.:* „Was passierte denn mit Ihnen, als Sie am Abend nach Hause kamen?"

*Tn. G:* „Mir ging es natürlich total schlecht, ich musste meine Verabredung absagen und konnte mich nicht mal mehr aufs Fernsehen konzentrieren, ich glaube, da habe ich wirklich meine Belastungsgrenze erreicht."

*Gl.:* „Ich schreibe also bei langfristig hin ‚total erschöpft' und ‚Gefährdung der Gesundheit'. Was hatten Sie denn für Vorteile, davon, dass Sie geblieben sind?"

*Tn. G:* „Ich war stolz auf mich und mit dem Chef habe ich auch keinen Ärger bekommen, da ging dann auch die Angst weg."

*Gl.:* „Gut, dann schreiben wir das auch noch hierhin. Vielen Dank."

Kasten 3 zeigt die Verhaltensanalyse aus den Antworten von Frau G.

**Kasten 3:** Beispiel für die Verhaltensanalyse (SRK) der Situation von Frau G

*Situation*
Ich merke bei der Arbeit, dass ich nach Hause will.

*Reaktion*
Gedanken: Ich bekomme Ärger, wenn ich gehe.
Gefühle: Angst
Körper: Druck im Bauch
Verhalten: arbeite weiter

*Konsequenzen*
kurzfristig: stolz, kein Ärger, weniger Angst
langfristig: total erschöpft, Gefährdung der Gesundheit

In dieser Einheit ist meist nur ein Teilnehmer aktiv, die anderen sind Zuhörer, die vom Modell profitieren können. Die anderen Teilnehmer sollen deshalb darauf achten, dass ihnen die Zusammenhänge nachvollziehbar bleiben und entsprechende Zwischenfragen stellen. Ist die Gruppe in diesem Vorgehen geübt, ist es vorstellbar, dass einer der Teilnehmer die Rolle des Aufschlüsselns übernimmt. Ein weiteres Beispiel für eine Verhaltensanalyse zum Thema „Schuld" zeigt Kasten 4.

**Kasten 4:** Beispiel für eine Verhaltensanalyse zum Thema „Schuld"

*Situation*
Meine Freundin ruft an und beschwert sich, dass ich mich seit Wochen nicht bei ihr gemeldet habe.

*Reaktion*
Gedanken: Sie hat ja Recht, Du hättest Dich melden können. Das war nicht OK von Dir. Das hast Du ja wieder toll hingekriegt. Dann musst Du Dich nicht wundern, wenn keiner mehr was mit Dir zu tun haben will.
Gefühle: Schuld
Körper: Unwohlsein, Kloß im Hals, Herzklopfen
Verhalten: schweige, druckse umher, bin kleinlaut

*Konsequenzen*
kurzfristig: Ich kriege kein Wort heraus. Ich lasse das Geschimpfe über mich ergehen.
langfristig: Ich ärgere mich über mich selbst und mache mich weiter fertig. Mein Selbstbild ist im Keller. Depression.

## 2.3.13 Verhaltensexperiment

**Ziele**

- *Für den Teilnehmer:*
  - Erlernen neuer Verhaltensweisen zur Bewältigung spezifischer Problemsituationen,
  - Erleben und Verstärken vorhandener Kompetenzen,
  - Erhöhung von Verhaltensflexibilität,
- *Für den Gruppenprozess:*
  - gibt der Gruppenarbeit mehr Realitätsnähe

Verhaltensexperimente stellen eine Möglichkeit dar, neue Verhaltensweisen auszuprobieren. Sie eignen sich gut für das Belastungsmanagement, das Erarbeiten neuer Verhaltensweisen ist hilfreich bei der Bewältigung spezifischer Problemsituation (z. B. im Bereich sozialer Kompetenz, Umgang mit Belastungen, Umgang mit Krankheitssymptomen etc.). Diese Methode kann gut in Kombination mit den Methoden Problemlöseansatz oder Verhaltensanalyse angewendet werden. *Verhaltensexperimente in vivo* lassen sich gut als Hausaufgaben zum Transfer des Lernergebnisses aus der Gruppensitzung durchführen.

Der Ablauf eines Verhaltensexperimentes beinhaltet drei Schritte, nämlich zunächst die Problem- und Zielanalyse, dann das eigentliche Experiment und dessen Protokollierung und zum Schluss die Nachbesprechung:

1. Das Zielverhalten für eine konkrete Situation wird in seiner Situationsspezifität auf dem Flipchart festgehalten. Es kann für unterschiedliche Teilnehmer unterschiedlich aussehen. Bei Sozialverhalten wird das Zielverhalten im Rollenspiel in der Gruppensitzung geprobt, bis der oder die Teilnehmer sich sicher damit fühlen. Geht es um den Aufbau neuer oder den Abbau alter Verhaltensweisen, werden diskriminative Hinweisreize für die neue Verhaltensreaktion ausfindig gemacht. Für die Durchführung des Verhaltensexperimentes werden positive Selbstverstärker gesucht. Dabei soll klar sein, dass die Durchführung der neuen Verhaltensweise verstärkt werden soll, nicht das Gelingen. Den Teilnehmern soll verdeutlicht werden, dass es sich um ein Experiment handelt. Es kommt also darauf an, wie sich das Zielverhalten bewährt. Nachfolgende oder das Zielverhalten begleitende Kognitionen und Emotionen sollen des-

wegen nach Möglichkeit schriftlich festgehalten werden. Die Gruppenleitung versichert sich bei den Teilnehmern, dass die Aufgabe verstanden wurde und sich jeder in der Lage sieht, sie zu bewältigen. Es wird ein Zeitpunkt festgesetzt, zu dem die Aufgaben besprochen werden.

2. Die Teilnehmer führen selbstständig außerhalb der Gruppensitzungen das Verhaltensexperiment aus, d.h., sie probieren ein für sie neues Verhalten in einer bestimmten Situation aus.

3. Bei der Nachbesprechung soll jeder Teilnehmer, der möchte, die Möglichkeit haben über seine Erfahrungen zu berichten. Schwierigkeiten bei der Durchführung können besprochen werden und erneute Versuche ggf. verabredet werden.

Bei der Durchführung sollten folgende Punkte beachtet werden:

- Neues Verhalten auszuprobieren fordert oft viel Mut. Die Teilnehmer müssen die Aufgabe auf alle Fälle als zumutbar erleben.
- Durch Unterstreichen des rein experimentellen Charakters der Aufgabe kann Neugier aufgebaut und Motivation gesteigert werden.
- Die Aufgabe sollte einen mittleren Schwierigkeitsgrad haben.

## 2.4 Arbeitsformen

### 2.4.1 Einzelarbeit

| Ziele |
|---|
| • *Für den Teilnehmer:*<br>  – Selbstreflexion und Selbstbeobachtung<br>  – Vorbereitung für den Austausch im Plenum<br>  – Erhebung von Datenmaterial<br>• *Für den Gruppenprozess:*<br>  – Fördern von individuellen Standpunkten im Gruppenaustausch |

Beim Bearbeiten von Fragebögen und anderen Instrumenten ist die Einzelarbeit in der Regel das Mittel der Wahl. Zudem eignet sie sich, wenn sich das Vertrauen in der Gruppe noch nicht genügend aufgebaut hat; Einzelarbeit kann dann als erster Schritt einer sukzessiven Annäherung an die Gruppenarbeit gesehen werden.

Die durchzuführende Aufgabe wird den Teilnehmern vorgestellt. Die Gruppenleitung versichert sich bei den Teilnehmern, dass die Aufgabe ver-

standen wurde und dass die Ausführung allen als machbar erscheint. Es werden klare Kriterien zur Art der Durchführung und Beendigung der Aufgaben geben.

**Beispiel:**

Die Teilnehmer suchen zum Inhaltsmodul „Ursachen" nach Faktoren, die zur Entstehung der Erkrankung beigetragen haben. Jeder Teilnehmer erhält einige Kärtchen, auf denen er seine Ideen festhalten kann. Im Folgenden kann dann mit der Kärtchentechnik (vgl. Kapitel 2.3.8) fortgefahren werden.

Zu beachten ist, dass die Teilnehmer sich ungestört auf ihre Arbeit konzentrieren können müssen. Oft ist es sinnvoll, die Teilnehmer aufzufordern, sich im Raum zu verteilen und sich ein „ruhiges Eckchen" zu suchen. Ein zu enges Beieinandersitzen kann bei der Einzelarbeit auch zur Folge haben, dass sich einzelne Teilnehmer von dem schnelleren oder produktiveren Vorgehen ihres Nachbarn unter Druck setzen lassen oder es zum „Abgucken" oder Kopieren kommt. Dies reduziert die Gruppenkreativität deutlich.

Die Gruppenleitung muss zudem darauf achten, dass jeder Teilnehmer mit der gestellten Aufgabe klarkommt oder ob jemand Unterstützung (Coaching) braucht. Auf die Dauer sollen die Teilnehmer jedoch lernen, Unterstützung von sich aus anzufordern, wenn sie nicht weiterkommen, was durch ein Übermaß an „Fürsorge" der Gruppenleitung verhindert werden kann.

### 2.4.2 Paar-Interview

| Ziele |
|---|
| • *Für den Teilnehmer:*<br>  – Soziabilität von Coping<br>• *Für den Gruppenprozess:*<br>  – inhaltliche Vorbereitung für das Plenum<br>  – Erlernen von Gruppenverhalten (niederschwellig)<br>  – Erhöhung des Aktivierungspegels<br>  – Materialsammlung |

Paar-Interviews stellen eine Art der Kleingruppenarbeit der (vgl. den folgenden Abschnitt). Sie eignen sich für das Zusammentragen von Erfahrungen über spezielle Themen (z.B. Umgang mit Belastungen) oder Informationen.

Die Teilnehmer werden aufgefordert, Paare zu bilden. Zu Beginn der Gruppe ist es einfacher, Sitznachbarn als Paare zu definieren. So wird zunächst der Stresslevel niedrig gehalten, weil sich die Paare nicht frei finden müssen oder Einzelne Gefahr laufen „übrig" zu bleiben. Die sozialen Aspekte bei der Gruppenfindung sind nicht zu unterschätzen. Erst wenn sich die Gruppenteilnehmer alle untereinander kennen und sich eine ausreichende Kohäsion ergeben hat, können die Leiter der Gruppe größere Freiheitsgrade bei der Wahl des Weges gewähren, wie sich die Kleingruppen finden (z. B. durch eine Zufallsmethode mit einer passenden Anzahl an Memory-Kartenpaaren, vgl. auch Kapitel 2.4.3). Kein Teilnehmer sollte die unangenehme Erfahrung machen müssen, ausgegrenzt zu werden und sich als Außenseiter fühlen zu müssen. Bei einer ungeraden Teilnehmerzahl resultiert eine Dreiergruppe, die sich im Wechsel gegenseitig interviewt.

Sind die Gruppen soweit gebildet, bestimmen die Teilnehmer pro Paar die beiden Rollen des Interviewers und des Interviewten:
1. *Der Interviewer* soll durch gezieltes Nachfragen und genaues Zuhören den Interviewten ermutigen von Erfahrungen zur Fragestellung zu berichten.
2. *Der Interviewte* soll mit Rücksicht auf seine eigenen Grenzen von seinen Erfahrungen berichten.

Der Gruppenleiter gibt das Zeichen zum Rollenwechsel und teilt das zeitliche Budget mit. Während der Durchführung stehen die Gruppenleiter als Coach zur Verfügung und unterstützen die schwächeren Teilnehmer durch modellhaftes Vorgeben oder Hilfestellungen (Prompting). Jeder Teilnehmer soll jede Rolle einmal übernommen haben, um sich in beiden Positionen erleben zu können.

Zu Beginn ist es sinnvoll, ein Interview modellhaft vorzuspielen. So können die Teilnehmer lernen Fragen zu stellen, aktiv zuzuhören und den Interviewten zu motivieren. Bei Schwierigkeiten kann sich die Gruppenleitung auch nochmals als Modell zur Verfügung stellen (vgl. auch den folgenden Abschnitt zur Kleingruppenarbeit). Nach der erstmaligen Durchführung sollte sich ausreichend Zeit genommen werden, die Erfahrungen der Teilnehmer im Plenum zu explorieren. Hier sollten positive Erfahrungen nochmals verstärkt und auf negative Berichte mit Alternativvorschlägen reagiert werden.

## 2.4.3 Kleinguppenarbeit

| Ziele |
| --- |
| • *Für den Teilnehmer:*<br>  – Soziabilität von Coping<br>  – Kommunikationstraining<br>  – verbesserte soziale Kompetenz<br>• *Für den Gruppenprozess:*<br>  – inhaltliche Vorbereitung für das Plenum<br>  – Erlernen von Gruppenverhalten (niederschwellig)<br>  – Erhöhung des Aktivierungspegels<br>  – Materialsammlung |

Die Kleingruppenarbeit eignet sich
• bei Anwendung der Kärtchentechnik,
• beim Erarbeiten von Lösungen und Lösungsbewertungen für vorher definierte Probleme als vereinfachte Annäherung an den Problemlöseansatz,
• bei kreativen Techniken, erfahrungsabhängigem Lernen.

Den Teilnehmern wird die Aufgabe vorgestellt. Die Gruppenleitung versichert sich bei den Teilnehmern, dass die Aufgabe verstanden wurde und dass die Ausführung allen als machbar erscheint. Es werden klare Kriterien zur Art der Durchführung und Beendigung der Aufgaben (Mitteilen der Zeitdauer) vorgegeben.

Die Teilnehmer werden aufgefordert, sich in Dreiergruppen zusammenzufinden und die Aufgabe zu bearbeiten. Auch hier gilt der Grundsatz: Je länger sich die Gruppe kennt, umso mehr kann es den Teilnehmern überlassen werden, wie sich die Kleingruppen finden. Haben die Gruppenleiter den Eindruck, dass immer dieselben Teilnehmer in den Kleingruppen sitzen, können sie methodisch eingreifen und Zufallskonstellationen herstellen. Dies kann durch Abzählen oder eine Memory-Runde geschehen (Bilder-Drillinge werden verdeckt gezogen, alle Teilnehmer mit demselben Motiv sind in einer Gruppe).

Als optimale Kleingruppengröße hat sich eine Anzahl von drei Teilnehmern herausgestellt. Dies ermöglicht es jeder Person sich kurzzeitig aus dem Kontakt zurückzuziehen, ohne dass der Prozess zum Erliegen kommt. Bei zwei Personen wird die emotionale Dichte oft als bedrohlich erlebt, bei mehr als drei Personen ist die Beteiligung der einzelnen weniger intensiv.

Während die Kleingruppen mit ihrer Arbeit beschäftigt sind, sollte sie von der Gruppenleitung weitestgehend in Ruhe gelassen werden. Dennoch sollten die Leiter durch mehrmalige kurze Präsenz den Prozess in den Kleingruppen im Auge behalten. Kriterien für ein Eingreifen können ein längeres Schweigen oder fehlender Blickkontakt der Teilnehmer untereinander sein. Coaching ist natürlich auch immer dann sinnvoll, wenn es von den Teilnehmern angefordert wird.

Die Gruppenleitung sollte bei Schwierigkeiten den Interviewer oder den Protokollanten durch ihr Modellverhalten anregen, intensiver nachzufragen, zu verstärken oder die Kärtchenbeschriftung effektiver zu gestalten. Auch hier ist die positive Verstärkung der bisherigen Ergebnisse von hoher Bedeutung.

Ein weiterer wichtiger Aspekt ist die *räumliche Verteilung* der Gruppen. Teilnehmer lassen sich oft durch einen hohen Kärtchenstapel der Nachbargruppe demotivieren oder werden von lautstarken Teilnehmern anderer Gruppen abgelenkt. Vor allem für Teilnehmer mit einer Psychose-spezifischen Einschränkung der Aufmerksamkeit ist daher ein eigener Arbeitsraum (oder bei begrenzter Infrastruktur) zumindest eine eigene „ruhige Ecke" im Raum unabdingbar. Andererseits trägt das Teilen eines Raumes zu mehr Lebendigkeit bei oder kann sogar dazu führen, dass die Teilnehmer lernen, mehr Rücksicht aufeinander zu nehmen. Die Gruppenleitung hat hier Modellfunktion und sorgt für das Einhalten arbeitsförderlicher Regeln.

## 2.4.4 Plenum

| **Ziele** |
| --- |
| • *Für den Teilnehmer:* <br> – Soziabilität von Coping mit höherer Schwelle <br> – Erhöhung des Informationsstandes <br> – Modelllernen <br> – Sich als Gruppenmitglied zu erleben und Rückmeldungen zu bekommen <br> • *Für den Gruppenprozess:* <br> – Förderung der Gruppenkohäsion <br> – Gewährleistung des einheitlichen Informationsstandes <br> – Brainstorming zu vorgegebenen Themen (Stoffsammlung) |

Eine Arbeit im Plenum, also unter Einbezug aller Teilnehmer, ist bei folgenden Methoden sinnvoll:
• Zusammentragen und Bearbeiten von Einzel- oder Kleingruppenergebnissen (z. B. mit der Kärtchen-/Metaplantechnik),
• Rückmelde- und Entscheidungsrunden (vgl. Kapitel 2.3.4),
• Input/Wissensvermittlung durch den Therapeuten oder einen Experten,
• Rollenspiele im fortgeschrittenen Stadium,
• Gruppendiskussionen und Meinungsaustausch,
• Problemlöseansatz bei fortgeschrittenem Gruppenniveau.

Diese Arbeitsform bezieht die gesamte Gruppe mit ein. Die Gruppenleitung stellt die Aufgabe vor und versichert sich, dass alle sie verstanden haben. Ein Beispiel ist das Zusammentragen von den persönlichen Psychose-Kennzeichen, die die Teilnehmer zuvor in Kleingruppenarbeit auf Kärtchen notiert haben. Dieses Zusammentragen wird unter Einbezug aller Teilnehmer durchgeführt. Dabei wird die Gruppe angeleitet, Verantwortung für den Gruppenprozess zu übernehmen. Die Beiträge werden immer wieder zusammengefasst und stichwortartig am Flipchart festgehalten. Bei größeren Kartenmengen bietet sich eine weitere Strukturierung auf der Stellwand an, inklusive Suche nach Überschriften (vgl. Kapitel 2.3.2 zur Dokumentation und Kapitel 2.3.8 zur Metaplan-/Kärtchentechnik).

Anders als bei rein psychoedukativen Gruppenansätzen in der Arbeit mit Psychose-Betroffenen ist gerade an dieser Stelle gruppentherapeutische Erfahrung der Leitung sehr wichtig. Es kann sich weit mehr Dynamik in der Gruppe entwickeln als bei einem rein psychoedukativen Vorgehen. Dieses ist von uns auch so gewollt, da sich jeder Teilnehmer als aktives Mitglied der Gruppe wahrnehmen und einen Umgang mit konstruktiven Rückmeldungen erlernen soll. Gerade der letzte Punkt setzt voraus, dass von Beginn an transparente und konkrete Gruppenregeln existieren, anhand derer die Teilnehmer konstruktives und wenig hilfreiches Verhalten auseinander halten können. Verstößt ein Teilnehmer gegen eine dieser Regeln, wird darauf umgehend von Seiten der Gruppenleitung reagiert. Dem jeweiligen Teilnehmer wird anhand der Situation und seines konkreten Verhaltens der Regelverstoß verdeutlicht und wenn möglich ein alternatives Verhalten modellhaft vorgeschlagen.

Eine weitere Gefahr bei Plenumsrunden ist eine unausgewogene Beteiligung der Gruppenteilnehmer. Gerade anfänglich übernimmt die Gruppe wenig Verantwortung für den Prozess und überlässt es gerne der Leitung, sich in den Vordergrund drängende Teilnehmer zu bremsen und die Stilleren zu Beiträgen anzuregen. Auch hier ist es wünschenswert, die Gruppe zu einer verstärkten Übernahme von Verantwortung anzuleiten. Eine Möglichkeit besteht darin, dass die Gruppenleiter ihre Beobachtungen schildern und nach Veränderungswünschen fragen („Mir fällt auf, dass einige von Ihnen sehr zurückhaltend mit Wortbeiträgen sind, ist das für Sie selbst in Ordnung? Wie geht es den anderen damit?"). Gleichzeitig dürfen die Leiter nicht Gefahr laufen, davon auszugehen, dass wortkarge Teilnehmer nichts aus der Gruppe mitnehmen. Es gilt hier unterschiedliche Lernstile zu berücksichtigen. Trotzdem sollten die Gruppenleiter immer wieder versuchen, auch bei diesen Teilnehmern Wortbeiträge anzuregen. Gerade bei schüchternen oder unsicheren Personen hat die kontingente positive Verstärkung von Verhaltensweisen, die in die richtige Richtung gehen, eine große Bedeutung (Shaping).

## 2.5 Materialien für die Durchführung

Es sollten zwei Moderationskoffer (aufgrund der geteilten Moderation für jeden Gruppentherapeuten einen) mit folgenden Materialien zur Verfügung stehen:
- Steckstifte und Magnetpunkte,
- unlinierte Karteikarten in verschiedene Farben und Größen (DIN A6, DIN A5 und DIN A4),
- Filzstifte, Eddingschreiber oder Wachsmalstifte in verschiedenen Farben,
- Kugelschreiber,

- Klebepunkte,
- Scheren,
- Bindfaden,
- Klebestifte und Klebeband,
- Blanko-Papier (in DIN A3 und DIN A4).

Darüber hinaus werden folgende Utensilien benötigt:
- Schnellhefter für jeden Teilnehmer,
- Stellwand/Magnetwand,
- Packpapier für die Stellwand,
- Flipchart und Flipchartbögen,
- Computer/Laptop (mit DVD-Laufwerk, geeigneter Software zu Abspielen von DVDs/Filmen, z. B. VLC Media Player o. Ä., PowerPoint, Lautsprecherboxen),
- Beamer und Leinwand.

Auf der beiliegenden DVD stehen verschiedene Arbeitsmaterialien (u. a. Arbeits- und Infoblätter, Präsentationsmaterial) zur Durchführung des BE-GO-GET-Programms zur Verfügung. Eine genaue Übersicht über die auf der DVD vorhandenen Dateien findet sich im Anhang. In der genaueren Durchführungsbeschreibung der einzelnen Module in Teil II des Manuals wird bei den entsprechenden Übungen bzw. Programmbestandteilen, für die entsprechende Arbeitsmaterialien vorliegen, entsprechend auf deren Einsatz verwiesen.

Für bestimmte Übungen werden darüber hinaus zusätzliche Materialien benötigt (z. B. Bastelmaterialien für die Übung „Eiflugmaschine", vgl. Kapitel 4.6, oder verschiedene Lebensmittel für den „Zucker-Tisch", vgl. Kapitel 8.3.4). Es wird bei der Beschreibung dieser Übungen jeweils darauf hingewiesen, welche Materialien genau benötigt werden.

# Kapitel 3

# Untersuchung der Akzeptanz, Angemessenheit und Wirksamkeit des BE-GO-GET-Programms

## 3.1 Evaluationsstrategie

Das BE-GO-GET-Programm wurde auf der Grundlage des ursprünglichen bewältigungsorientierten Therapieprogramms für schizophren Erkrankte (vgl. auch Kapitel 1.3.2) über einen längeren Anwendungszeitraum hinweg sukzessive weiterentwickelt. In der vorliegenden Form (insbesondere hinsichtlich des Formats und der Methodik) wird es seit 2006 im Setting einer Rehabilitationseinrichtung für psychisch Kranke (medizinische Rehabilitation) durchgeführt. In diesem Setting waren weder ein randomisiertes Kontrollgruppendesign noch die Einrichtung einer Wartekontrollgruppe möglich, da dies mit dem Ablauf der Maßnahme kollidiert und den Rehabilitanden die Teilnahme an dem Gruppenprogramm vorenthalten hätte. Somit musste eine Überprüfung ohne Kontrollgruppe vorgenommen werden. Der Fokus lag hierbei auf der Akzeptanz und krankheitsspezifischen Angemessenheit des Programms (vgl. Kapitel 3.2.2) sowie auf einer Abschätzung des Wissenstransfers über indirekte und direkte Veränderungsmessung bezüglich der Module Krankheit und Gesundheit, Ursachen und Auslöser, Frühsymptome und Medikamente (vgl. Kapitel 3.2.2). Die Evaluation der Module Belastungsbewältigung und körperliche und geistige Fitness ist noch nicht abgeschlossen. Da diese jedoch in Format und Arbeitsmethodik mit den übrigen Modulen identisch sind, erwarten wir hier vergleichbare Ergebnisse. Die bislang vorliegenden ersten Befunde für diese Module bestätigen unsere Erwartungen.

## 3.2 Methodik der Studie und Durchführung

### 3.2.1 Stichprobe

Die Untersuchungsstichprobe setzt sich aus 82 Teilnehmern und Teilehmerinnen der medizinischen Rehabilitation (stationär und ambulant) zusammen. Sie besteht aus sechs Kohorten von Gruppenteilnehmern, beginnend mit dem Beginn der Durchführung im Jahre 2006. Die ICD-10-Diagnosen der Teilnehmer und weitere Merkmale der untersuchten Stichprobe finden sich in Tabelle 6. Die Tabelle zeigt, dass es sich bei der untersuchten Stichprobe um Teilnehmer mit beginnender bis mittlerer Chronifizierung und vorwiegend mittleren bis höheren schulischen Abschlüssen handelt. Es überwiegt deutlich der Anteil schizophren Erkrankter.

### 3.2.2 Zielvariablen

#### Akzeptanz und krankheitsspezifische Angemessenheit des Programms

Bezüglich der Akzeptanz und krankheitsspezifischen Angemessenheit wurde als objektives Maß die *Behandlungsadhärenz* über die inhaltlichen, blockweise abgearbeiteten Hauptmodule erfasst. Hierzu wurde der Anteil der Teilnehmenden von allen eingeladenen Rehabilitanden jeweils nach einer Arbeitseinheit von 1,5 Stunden im Ablauf der Modulsitzungen erfasst.

Des Weiteren wurde die subjektiv einschätzte Qualität des Programms, dessen Verständlichkeit und die erlebte Belastung für die Psychose-Betroffenen erhoben. Diesen Maßen kommt angesichts des ungewöhnlichen Formats (überwiegend als Blockseminar) und der spezifischen Methodik der Durchführung besondere Bedeutung zu. Die Gesamtbewertung der Güte (Qualität) der Maßnahme wurde auf einer Schulnoten-Skala (sehr gut, gut, befriedigend, ausreichend, mangelhaft) durchgeführt.

Die Einschätzung der subjektiv erlebten Belastung durch die Teilnehmer wurde jeweils am Ende des zweiten Tags eines Moduls erhoben (gar nicht belastend, wenig belastend, mal so – mal so, stark belastend, sehr stark belastend).

Die Verständlichkeitsbewertung durch die Teilnehmer erfolgte ebenfalls jeweils nach dem zweiten Tag eines Moduls (sehr gut verständlich, gut verständlich, befriedigend verständlich, ausreichend verständlich, mangelhaft verständlich).

**Tabelle 6:** Klinische und demografische Merkmale der Untersuchungsstichprobe
(N = 82; SD = Standardabweichung)

| Merkmale | Deskriptive Kennwerte |
|---|---|
| *Diagnosen nach ICD-10:*<br>– F2.x (Schizophrenie, schizotype und wahnhafte Störungen)<br>– F3.x (Affektive Störungen, hier: bipolare Störung) | 85 %<br>15 % |
| *Angaben zur Aufnahme:*<br>– mittleres Alter bei Aufnahme<br>– mittleres Alter bei Erstaufnahme<br>– mittlere Anzahl der stationären Aufnahmen | 29.54 (SD = 6.91)<br>24.00 (SD = 7.51)<br>3.39 (SD = 1.99) |
| *Geschlechterverteilung:*<br>– Männer<br>– Frauen | 68 %<br>32 % |
| *Schulabschlüsse:*<br>– Hauptschule<br>– mittlere Reife<br>– (Fach-)Abitur | 18 %<br>42 %<br>40 % |
| *Höchster beruflicher Abschluss:*<br>– ohne Abschluss<br>– Lehre<br>– Sonstiges (Studium, in Ausbildung) | 41 %<br>40 %<br>19 % |

### Indirekte Veränderungsmessung: Modulbezogene Wissenstests

Zur indirekten bzw. objektiven Messung von Veränderungen wurden die bereits in Kapitel 2.3.4 beschriebenen Wissenstests (vgl. auch beiliegende DVD) verwendet, auf denen themenrelevante Items danach beurteilt werden sollen, ob die jeweiligen Aussagen zutreffen (Richtig-Falsch-Dichotomie). Jeder Wissenstest wurde jeweils zu Beginn und zum Ende eines Moduls durchgeführt. Prä- und Posttest waren demnach identisch. Ein Lernfortschritt lässt sich in einem Anstieg an richtigen Antworten bzw. einer Reduzierung von Falschantworten ableiten. Die vier verwendeten Wissenstests lassen sich wie in Tabelle 7 dargestellt charakterisieren.

### Direkte Veränderungsmessung: Subjektiv erlebter Kompetenzgewinn

Der subjektiv empfundene Kompetenzgewinn der Teilnehmer wurde am Ende eines jeden der vier evaluierten Module mithilfe der Evaluationsbögen zur Veränderungsmessung (vgl. Kapitel 2.3.4, vgl. beiliegende DVD) erhoben. Die Teilnehmer schätzten am Ende eines jeden Moduls ihren subjektiv empfundenen Kompetenzgewinn in Bezug

auf modulbezogenes theoretisches und Handlungswissen anhand eines fünfstufigem Antwortmodus ein (stimmt genau, stimmt überwiegend, geht so, wenig, gar nicht). Das Ausmaß der eingeschätzten Veränderungen wurde über Mittelwertbildung ermittelt. Beispielhaft seien für das Modul „Krankheit und Gesundheit" einige Items zur Veranschaulichung genannt:

- Ich weiß besser, was sich hinter dem Begriff „Psychose" verbirgt.
- Ich weiß besser, was sich hinter den Begriffen „Schizophrenie" oder „affektive Psychose" verbirgt.
- Ich kann besser anderen gegenüber mit Vorurteilen bezüglich meiner Erkrankung umgehen.

## 3.3 Ergebnisse

### 3.3.1 Akzeptanz und krankheitsspezifische Angemessenheit des Programms

Abbildung 2 zeigt die prozentuale Verteilung der Anwesenheit über alle Module hinweg. Drei Viertel alle Teilnehmer haben an 75 % oder mehr der

**Tabelle 7:** Merkmale der für die Evaluation verwendeten modulbezogenen Wissenstests

| Modul | Beschreibung des Wissenstests |
|---|---|
| Krankheit und Gesundheit | – 7 Fragen, davon 2 offen und 5 im Multiple-Choice-Format<br>– Maximalwert: 39 Punkte + richtige Antworten der offenen Fragen<br>– Beispielfrage: Was sind Positivsymptome einer schizophrenen Psychose?<br>– Antwortalternativen: gute Symptome; Ich-Störungen; positive Stimmung; Beziehungsideen; Depression; Wahnvorstellungen; Ohnmachtsanfälle; Gedankeneingebung; Halluzinationen (5 Antworten sind richtig) |
| Ursachen und Auslöser | – 6 Fragen im Multiple-Choice-Format<br>– Maximalwert: 32 Punkte<br>– Beispielfrage: Welche Antworten halten Sie bei der Entstehung einer Psychose für richtig?<br>– Antwortalternativen: Es gibt nur eine Ursache für die Entstehung einer Psychose; Mehrere Ursachen und Auslöser bilden eine gemeinsame Wegstrecke bis zur Entstehung der Psychose; Ursachen und Auslöser sind individuell von Person zu Person verschieden; An einer Psychose zu erkranken ist Schicksal; Eine Psychose entsteht immer unter den gleichen Bedingungen (2 Antworten sind richtig). |
| Frühsymptome und Rückfallprophylaxe | – 6 Fragen im Multiple-Choice-Format<br>– Maximalwert: 32 Punkte<br>– Beispielfrage: Wenn ich Frühysmptome wahrnehme, sollte ich …<br>– Antwortalternativen: mir am besten nichts anmerken lassen; die Schwierigkeiten mit der Familie oder anderen Vertrauenspersonen besprechen; denken, es geht schnell wieder vorbei; die Schwierigkeiten mit meinem Therapeuten/Psychiater besprechen; auf Anraten des Arztes zusätzliche Medikamente einnehmen (3 Antworten sind richtig). |
| Medikamente | – 6 Fragen im Multiple-Choice-Format<br>– Maximalwert: 48 Punkte<br>– Beispielfrage: Welche Begriffe bezeichnen Gruppen der Psychopharmaka?<br>– Antwortalternativen: Antimykotika; Antidepressiva; Antimanika; Neuroleptika; Betablocker; Antimimetika; Phasenprophylaktika; Sedativa; Antihistaminika (4 Antworten sind richtig). |

möglichen Einheiten teilgenommen. Knapp die Hälfte aller Teilnehmer hat das Programm sogar ohne eine einzige Fehleinheit durchlaufen. Bei lediglich etwa 14 % sank die Adhärenz unter 50 %. Als Ursache dafür konnten Faktoren wie Beendigung der Rehabilitation, Terminschwierigkeiten durch Maßnahmen der Belastungserprobung oder Wechsel zur beruflichen Rehabilitation sowie Erkrankungen identifiziert werden, so dass insgesamt eine gute Behandlungsadhärenz festgestellt werden kann.

In Bezug auf die Akzeptanz des Programms zeigt Tabelle 8 die von den Teilnehmern vergebenen Gesamtbewertungen. Es wird deutlich, dass pro Modul jeweils mindestens 80 % der Teilnehmer eine Bewertung nach „gut" oder „sehr gut" abgegeben haben. „Mangelhaft" wird nicht und „ausreichend" nur marginal vergeben.

Bei den jeweils am zweiten Modultag vergebenen Belastungseinschätzungen (vgl. Tab. 9) ist festzustellen, dass sehr starke bzw. starke Belastungen nicht bzw. nur in sehr geringem Umfang angegeben wurden. Dagegen findet die Mehrheit der Teilnehmer die Module gar nicht oder nur wenig belastend. Dies gilt insbesondere für die Module „Ursachen und Auslöser" und „Medikamente".

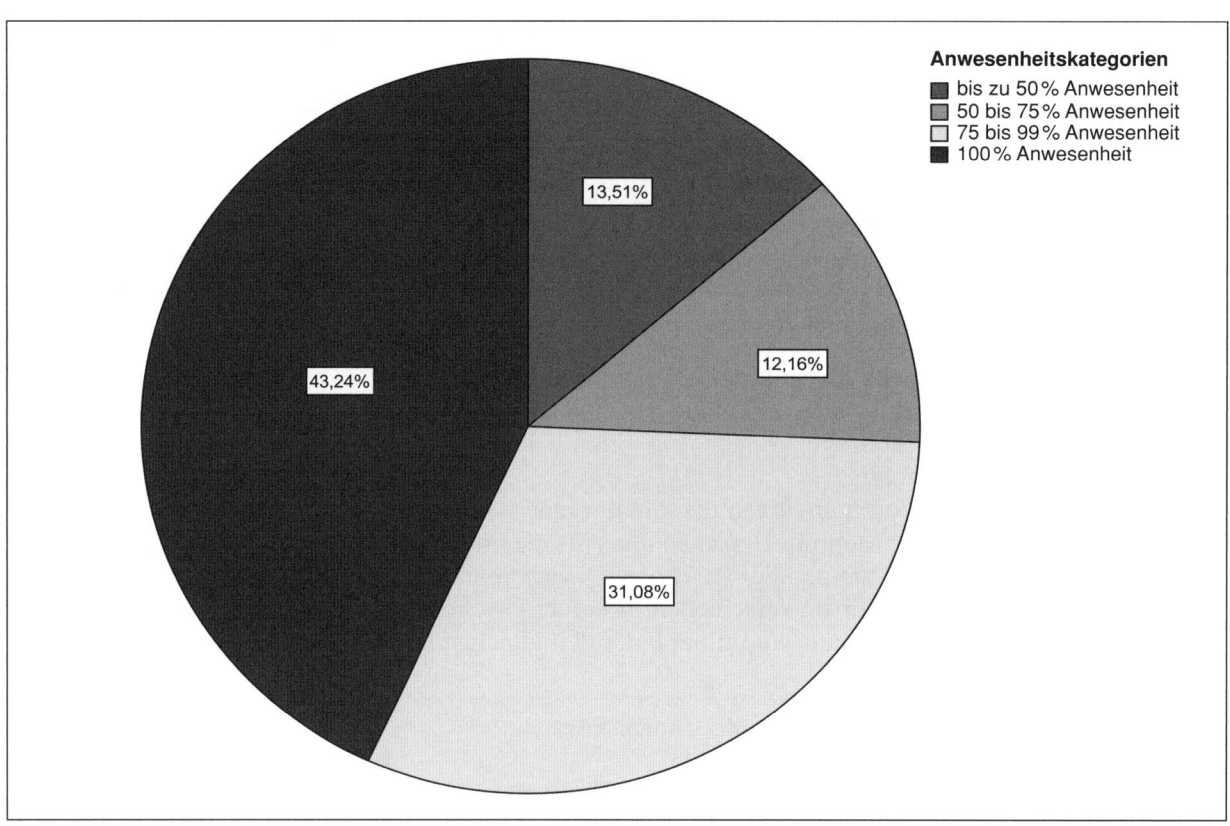

**Anwesenheitskategorien**
- ■ bis zu 50% Anwesenheit
- ■ 50 bis 75% Anwesenheit
- □ 75 bis 99% Anwesenheit
- ■ 100% Anwesenheit

13,51%

12,16%

43,24%

31,08%

**Abbildung 2:** Prozentuale Verteilung der Anwesenheitskategorien über alle Module hinweg

**Tabelle 8:** Prozentsätze der jeweils nach dem zweiten Tag des Programms vergebenen Gesamtbewertungen der Teilnehmer (mittels Schulnoten-Skala) für die evaluierten Module

|  | Krankheit und Gesundheit | Ursachen und Auslöser | Frühsymptome und Rückfall-prophylaxe | Medikamente |
|---|---|---|---|---|
| Sehr gut | 12,2 | 15,1 | 17,6 | 20,0 |
| Gut | 74,4 | 65,8 | 61,8 | 56,9 |
| Befriedigend | 13,4 | 17,8 | 16,2 | 20,0 |
| Ausreichend | --- | 1,4 | 4,4 | 3,1 |
| *N* | 82 | 73 | 68 | 65 |

Die Einschätzung der Verständlichkeit der Module (vgl. Tab. 10) zeigt schließlich, dass zwischen 85 und 90 % der Teilnehmer diese jeweils als sehr gut oder gut verständlich einstuften. Die Kategorien „ausreichend" und „mangelhaft" wurden kaum benutzt.

Insgesamt demonstrieren diese Befunde eine ausgeprägt positive Bewertung der Module. Besonders wichtig angesichts des für Psychosepatienten ungewöhnlichen Formats sind das geringe Ausmaß berichteter Belastung und die gute Verständlichkeitseinschätzung.

**Tabelle 9:** Prozentsätze der jeweils nach dem zweiten Programmtag vergebenen Belastungsbewertungen der Teilnehmer für die evaluierten Module

| | Krankheit und Gesundheit | Ursachen und Auslöser | Frühsymptome und Rückfall-prophylaxe | Medikamente |
|---|---|---|---|---|
| Gar nicht belastend | 21,7 | 34,2 | 23,2 | 29,2 |
| Wenig belastend | 41,0 | 47,9 | 34,8 | 53,8 |
| Mal so, mal so | 31,3 | 12,3 | 37,7 | 10,8 |
| Stark belastend | 6,0 | 5,5 | 4,3 | 6,2 |
| Sehr stark belastend | --- | --- | --- | --- |
| N | 83 | 73 | 69 | 65 |

**Tabelle 10:** Prozentsätze der jeweils nach dem zweiten Programmtag vergebenen Verständlichkeitsbewertungen der Teilnehmer für die evaluierten Module

| | Krankheit und Gesundheit | Ursachen und Auslöser | Frühsymp-tome und Rückfall-prophylaxe | Medika-mente |
|---|---|---|---|---|
| Sehr gut verständlich | 21,7 | 21,6 | 24,6 | 25,0 |
| Gut verständlich | 68,7 | 67,6 | 60,9 | 65,6 |
| Befriedigend verständlich | 8,4 | 9,5 | 13,0 | 7,8 |
| Ausreichend verständlich | 1,2 | --- | 1,4 | 1,6 |
| Mangelhaft verständlich | --- | 1,4 | --- | --- |
| N | 83 | 74 | 69 | 64 |

### 3.3.2 Indirekte Veränderungsmessung: Modulbezogene Wissenstests

Tabelle 11 zeigt für die eingesetzten Skalen, deren testkritische Merkmale sowie die Kennwerte der Prä-Post-Messungen und Vergleiche. Insgesamt liegen gute bis befriedigende Konsistenzen und Trennschärfen vor. Es wird ersichtlich, dass für alle vier Bereiche statistisch bedeutsame Veränderungen eingetreten sind mit mittleren bis hohen Effektstärken.

Dieses Ergebnis ist umso höher zu werten, als der Nachweis von Veränderungen offensichtlich durch Deckeneffekte eingeschränkt wurde: Die Prüfung der Verteilungen der Prä- und Postmessungen für die einzelnen Skalen zeigt, wie in Tabelle 11 aufgeführt, durchgängig negative Schiefe-Werte (–.84 bis –2.52), insbesondere bei Posttests. Die Durchführung von RCI-Analysen (Reliable Change Index, Jacobson & Truax, 1991) machte deutlich, dass jeweils für einen Teil der Teilnehmer der Nachweis einer statistisch signifikanten Veränderung im Einzelfall wegen Überschreiten des kritischen Cut-off-Wertes nicht mehr möglich war (zwischen 21 und 57 %). Zur Veranschaulichung dieses Tatbestandes einer eingegrenzten statistischen Nachweisbarkeit von Effekten bei vorliegenden quantitativen Veränderungen wurden abschließend Clusteranalysen mit den Clustern

**Tabelle 11:** Deskriptive und Teststatistiken der indirekten Veränderungsmessung
für die modulbezogenen Wissenstests

| | N | $\alpha_z$ | $r_{xy}$ | Min. | Max. | M | SD | g1(SE) | T | ES(d) |
|---|---|---|---|---|---|---|---|---|---|---|
| KG_Prä | 76 | .78 | | 3 | 37 | 25,37 | 6,75 | −1,02 (0,27) | | |
| KG_Post | | .77 | .63 | 11 | 39 | 31,24 | 5,83 | −1,21 (0,26) | 120,5** | 0,87 |
| UA_Prä | 70 | .76 | | 7 | 32 | 23,61 | 6,23 | −0,84 (0,27) | | |
| UA_Post | | .76 | .50 | 13 | 32 | 27,99 | 3,83 | −2,09 (0,28) | 91,0** | 0,70 |
| FS_Prä | 64 | .80 | | 13 | 31 | 26,06 | 4,46 | −1,54 (0,28) | | |
| FS_Post | | .77 | .51 | 14 | 32 | 28,25 | 3,39 | −2,52 (0,30) | 173,5** | 0,49 |
| ME_Prä | 55 | .86 | | 0 | 47 | 28,44 | 12,14 | −,96 (0,30) | | |
| ME_Post | | .88 | .61 | 13 | 48 | 38,05 | 8,68 | −1,16 (0,30) | 55,5** | 0,79 |

*Anmerkungen:* N = Stichprobengröße; $\alpha_z$ = interne Konsistenz der standardisierten Variablen; $r_{xy}$ = Korrelation zwischen Prä- und Postwert; M = Mittelwert; SD = Standardabweichung; g1 = Schiefe (SE = Standardfehler der Schiefe); T = Prüfstatistik des Wilcoxon-Tests; ES = Effektstärke (d); KG = Krankheit und Gesundheit; UA = Ursachen und Auslöser; FS = Frühsymptome und Rückfallprophylaxe; ME = Medikamente; Prä = Prätest; Post = Posttest; **p < .001 (Bonferroni-ad.)

**Tabelle 12:** Mittelwerte und Streuungen (in Klammern) partitionierender Clusteranalysen
aus orthogonalen Komponenten (erzwungen aus Prä-/Postwerten)

| | High-Scorer | | Lerner | | Nichtlerner | |
|---|---|---|---|---|---|---|
| | Prätest | Posttest | Prätest | Posttest | Prätest | Posttest |
| Krankheit und Gesundheit | 28.94 (3.97) | 32.80 (3.61) | 18.60 (5.99) | 31.40 (5.13) | 18.16 (4.49) | 17.50 (5.46) |
| N | | 50 | | 20 | | 6 |
| Ursachen und Auslöser | 27.69 (2.34) | 29.51 (1.71) | 15.00 (3.29) | 28.25 (1.77) | 18.55 (3.71) | 19.88 (4.1) |
| N | | 45 | | 16 | | 9 |
| Frühsymptome | 28.02 (2.33) | 29.00 (1.79) | 21.46 (3.20) | 28.92 (1.49) | 14.33 (1.52) | 18.33 (3.21) |
| N | | 47 | | 13 | | 3 |
| Medikamente | 35.39 (5.83) | 41.58 (4.24) | 13.54 (8.38) | 38.81 (6.07) | 17.62 (11.68) | 21.12 (6.72) |
| N | | 36 | | 11 | | 8 |

„durchgehend hohe Performanz" („High-Scorer", Vorliegen von Deckeneffekten), „Lerner" (ausgeprägte Leistungssteigerungen) und „Nichtlerner" (keine oder wenig prägnante Veränderungen) gerechnet. Tabelle 12 zeigt die Ergebnisse dieser Analysen.

Es wird deutlich, dass in allen Clustern – mit Ausnahme des Nichtlerner-Clusters für die Skala „Krankheit und Gesundheit" – Veränderungen der spezifischen Kompetenzeinschätzungen erkennbar sind. Allerdings unterscheiden sich die Cluster im Ausmaß der Veränderungen: So lassen sich im Cluster der High-Scorer die angesprochenen Deckeneffekte erkennen. Aggregiert auf Gruppenebene ergeben diese Veränderungen die oben aufgeführten signifikanten Effekte mit mittlerer bis hoher Effektstärke. Für künftige Evaluationsstudien sind hier Skalen mit besserer Differenzierung im oberen Bereich für Patienten mit bereits vorhandenen Kenntnissen bzw. Kompetenzen vorzusehen.

### 3.3.3 Direkte Veränderungsmessung: Subjektiv erlebter Kompetenzgewinn

Tabelle 13 zeigt die Mittelwerte der selbst eingeschätzten Kompetenzverbesserungen pro Modul.

Die Mittelwerte der untersuchten Skalen zeigen, dass von den Teilnehmern die Aussagen, die ein besseres Verständnis ausdrücken, als überwiegend zutreffend beurteilt werden. Die Teilnehmer nehmen sich somit in dem jeweiligen Bereich als deutlich kompetenter wahr.

## 3.4 Fazit

Ein vorrangiges Ziel der hier durchgeführten ersten Evaluation war die Überprüfung der Durchführbarkeit des Programms bei der spezifischen Zielgruppe von Rehabilitanden mit Erkrankungen des Psychose-Spektrums. Dies ist mithilfe der vorliegenden Adhärenzdaten und der Einschätzung insbesondere von Verständlichkeit und Belastung gelungen. Befürchtungen hinsichtlich einer Überforderung der Teilnehmer sind demnach nicht angebracht. Wir führen dies auf die duale thematische Fokussierung der Seminare auf Krankheit *und* Gesundheit sowie die anschauliche, auf partizipierendes und handelndes Lernen gerichtete Methodik zurück. Auch die berichtete gute Verständlichkeit der Module sehen wir im Zusammenhang mit der verwendeten Methodik und Didaktik, doch wird dies künftig noch weiter zu analysieren sein. Die hierzu mitgeteilten Befunde sind auch ohne Vorliegen von Kontrollgruppendaten aussagekräftig.

Bezüglich der Wirksamkeit des Programms geben sowohl die Ergebnisse der direkten wie der indirekten Veränderungsmessung deutliche Hinweise auf einen Wissenszuwachs bzw. selbsteingeschätzten Kompetenzgewinn. Angesichts der berichteten Deckeneffekte ist diese Einschätzung als eher konservativ zu bewerten. Präzisere Angaben, die Vergleiche mit Kontrollgruppen sowie längerfristige Vorhersagen mit Kriterien wie Rezidivlatenz, Lebensqualität und Qualität der Krankheitsbewältigung berücksichtigen, können auf der Grundlage des nun vorliegenden Manuals systematisch angegangen werden. Auch hierzu liegen fruchtbar erscheinende Überlegungen vor (vgl. Klingberg et al., 2003).

**Tabelle 13:** Deskriptive Statistiken der direkten Veränderungsmessung (selbsteingeschätzter Kompetenzgewinn)

| | *N* | Anzahl der Fragen | $\alpha_z$ | Min | Max | M | SD |
|---|---|---|---|---|---|---|---|
| Krankheit und Gesundheit | 80 | 8 | .88 | 1,75 | 5,00 | 3,81 | 0,57 |
| Ursachen und Auslöser | 72 | 8 | .87 | 1,43 | 5,00 | 4,11 | 0,57 |
| Frühsymptome und Rückfallprophylaxe | 66 | 7 | .87 | 1,86 | 5,00 | 3,87 | 0,60 |
| Medikamente | 65 | 9 | .92 | 1,33 | 5,00 | 3,84 | 0,70 |

*Anmerkungen:* N = Stichprobengröße; $\alpha_z$ = interne Konsistenz der standardisierten Variablen; M = Mittelwert; SD = Standardabweichung; Antwortskala = „Ich weiß/verstehe besser ..." gar nicht (1), wenig (2), geht so (3), stimmt überwiegend (4), stimmt genau (5).

# Teil II

# Durchführung des BE-GO-GET-Programms

# Kapitel 4

# Modul 1: Krankheit und Gesundheit

| Inhalte des Moduls „Krankheit und Gesundheit" |
|---|
| • Auseinandersetzung mit den eigenen Psychose-Erfahrungen<br>• Verbesserung des Krankheitsverständnisses<br>  – Mythen, subjektive Vorstellungen und Vorurteile<br>  – gewalttätiges Verhalten bei Psychosen<br>  – Wissenschaftliche Störungskategorien am Beispiel des ICD-10<br>• Krankheit als Eskalation normalpsychologischer Prozesse<br>• Verlauf einer Psychose und Konsequenzen für die Krankheitsbewältigung<br>• Erweiterung des Krankheitsbegriffs um den Gesundheitsaspekt<br><br>Für die Bearbeitung der genannten Inhalte werden etwa 6 Einheiten à 90 Minuten benötigt. |

## 4.1 Hintergrund

Das Hauptaugenmerk beim Modul „Krankheit und Gesundheit" liegt auf der Förderung eines funktionalen, der Bewältigung dienlichen Krankheitskonzeptes. Selbiges soll gefördert werden durch die im obenstehenden Kasten genannten Aspekte, die im Folgenden erläutert werden.

Die Teilnehmer sollen sich mit ihren eigenen Psychose-Erfahrungen auseinandersetzen. Sie erfahren, dass es möglich ist, sich mit dem Thema Psychosen genauso zu beschäftigen wie mit anderen schweren körperlichen oder seelischen Erkrankungen. Zudem soll klar werden, dass jeder Betroffene aktiv mit seiner Erkrankung bzw. Anfälligkeit umgehen kann.

Zur Verbesserung des Krankheitsverständnisses sollen die Teilnehmer mit den gängigen Vorstellungen und Konzepten zu Psychosen vertraut gemacht werden, wie sie in der Öffentlichkeit, bei Betroffenen selbst und in der Wissenschaft gelten. Sie sollen erkennen, dass unterschiedliche Vorstellungen von einer Erkrankung auch unterschiedliche Möglichkeiten des Umgangs mit derselbigen zur Folge haben. In diesem Zusammenhang ist es ebenso wichtig, auf Stigmatisierungsphänomene und -erlebnisse sowie deren Epiphänomene (Scham- und Schuldgefühle, Minderwertigkeitsideen, Selbstwertproblematik) einzugehen und nach konstruktiven Möglichkeiten im Umgang damit zu suchen.

Die Normalisierung des psychotischen Erlebens ist eine spezielle Perspektive auf die beiden erstgenannten Aspekte: Die Teilnehmer erfahren exemplarisch, dass Aspekte psychotischen Erlebens auch bei „normalen" Menschen vorkommen können, und dass versucht wird, solche Erfahrungen (z. B. Stimmen hören) über normal-psychologische Modelle zu erklären und zu erforschen. Aus der Frage nach den Merkmalen, die die Psychose der Teilnehmer von Psychose-nahen Erfahrungen in der Normalbevölkerung unterscheiden, können charakteristische Kriterien für einen Krankheitsbegriff herausgearbeitet werden (z. B. Selbststeuerungsfähigkeit). Dies trägt zum einen zur Verminderung von Stigmatisierungs- und Ausgrenzungserleben bei und lenkt zum anderen den Blick auf die Aspekte, die bei einer Vorbeugung und Bewältigung von psychotischen Phasen zu beachten sind. Zudem kann die häufig zu beobachtende Angst vor einer „Psychose-Identität" (irre und unberechenbar sein), die reflexhaft die Abwehr auf den Plan ruft, relativiert werden. Wenn psychotische Phänomene lediglich als Eskalation normalpsychologischer Prozesse erklärt werden können, verschafft dies Betroffenen zugleich eine bessere Ausgangsposition und Standfestigkeit in Bezug auf Auseinandersetzungen mit Stigmatisierung und Vorurteilen aus der Umwelt.

Das eindimensionale Krankheitskonzept wird um eine gesundheitsbezogene Dimension erweitert. Die Teilnehmer sollen sich nicht einseitig defizitär und beeinträchtigt erleben, sondern den Zugang zu den eigenen salutogenen Ressourcen und entsprechende Kompetenzen finden und ausbauen. Dazu ist aus Sicht der Autoren eine erfahrungsabhängige Herangehensweise (Selbsterfahrungselemente, induktives Lernen) besonders geeignet. Krankheits- und Gesundheitsaspekte werden so im Sinne eines Komplementärmodells als orthogonale Aspekte menschlicher Befindlichkeit gleichermaßen berücksichtigt. Durch diese Erweiterung der Sichtweise vergrößert sich zugleich das Spektrum möglichen Bewältigungsverhaltens, da funktionales Coping sich nicht mehr auf den reinen Umgang mit Symptomen beschränkt (Frühsymptom-Management oder Medikamentencompliance) bleibt, sondern gleichermaßen salutotherapeutische Interventionen beinhaltet. Diese können als spezifisches Pendant zu den Psychose-bedingten Funktionseinschränkungen (z. B. Negativsymptomatik) betrachtet werden oder kompensatorische Wirkung entfalten, z. B. im Zusammenhang mit erlebten psychopharmakologischen Nebenwirkungen.

Inhaltlich lässt sich eine ganze Reihe an thematischen Aspekten nennen, um die oben genannten Ziele zu bearbeiten. Nach unseren Erfahrungen und nach dem gegenwärtigen Verständnis psychotischer Störungen sind die im Folgenden aufgeführten Themen hierfür besonders geeignet:

- *Symptome schizophrener und affektiver Psychosen:* Hier sollten zwei Aspekte, und zwar der Verlust an Realitätsbezug und die Einschränkung der Anpassung an Umweltanforderungen in Form von Halluzinationen, Wahnvorstellungen, Aspekten der Negativsymptomatik und Leistungsproblemen, herausgearbeitet werden. Des Weiteren sollte aufgeführt werden, dass diese Psychose-Symptome bei unterschiedlichen organischen Erkrankungen und psychischen Ausnahmezuständen auftreten können.
- *Krankheitsbegriff „Schizophrenie", affektive Psychose, schizoaffektive Psychose:* Hier ist es hilfreich herauszuarbeiten, dass die bisher besprochenen Symptome eine Entwicklung durchlaufen, die ab einem bestimmten Punkt zu einem weitgehenden Verlust von Beeinflussungs- und Selbststeuerungsmöglichkeiten führt. Hieran kann der Krankheitsbegriff festgemacht werden. Weiterhin kann herausgearbeitet werden, wie wichtig es ist, im Frühstadium dieser Entwicklung auf die Erhaltung dieser Selbststeuerungsfähigkeit hinzuarbeiten bzw. diese nach Abklingen der Akutsymptomatik wiederzugewinnen.
- *Abgrenzung der Psychosen von anderen psychischen Störungen* (Neurosen, Essstörungen, Borderline-Störungen, Depression etc.): Viele der Teilnehmer haben erfahren, dass in ihrer Störungsentwicklung der Psychose-Diagnose verschiedene Diagnosen vorausgingen. Hier können zur Entlastung Symptome anderer Störungen der Psychose-Symptomatik gegenübergestellt und von ihr abgegrenzt werden. Des Weiteren kann die Möglichkeit der komorbiden Störungsentwicklung (z. B. Sucht, Angststörungen etc.) angesprochen werden.
- *Verlaufsformen von Psychosen* (v. a. Chronizitätsrisiko, Rezidive etc.): An dieser Stelle ist aus unserer Sicht therapeutisches Fingerspitzengefühl gefordert, da sich bei verkürzter Darstellung von Verlaufaspekten oder Zahlenbefunden schnell eine resignative Grundstimmung in der Gruppe einstellen kann. Dennoch sollte die mit einer Diagnose aus dem Spektrum schizophrener Psychosen bzw. affektiver Störungen einhergehende Problematik nicht verschwiegen werden. Zu rechtfertigen ist dies, wenn mit den gegebenen Risiken gleichzeitig Möglichkeiten zu deren Handhabung bzw. Bewältigung erarbeitet werden (dynamische Aspekte der Erkrankung, vgl. Kapitel 1).
- *Krankheits- und Gesundheitsbegriff:* Die inhaltliche Bearbeitung des Krankheitsbegriffs mit der Konzentration auf Störung, Einschränkung und Risiken bedarf eines Gegengewichts, welches durch den Gesundheitsbegriff repräsentiert wird. Dieser thematisiert positive Inhalte des Erlebens und der Lebensgestaltung (Kompetenzen und Ressourcen), die parallel zur psychotischen Erkrankung und – soweit wie möglich – unbeeinflusst von dieser wahrgenommen werden können. Daraus ergibt sich in der Regel ein weiterer Ansatzpunkt in Bezug auf die Bewältigung der psychotischen Erkrankung oder den Umgang mit Belastungen, sowie medikamentös bedingten Nebenwirkungen. Elemente des gesundheitsförderlichen Verhaltens stehen hier im Vordergrund. Das Konzept der Ressourcen soll konkret operationalisiert und der eigene Zugang gefördert werden. Damit wird zugleich die konzeptuelle Basis für das am Ende folgende Fitness-Modul (vgl. Kapitel 8) gelegt.

Grundsätzlich gilt für dieses Modul, dass die bearbeiteten Inhalte engmaschig über die Einzelkontakte begleitet werden sollten. So können die zwangsläufig allgemein gehaltenen Aspekte noch einmal individuell betrachtet werden. Die Möglichkeit der Wiederholung ist dabei ein wünschenswerter Nebeneffekt, um die häufig vorhandenen kognitiven Beeinträchtigungen in den Bereichen

Aufmerksamkeit und Gedächtnis zu kompensieren. Zudem können Ängste und Verunsicherungen vor allem im Zusammenhang mit dem Verlauf der eigenen Erkrankung abgepuffert werden.

Im Folgenden werden die einzelnen Bestandteile dieses Moduls beschrieben. Im Anschluss an dieses Kapitel, in Abschnitt 4.7, wird vorgestellt, wie das Modul in Form eines zweitägigen Kompaktseminars durchgeführt werden kann. Dort findet sich eine zeitliche Übersicht über die Durchführung der einzelnen Modulbestandteile und die jeweils benötigten Materialien.

Wie in Kapitel 2 beschrieben, eignen sich für die in diesem und in den folgenden Kapiteln beschriebenen Übungen auch mehrere Arbeitsmethoden (z. B. Plenum, Kleingruppenarbeit, Paar-Interview). Der Übersichtlichkeit halber wird nicht auf alle geeigneten Methoden verwiesen. Nachdem die Gruppe mehrere verschiedene Methoden kennengelernt hat, sollte sie sich gemäß dem Prinzip des selbstorganisierenden Lernens für eine bestimmte Methode für die Übung entscheiden (vgl. Kapitel 2.2.1). Die Überschrift „Experteninput" kennzeichnet einen Block, in dem den Teilnehmern Wissen vermittelt wird. Dabei sollte berücksichtigt werden, dass die Teilnehmer selbst einen Expertenstatus aufweisen und deren Erfahrungen mit berücksichtigt werden. Übungen, die vorzugsweise in der Gruppe oder in Einzelarbeit durchgeführt werden sollen, sind entsprechend bezeichnet.

## 4.2 Auseinandersetzung mit den eigenen Psychose-Erfahrungen

Die Ziele des ersten Modulteils sind:
- Sensibilisierung für die eigenen Psychose-Erfahrungen,
- Objektivierung der Psychose-Erfahrungen
- Vermittlung der Erfahrung, dass die Teilnehmer bei der Themenbearbeitung partizipieren können.

Das Modul „Krankheit" ist in der ersten Phase des Gruppenprogramms platziert. Zu diesem Zeitpunkt haben die Teilnehmer noch vergleichsweise wenig Erfahrung in der Auseinandersetzung mit krankheitsbezogenen Themen. Zudem ist, wie oben ausgeführt, der Fokus auf Störungen, Einschränkungen und Chronizitätsrisiken für die Teil-

nehmer oft nur schwer zu bewältigen. Aus diesem Grunde empfiehlt sich ein behutsames Vorgehen, indem z. B. zunächst mit Einzelarbeit begonnen wird, einerseits zur besseren Strukturierung und andererseits, um die Teilnehmer auf die jeweiligen thematischen Bearbeitungen bei den speziellen Aufgaben vorzubereiten. Die Arbeit in Kleingruppen oder in der größeren Gruppe folgt dann erst im Anschluss.

Ebenfalls empfiehlt es sich frühzeitig, das Normalisierungsprinzip dadurch einzubringen, dass die Therapeutin bzw. der Therapeut über eigene Psychose-ähnliche Erfahrungen berichtet, und ggf. Daten zur Häufigkeit Psychose-ähnlicher Symptome (z. B. Stimmen hören) in der Normalpopulation angibt. Auch optische Täuschungen sind ein Beispiel für Prinzipien, die Wahrnehmungsverfälschungen ähnlich den psychotischen Erlebnissen unterliegen.

### Zusammenstellung der individuellen Psychose-Kennzeichen

Die Gruppenteilnehmer beantworten die Frage nach ihren individuellen Psychose-Kennzeichen in Einzelarbeit oder in Kleingruppen (z. B. mit der Methode des Paarinterviews) und schreiben die Kennzeichen auf einzelne Karten (Kärtchentechnik). Die Gruppenleiter sollten an dieser Stelle als Coach zur Verfügung stehen, um anfängliche Befangenheit verringern oder offene Fragen beantworten zu können. Jeder Teilnehmer sollte ermutigt werden, einen Beitrag zum Thema beizusteuern. Im nächsten Schritt tragen die Teilnehmer die Ergebnisse im Plenum zusammen. Die genannten Begriffe bzw. die entsprechenden Kärtchen sollen anschließend gemeinsam zu thematischen Kategorien geordnet werden. Für jede Kategorie wird ein passender Oberbegriff gefunden, der ebenfalls auf einem Kärtchen notiert wird. Der Gruppenleiter moderiert diesen Prozess der Kategorienbildung sowie die Suche nach Oberbegriffen (Metaplantechnik).

Wichtig ist hierbei, dass die Teilnehmer eine Aktivierung erfahren, indem sie das Sortieren und das Schreiben der Karten mit den jeweiligen Kategorienüberschriften selbst übernehmen. Sollten Begriffe genannt werden, die eindeutig nichts mit den Symptomen einer Psychose zu tun haben, werden sie von Beginn an von den Gruppenleitern mit dem entsprechenden Hinweis aussortiert, um weiterführende Interferenzen zu vermeiden. Ist

**Kasten 5:** Beispiel zu einem möglichen Gruppenergebnis bezüglich Symptomen einer Psychose

| So zeigt sich die Psychose ... | | |
| --- | --- | --- |
| **Halluzinationen**<br>• Einbildung von Stimmen<br>• Stimmen aus dem Radio<br>• Wirklichkeitsverkennung<br>• Giftwahrnehmung<br>• veränderte Körperwahrnehmung<br>• Geruchshalluzinationen<br>• optische Halluzinationen<br>• Stimmen<br><br>**Wahrnehmungsveränderungen**<br>• Freund ist leibhaftiger Teufel<br>• wahrgenommene Gesichtsverände-rungen<br>• Zeitraffer<br><br>**Rückzugsneigung**<br>• nicht mehr rausgehen<br>• sich in eigene Welt zurückziehen<br><br>**Aggressivität**<br>• aggressiv gegen Eltern<br>• aggressives Verhalten<br><br>**Übertriebene Einseitigkeit**<br>• in der Schule völlig aufgegangen<br>• sehr spezialisierte Interessen | **Wahn**<br>• über Gedanken kommunizieren<br>• Wahnvorstellungen<br>• Größenideen<br>• Dritter Weltkrieg<br>• Gedankenlesen<br>• Seele wird weggenommen<br><br>**Konzentrationsabfall**<br>• Konzentrationsprobleme<br>• nicht auf Arbeit konzentrieren können<br><br>**Negativ depressive Gefühle**<br>• Depression<br>• negative Selbstsicht<br>• negative Gefühle, Trauer<br>• Minderwertigkeitsgefühle<br>• Gefühle der Hilflosigkeit und Ver-letzlichkeit<br><br>**Sonstiges:**<br>• Schlafprobleme<br>• schlechter Schlaf, Schlaflosigkeit<br>• Alpträume<br>• Angst vor Seelenentzug im Schlaf | **Beziehungsgedanken**<br>• Beziehungsgedanken<br>• Misstrauen<br>• Angst vor Intrigen<br><br>**Probleme, klar zu denken**<br>• wirre Gedanken<br><br>**Entäußerungsgefühle**<br>• Seele wird entzogen<br><br>**Suizid**<br>• Wunsch zu sterben<br>• Suizidgedanken<br>• Suizidversuch<br>• Verzweiflungstat<br><br>**Ängste**<br>• Angst, wieder krank zu werden<br>• Angst, verrückte Dinge zu tun<br><br>**Radikale Lebensveränderungen**<br>• „Bruch"<br><br>**Bewältigung des Alltags**<br>• Routine klappt nicht mehr<br>• Ausbildung nicht geschafft<br>• Arbeit/Studium wird nicht mehr bewältigt<br><br>**Körperliche Extremzustände**<br>• Anspannung<br>• Erschöpfungszustand |

der Diskussionsprozess abgeschlossen, wird das Resultat auf eine Stellwand übertragen, indem die Kärtchen dort angepinnt werden. Die Stellwand verbleibt gut sichtbar im Raum. Ein Beispiel für ein Ergebnis dieser Gruppenarbeit zeigt Kasten 5.

Verschiedene Gruppen können je nach gewähltem Vorgehen zu unterschiedlichen Kategorisierungen kommen:

• Aufteilung der Kennzeichen in Positiv- und Negativsymptomatik,
• Differenzierung nach den Bereichen Gefühle, Gedanken, Körper, Verhalten entsprechend einem verhaltenstheoretischen Modell,

• Gruppierung der Psychose-Kennzeichen in Abhängigkeit vom Verhaltens- und Erlebnisbereich wie Wahrnehmung, Denken, Gedächtnis, Sprache, Emotionen, Verhalten etc.,
• Unterscheidung nach Frühsymptomen, Akutsymptomen, Residualsymptomen, Basisstörungen,
• Unterscheidung nach typischen Alltagsbeeinträchtigungen,
• Symptombeschreibung vs. Konsequenzen und soziale Bewertungen.

Beim Zusammentragen der beschriebenen Karten im Plenum ermuntert der Gruppenleiter sowohl denjenigen, der die Karte vorliest, als auch die übrigen Teilnehmer, für die aufgeschriebenen Kennzeichen konkrete Beispiele zu nennen. Der Gruppenleiter sorgt in seiner Funktion als positives Modell für einen wertfreien Umgang mit den genannten Psychose-Erfahrungen. Die Tabuisierung der oft schambesetzten Erlebnisse wird durch ein derartiges Vorgehen aufgehoben und eine Reduzierung der Schamgefühle wird ermöglicht.

### Experteninput

Nachfolgend ergänzt ein systematisch aufgebauter Input alle notwendigen Informationen zu dem Thema „Symptomatik einer Psychose". Dies kann durch den Einsatz von Medien (z. B. PC-gestützte Präsentation) unterstützt werden. Auf der beiliegenden DVD findet sich geeignetes Material für den Experteninput (vgl. Präsentationsmaterial M1), dessen Inhalte z. B. in eine PowerPoint-Präsentation eingebunden werden und über einen Beamer an die Wand projiziert werden können. Der Vorteil einer solchen Präsentationsform liegt in einer Kombination auditiver und visueller Informationen. Die auditiven Informationen der Ausführungen des Gruppenleiters werden parallel durch Visualisierungen der Präsentation unterstrichen bzw. ergänzt. Somit wird die Enkodierung des Materials erleichtert (Kompensation kognitiver Beeinträchtigungen). Die Aspekte Wahn, Halluzination, Negativsymptomatik und kognitive Leistungseinbußen sollten auf jeden Fall thematisiert werden. Am Ende des Inputs werden den Teilnehmenden die vermittelten Inhalte in Form von Informationsblättern (Infoblatt 1.1 bis 1.3) zur Verfügung gestellt.

Beim Experteninput sollte nicht die zeitliche Vorgabe handlungsleitend sein. Aufgrund der Komplexität des Themas ist es sehr wichtig, das Arbeitstempo den Voraussetzungen der Gruppe anzupassen. Es sollte genug Raum für Nachfragen gegeben werden. Außerdem ist ein wiederholter Brückenschlag zu den in der Gruppe genannten Phänomenen (die an die Stellwand geheftet wurden) vorteilhaft.

Um einen konkreten, handlungsorientierten Bezug zu den besprochenen Begriffen herzustellen, kann zusätzlich auf kurze Sequenzen aus Spielfilmen zurückgegriffen werden (gut geeignet ist z. B. der Film „Das weiße Rauschen", 2001, Warner Home Video), die im Hinblick auf dargestellte Symptome besprochen werden. Auch hier ist die Belastungsfähigkeit der Gruppenteilnehmer ein bedeutsames Kriterium für die Auswahl und Dauer der Ausschnitte.

## 4.3 Verbesserung des Krankheitsverständnisses

Die Ziele dieses Modulteils sind
- Abbau von Ängsten und Stigmatisierungen und
- Wissenserweiterung.

In diesem Modulabschnitt sollen zunächst gängige Vorurteile und sich hartnäckig haltende Mythen herausgearbeitet und auf ihren Wahrheitsgehalt untersucht werden. Eigenen Erfahrungen der Teilnehmer, die diesen Vorurteilen widersprechen, wird dabei ausreichend Raum gegeben. Ebenfalls sollen diesen Vorurteilen Fakten gegenübergestellt werden. Vorstellungen zur Gewalttätigkeit psychisch kranker Menschen eignen sich hier besonders gut. Es sollte vor allem auf eine differenzierende Bewertung hingearbeitet werden. Im zweiten Schritt soll es um die Bewältigung von Vorurteilen und unrealistischen Annahmen gehen.

Ein weiteres Ziel zur Verbesserung des Krankheitsverständnisses ist die Erweiterung des Psychose-spezifischen Wissens. Diese sollte orientiert sein an den nosologischen Kriterien zur Bestimmung der genannten Psychosen. Weiterhin sollte exemplarisch zumindest für ein herausgegriffenes Symptom (z. B. Halluzination, Wahnvorstellung) ein psychologisches Modell vorgestellt werden, mit dessen Hilfe ein solches Symptom verstehbar wird (vgl. z. B. Fowler, Garety & Kuipers, 1995; Nelson, 1997). Damit wird neben dem Erwerb von Wissen auch dem zweiten wichtigen Aspekt der Normalisierung Rechnung getragen. Darüber hinaus soll auch der Verlauf einer Psychose (sowohl im Rahmen einer einzelnen Episode, als auch langfristig) thematisiert werden.

### 4.3.1 Mythen, subjektive Vorstellungen und Vorurteile

Der ausführliche Austausch der Gruppenteilnehmer über kursierende Krankheitsbegriffe hat zum einen eine entlastende Funktion, zum anderen bietet er die Möglichkeit, durch entsprechenden Wissensinput Vorurteile der Teilnehmer abzubauen. Eine wichtige Voraussetzung für ein effektives Coping ist eine vorurteilsfreie Haltung der Erkrankung gegenüber, da sonst Scham und Schuldgefühle bei den Betroffenen zu Abwehr und Ablehnung der eigenen Person führen.

## Auseinandersetzung mit dem Begriff „Psychose"

Die Teilnehmer sammeln zunächst in Kleingruppen und/oder im Plenum (Assoziationsrunde) Begriffe und Mythen zum Stichwort „Psychose" (vgl. Kasten 6). Sämtliche Begriffe werden vom Co-Therapeuten auf einem Flipchart festgehalten. Als Arbeitsgrundlage bieten sich folgende Fragen an:
- Welche Krankheitsbegriffe sind Ihnen bisher begegnet?
- Wie benennen Sie Ihre Krankheitserfahrungen gegenüber Ihren Freunden, Bekannten, Arbeitskollegen?
- Was denkt die Bevölkerung über Psychosen?

Bei der anschließenden Gruppendiskussion achtet der Gruppenleiter darauf, dass das in der Gruppe vorhandene Wissen über Herkunft und Bedeutung der genannten Begriffe zum Tragen kommt, ggf. bringt er sein eigenes Hintergrundwissen mit ein (z. B. zu den Begriffen „vorzeitige Verdummung", gespaltene Persönlichkeit oder Psychopath).

Aktuelle Schlagworte in der öffentlichen Auseinandersetzung mit Psychosen sind auch die Themen „Gewalt" (vgl. Abschnitt 4.3.2), „Transmitterstörung", „Hirnschaden". Insgesamt sollte hier vom Vertiefungsgrad her so weit diskutiert werden, dass deutlich wird, was wissenschaftlich angemessen ist und was nicht. Angemessen ist auf jeden Fall der Hinweis auf die Labilisierung der Transmitterprozesse. Die ätiologische Bedeutung dieser Imbalance wird erst im Modul „Ursachen und Auslöser" (Kapitel 5) weiter vertieft.

Ebenfalls angemessen für die Diskussion sind kognitiv-psychologische Modelle, aus denen ersichtlich wird, dass die psychotischen Symptome mit normalen psychologischen Gesetzen beschreibbar sind (v. a. Modell zum Stimmenhören, Modell automatisierter/kontrollierter Prozesse, integriertes Modell von physiologischen und psychologischen Komponenten, vgl. hierzu Kapitel 4.4).

Bei der Besprechung der Mythen und der wissenschaftlich angemessenen Alternativkonzepte sollte auch auf die Implikationen der jeweiligen Vorstellungen abgehoben werden: Welche der Konzepte erlauben eine aktive und zukunftsgewandte Auseinandersetzung mit der Erkrankung, welche nicht? Was sind die Ergebnisse der jeweiligen Konzepte (z. B. Erkrankung an einer Psychose als Ergebnis von Sünden)?

## Umgang mit stigmatisierenden Reaktionen der Umwelt

In Bezug auf stigmatisierende Kommentare oder Vorurteile von Seiten der Umwelt sollten den Teilnehmern Hilfen an die Hand gegeben werden, welche konkreten Möglichkeiten einer Auseinandersetzung genutzt werden können. Hierzu gehören z. B.
- Aufklärung und Information: Ziel ist eine aktive Haltung gegenüber stigmatisierenden Aussagen anderer aufgrund von Unwissen. Die Teilnehmer sollen lernen, sich selbst als Experten für die Erkrankung zu sehen, um damit anderen wertvolle Erfahrungen oder objektivere Informationen mitteilen zu können.

**Kasten 6:** Beispiel einer Begriffs- und Mythensammlung zum Stichwort „Schizophrene Psychose: Etiketten von außen"

| | | |
|---|---|---|
| Bewusstseinsspaltung | Strafe Gottes | Psycho |
| gespaltene Persönlichkeit | | Zombie |
| Schizophrenie | Ergebnis von Sünden | Unberechenbar |
| endogene Psychose | | Psychopath |
| Geisteskrankheit | zwangsweise Verblödung | völlig krank |
| Verrückt sein | | Irre, Riss im Helm |
| Nervenkrankheit | normaler Wahnsinn | Beknackt, behindert |
| Stoffwechselstörung | | |

- Leserbriefe: Hier gehen die Teilnehmer noch einen Schritt weiter und setzen sich öffentlich mit undifferenzierter oder stigmatisierender Berichterstattung in der Presse auseinander.
- Nutzung öffentlicher Foren und Gruppierungen: Auch hier geht es um das selbstbewusste Agieren in der Öffentlichkeit, z. B. im Rahmen von Trialog-Veranstaltungen (Austausch zwischen Behandlern, Angehörigen und Betroffenen) oder öffentlichkeitswirksame Aktionen (z. B. Infostände, Podiumsdiskussionen) der Psychiatrie-Erfahrenen als bundesweit organisierte Selbsthilfegruppe (BPE, Bundesverband Psychiatrie-Erfahrener).

Vor allem im Hinblick auf das häufige Schwarz-Weiß-Denken der Nichtbetroffenen gilt es konstruktivere Sichtweisen zu finden. So werden Psychose-Erfahrene entweder als durchweg krank gesehen, mit der Implikation weit reichender Beeinträchtigungen und damit einem Absprechen von Bewältigungskompetenz oder aber als gesund etikettiert, da man ihnen gar nichts von ihrer Erkrankung anmerke. Daraus resultiert dann für die Betroffenen der Eindruck, sie seien nur faul, bequem und würden sich nicht genug anstrengen. Diese Widersprüchlichkeit behindert die soziale Teilhabe und führt häufig zu einem emotionalen Klima, das rückfalltriggernde Folgen entwickeln kann (vgl. das „Expressed-Emotions-Konzept", das im Modul „Ursachen und Auslöser" behandelt wird; nähere Informationen finden sich auf Infoblatt der Materialien zum Modul „Ursachen und Auslöser").

Als hilfreichere Alternative sollte an dieser Stelle bereits der Begriff der *Anfälligkeit* bzw. *Vulnerabilität* vorgestellt werden. Jeder Teilnehmer sollte die Möglichkeit bekommen, eine individuelle Operationalisierung seiner Anfälligkeit vorzunehmen (z. B. Konzentrationsprobleme, Irritierbarkeit, Filterstörung, mangelndes Durchhaltevermögen). Das Konzept der Basisstörungen bzw. Ergebnisse aus neuropsychologischen Studien können hier eine zusätzliche Orientierung geben (vgl. Süllwold & Huber, 1986; Mesholam-Gately et al., 2009). Die Akutsymptome werden hier im Sinne einer Überlastungsreaktion interpretiert.

Den Teilnehmern wird empfohlen, dieses Konzept bei Erklärungen im persönlichen Umfeld zu verwenden, um den Effekt von zu viel Stress zu verdeutlichen. Den Teilnehmern sollte auch vermittelt werden, dass *jeder* Mensch in Abhängigkeit der Ausprägung *seiner* eigenen Vulnerabilität eine

individuelle Belastungsgrenze hat und bei Überschreiten derselbigen mit jeweils *eigenen Symptomen* reagiert (z. B. Migräne, Magen-Darm-Probleme, Zwangsverhalten oder eben psychotische Anzeichen).

## 4.3.2 Exkurs: Gewalttätiges Verhalten bei Psychosen

### Hintergrund

In regelmäßigen Abständen tauchen in den Medien Berichte zu Gewalttaten auf, die mit psychischen Erkrankungen in Zusammenhang gebracht werden. Die Berichterstattung ist in der Regel undifferenziert, z. T. mit einer reißerischen Aufmachung. Psychisch Kranke werden zu „unberechenbaren Zeitbomben" hochstilisiert. Es geht weniger um Aufklärung, als um eine Zementierung bestehender Vorurteile bzw. das Schüren irrationaler Ängste. Psychose-Betroffene sehen sich häufig Kommentaren von Seiten der Umwelt ausgesetzt, durch die sie sich stigmatisiert, wenn nicht gar kriminalisiert vorkommen. Die Teilhabe am sozialen Leben wird dadurch erschwert und Rückzugsverhalten gefördert.

Deshalb sollte dieses Thema in der Gruppe vorurteilsfrei und differenziert angegangen werden. Dazu ist es für die Gruppenleiter wichtig, über aktuelle Forschungsergebnisse zum Thema Gewalttätigkeit und Psychische Erkrankung informiert zu sein. Wir verweisen zum Überblick auf die Publikationen von Angermeyer (2000), Friedman (2006) und Hodgins (2000). Letztere stellt eine ganze Reihe weiterer Literaturhinweise zur Verfügung. Tiihonen und Swartz (2000) bieten in ihrem Kapitel über pharmakologische Interventionsmöglichkeiten einen ausführlichen Überblick zu Studienergebnissen bezüglich des Risikos für gewalttätiges Verhalten bei Männern (Odds Ratios, OR). Tabelle 14 gibt die Ergebnisse auszugsweise für den Bereich der schizophrenen Psychosen wieder.

Die Daten veranschaulichen, dass das Vorliegen einer Schizophrenie durchaus mit einem erhöhten Risiko für gewaltbezogenes Verhalten einhergeht. Das Hinzukommen eines Substanzmissbrauchs potenziert dieses Risiko noch einmal deutlich. Auch Friedman (2006) weist darauf hin, dass die Lebenszeitprävalenz gewalttätigen Verhaltens von 7,3 % ohne Diagnose auf 43,6 % steigt, wenn eine Kombination aus schwerer psychischer Störung und

**Tabelle 14:** Odds Ratios (OR) für gewalttätiges Verhalten bei Männern mit schizophrenen Psychosen (CI = Konfidenzintervall)

| Stichprobe/Störungen | OR | CI (95%) |
|---|---|---|
| Schizophrenie ohne Alkoholismus[1] | 3,6 | 0,9 bis 12,3 |
| Schizophrenie[2] | 7,0 | 3,1 bis 15,9 |
| Schizophrenie mit Alkoholismus[3] | 17,2 | 12,4 bis 23,7 |
| Schizophrenie mit Alkoholismus[1] | 25,2 | 6,1 bis 97,2 |

*Anmerkungen:* Die Odds Ratio für die Normalbevölkerung liegt bei 1. [1] Räsänen et al. (1998); [2] Tiihonen et al. (1997); [3] Eronen, Hakola und Tiihonen (1996).

Substanzmissbrauch besteht (Daten von Swanson, 1993). Bezogen auf die Kapitalverbrechen Mord, Totschlag und fahrlässige Tötung sehen die Zahlen ähnlich aus. Schanda et al. (2004) nennen eine alterskorrigierte OR von 5,9 für Männer und 18,8 für Frauen.

Diese auf den ersten Blick ernüchternden Zahlen ergeben jedoch bei einer genaueren Analyse ein differenzierteres Bild. So ist nicht das Vorliegen der Diagnose einer schweren psychiatrischen Störung ausschlaggebend für gewaltbezogenes Handeln, sondern das Auftreten eines oder mehrerer folgender Prädiktoren (Tiihonen & Swartz, 2000):
• das Vorliegen persistierender florider Akutsymptomatik (hier vorrangig paranoide Wahninhalte mit antizipiertem Kontrollverlust, Halluzinationen in Form imperativer Stimmen, reduzierte Steuerungsfähigkeit),
• keine ausreichende Krankheitseinsicht und damit einhergehend fehlende Medikamenten-Compliance,
• regelmäßiger Substanzmissbrauch (reduzierte Impulskontrolle, Erhöhung der Vulnerabilität, Aggravation der Symptomatik, erhöhte Rückfallgefahr),
• gewaltförderliche soziale Umwelt (Drogenszene, kriminelles Milieu, ein strukturarmes Milieu fördert wiederum Substanzmissbrauch, vgl. Swanson et al., 2002),
• prämorbid auftretendes gewalttätiges Verhalten, komorbide Persönlichkeitsstörung (Cluster B nach DSM-IV oder paranoider Typus).

Je mehr Prädiktoren auf einen Betroffenen zutreffen, umso eher gehört er zur Hochrisikogruppe, der gegenüber Vorsichtsmaßnahmen durchaus gerechtfertigt sind. Nimmt dagegen ein Betroffener einen bewältigungsorientierten Standpunkt ein,

der eine Kombination aus adäquater und effektiver Medikation und einem ausreichenden Belastungs- und Frühsymptom-Management umfasst, so existiert hier ein zu Gesunden vergleichbares Risiko für gewaltbezogenes Verhalten.

### Experteninput

Diese Informationen sollten auch den Gruppenteilnehmern im Rahmen eines Experteninputs und eines Handouts (Infoblatt 1.14: Psychose und Gewalttätigkeit) zur Verfügung gestellt werden, damit sie sich besser gegenüber pauschal geäußerten Vorurteilen und Halbwissen aus der Umwelt abgrenzen können. Darüber hinaus helfen die Informationen den Betroffenen selbst, sich zu entstigmatisieren. Als Material können auch Artikel aus der Tagespresse verwendet werden, die erfahrungsgemäß Vorurteile und Stereotypen bedienen.

### 4.3.3 Wissenschaftliche Störungskategorien am Beispiel des ICD-10

Da in der heutigen psychiatrischen Praxis psychische Störungen nach der Internationalen Klassifikation für Erkrankungen der WHO (zur Zeit ICD-10, vgl. WHO, 2006) diagnostiziert und klassifiziert werden, sollten die Teilnehmer eine Vorstellung davon bekommen, was mit dem Etikett der speziellen Störungen im Rahmen der ICD-10-Diagnose gemeint ist.

### Experteninput

In der Regel werden im Rahmen der vorangegangenen Gruppenübung zur Auseinandersetzung mit den eigenen Psychose-Erfahrungen (vgl. Kapitel

4.3.1) auch Begriffe aus den gängigen Klassifikationssystemen genannt. Diese können von den Gruppenleitern in den Experteninput mit übernommen werden. Zunächst ist es notwendig, den Teilnehmern die Grobunterteilung der Psychosen (organische/exogene Psychosen, substanzbedingte Psychosen und „endogene" Psychosen im Sinne einer Überlastungsreaktion) näher zu bringen. Danach wird noch einmal die letzte Gruppe in ihre Unterkategorien ausdifferenziert (schizophrene, schizoaffektive und affektive Psychosen). Auch die Begriffe für die Subtypen sollten für die Gruppenteilnehmer in ihrer Bedeutung ersichtlich sein. Für den Experteninput können die Inhalte des Präsentationsmaterials M1 genutzt werden.

## Übung „Baumdiagramm"

In der folgenden Übung sollen die wissenschaftlichen Termini und die Ordnung der Psychosen noch einmal vertieft werden. Ziel ist es, von der Gruppe ein Baumdiagramm erstellen zu lassen. Es

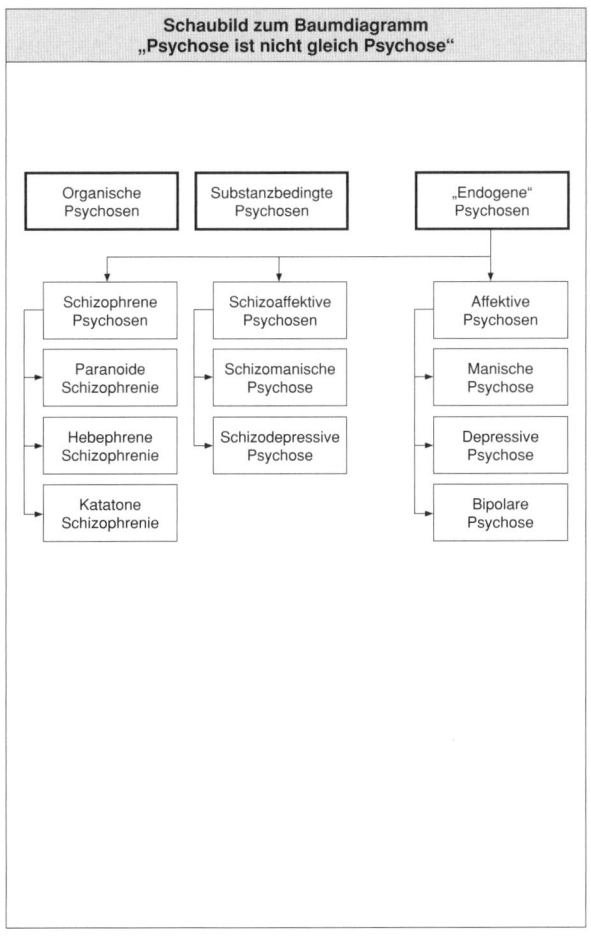

**Abbildung 3:** Schaubild zur Systematik der Psychosen

werden zunächst die 14 Vorlagen für das Baumdiagramm „Psychose ist nicht gleich Psychose" (vgl. Arbeitsmaterial 1.2 auf der DVD) verteilt, auf denen jeweils ein Fachbegriff (z. B. „schizoaffektive Psychose") zu lesen ist. Auf der Stellwand sind drei Ebenen inklusive der Verzweigungen vorbereitet (vgl. Abb. 7). Die Gruppe soll dann gemeinsam diskutieren und entscheiden, welcher Ebene der jeweilige Begriff zugeordnet werden kann. Die Blätter werden an die Stellwand angeheftet. Abbildung 3 veranschaulicht das resultierende Schaubild (diese Übersicht liegt in Form des Arbeitsmaterials 1.1 auch auf der DVD vor). Den Teilnehmern werden die Infoblätter 1.4 bis 1.7 ausgeteilt, auf denen ausführliche Informationen zur Klassifikation der Psychosen zusammengefasst sind.

## 4.4 Krankheit als Eskalation normalpsychologischer Prozesse

Mit diesem Modulteil soll der Prozess der Normalisierung weiter fortgesetzt werden. Zunächst wird in einer offenen Diskussionsrunde der Frage nachgegangen, ab wann man von einer „Krankheit" spricht. Als wesentliche Merkmale sollten hier einerseits die Einschränkung der Eigensteuerung und die zeitlichen wie phänomenologischen Kriterien des ICD dienen, jedoch auch die Möglichkeit des aktiven Umgangs mit der Erkrankung herausgehoben werden.

## Experteninput und Erfahrungsaustausch

Im nächsten Schritt werden die Kernphänomene psychotischen Erlebens im Hinblick auf mögliche Erklärungen näher fokussiert. Dabei liegt der Schwerpunkt auf rationalen, kognitiv-psychologischen Modellen. Beim Herausstellen dieser Modelle sollte möglichst exemplarisch und auf der Grundlage der Erfahrungen der Teilnehmer vorgegangen werden. Prinzipiell in Frage kommen die Bereiche der Halluzinationen und des Wahns. Zu allen drei Erklärungsansätzen finden sich Inhalte im Präsentationsmaterial M1 sowie auf den Infoblättern 1.8 und 1.9 (vgl. DVD).

*Kognitiv-psychologisches Modell zum Stimmenhören.* Dieses Modell interpretiert akustische Halluzinationen (Stimmen) als „fehlgehörte" Gedanken (Nelson, 1997). Beim Denken sind wir uns manchmal darüber bewusst, Worte zu benutzen und in Gedanken zu uns selbst zu sprechen. Dies wird als inneres Gespräch bezeichnet. Das Modell geht davon aus, dass sowohl das Hören unserer eigenen Gedanken als auch anderen Personen beim Sprechen zuzuhören, auf ähnliche Weise verarbeitet werden. Somit kann relativ leicht eine „Fehlattribution" entstehen, indem ein inneres Gespräch als von außen „fehlgehört" bewertet wird (vgl. Infoblatt 1.8). Sind die Worte einmal irrtümlicherweise von außen wahrgenommen worden, werden sie als reale Geräusche tatsächlich gehört. Mithilfe des Modells wird den Teilnehmern verdeutlicht, wie leicht in der Verarbeitung von Hören und Sprache Fehler entstehen können. Zudem lernen die Teilnehmer aus dem Modell, dass das Stimmenhören eine extreme Form eines normalpsychologischen Phänomens ist, das in Aspekten bei „normalen" Personen vorkommen kann. Die Therapeutin bzw. der Therapeut kann hier eigene Erfahrungen mit Stimmenhören einbringen (z. B. von bekannten Personen mit Namen gerufen worden zu sein, tote Angehörige oder nahestehende Personen sprechen gehört zu haben etc.) und Daten zur Häufigkeit Psychose-ähnlicher Symptome in der Normalbevölkerung angeben (3 bis 5 % in Deutschland, verschiedene andere Studien fanden Ergebnisse zwischen 15 bis 70 % in der Normalbevölkerung, vgl. Lincoln, Keller & Rief, 2008 oder Johns et al., 2002).

*Optische Halluzinationen als belastungsbedingte Übersprungsreaktion.* Alternativ oder ergänzend zum Modell zum Stimmenhören wird anhand von sogenannten „optischen Täuschungen" die Anfälligkeit und Beeinflussbarkeit des Wahrnehmungsapparates verdeutlicht. Hierfür eignen sich Bilder zu Kontrastphänomenen und lateraler Hemmung, „Wechselbilder", bei denen die Wahrnehmung von Figur und Hintergrund sich abwechselt, Scheinbewegungen, Bilder mit Doppeldeutigkeit, Nachbilder erzeugende Bilder. Einige Beispiele finden sich im Präsentationsmaterial M1. In diesen Kontext werden die Themen illusionäre Verkennungen und Halluzinationen eingebettet. Dies hat den Vorteil, dass die Teilnehmer über eine unmittelbare Selbsterfahrung den konstruierenden Aspekt von Wahrnehmung auf eine spielerische Art und Weise kennenlernen. Darüber hinaus müssen sie sich nicht noch einmal mit ihren zumeist bedrohlichen Wahrnehmungen aus der eigenen Psychose konfrontieren. Bildmaterial von optischen Täuschungen ist in der Regel positiv konnotiert und besitzt einen gewissen Aufforderungscharakter, sich mit Halluzinationen bzw. der Anfälligkeit des Wahrnehmungssystems auseinanderzusetzen.

Es wird zudem darauf hingewiesen, dass es auch bei gesunden Menschen unter bestimmten Bedingungen (Stress, Schlafmangel, Übergang vom Schlaf zum Wachwerden etc.) zu Trugwahrnehmungen im Sinne von „Übersprungshandlungen" des Gehirns kommen kann. So kann schon eine ausgeprägte Erwartungshaltung dazu führen, dass man den erwarteten Reiz wahrnimmt, ohne dass er aufgetreten ist (Beispiel: Jemand erwartet einen dringenden Anruf und hört andauernd das Telefon klingeln). Hierzu eignet sich die Übung „Trugwahrnehmungen im Alltag" (Arbeitsblatt 1.1).

*Wahnphänomene als übersteigerter Bewertungsprozess.* Auch das Symptom der inhaltlichen Denkstörungen (Wahn) lässt sich mit der Gruppe gut unter dem Gesichtspunkt der Normalisierung beleuchten. Schon bei der Definition des Wahnbegriffs lässt sich der Bezug zum normalen Denken herstellen. Wenn man Wahn als überzogene und rein subjektiv wahre Überzeugung, die durch logische Argumentation von außen nicht zu entkräften ist, und an der der Betroffene wider besseren Wissens festhält, ansieht, so wird klar, dass sich der Wahn nur in seiner Stärke und dem Ausmaß der subjektiven Bedeutung für den Betroffenen von einer schlichten Überzeugung unterscheidet.

Funktionale Überzeugungen zu unserer eigenen Person oder bezogen auf unsere Umwelt können uns helfen, unseren Alltag ökonomisch handhabbar zu halten, sowie die Komplexität auf ein erträgliches Maß zu reduzieren. Überzeugungen bilden aus unserer Sicht ein geronnenes Erfahrungswissen, das in seiner kristallisierten Form ein wichtiges Fundament für zukünftig zu bewältigende Situationen darstellt. Wird die Grenze zur Dysfunktionalität überschritten, können Überzeugungen zum Handicap werden (vgl. Ellis, 2008).

Damit ist die Grenze zwischen Überzeugung und Wahn fließend. Für die Gruppenteilnehmer kann es hilfreich sein, wenn sich wahnähnliche Phänomene aus dem Alltag finden lassen, die sozial toleriert und weit verbreitet sind und deswegen häufig nicht als etwas Pathologisches angesehen werden. Beispielhaft lassen sich die Überzeugung nennen, bei Vollmond nicht schlafen zu können (daran wird von vielen Menschen trotz bis dato ausbleibender Evidenz eines Zusammenhangs festgehalten) oder bei Kindern der Glaube an den Weihnachtsmann oder Osterhasen (vgl. Infoblatt 1.9). Die Teilnehmer sollten animiert werden, weitere Beispiele zu finden.

## 4.5 Verlauf einer Psychose und Konsequenzen für die Krankheitsbewältigung

Neben der Kenntnis der Symptomatik und möglicher Erklärungen für Krankheitsphänomene ist aus unserer Sicht die Kenntnis des Verlaufs für eine erfolgreiche Bewältigung der Erkrankung unabdingbar. Darüber hinaus löst das Nennen der Tatsache, dass etwa zwei Drittel aller Psychosen zur Chronifizierung neigen, erfahrungsgemäß starke emotionale Reaktionen aus (depressive Verstimmung, Ärger etc.) Aus diesem Grund wird diesem Thema ein eigener Unterpunkt im Rahmen dieses Moduls gewidmet.

### Austausch über den eigenen Psychose-Verlauf

Der Einstieg in dieses Thema geschieht nach bewährtem Muster, indem zunächst den Teilnehmern die Möglichkeit geboten wird, sich untereinander auszutauschen. Dabei sollte die Anweisung recht allgemein gehalten werden (in etwa: „Wir möchten Ihnen nun die Gelegenheit bieten, sich mit anderen über den Verlauf Ihrer Psychose auszutauschen"), um den Diskussionsprozess nicht von vornherein einzuengen. Die Ergebnisse werden stichpunktartig auf Karteikarten festgehalten. Es hat sich zudem bewährt, diese Übung in Dreiergruppen durchzuführen. Dies hat den Vorteil, dass sich jeweils eine Person aus dem Dialog herausziehen kann, wenn es ihr zu viel wird, ohne dass die Diskussion dadurch zum Erliegen kommt. Bei der Präsentation der Ergebnisse sollte jeder Teilnehmer seine eigenen Beiträge vorstellen und an der Stellwand anbringen.

### Experteninput

Im Anschluss an die Gruppenübung werden alle relevanten Aspekte zum Verlauf einer Psychose unter Berücksichtigung der aus der Gruppe stammenden Begriffe vorgestellt. Auch an dieser Stelle hat sich die Zuhilfenahme visueller Medien (z.B. PowerPoint-Präsentation, entsprechende Inhalte hierfür finden sich im Präsentationsmaterial M1) bewährt.

Zunächst wird auf den typischen Verlauf einer einzelnen psychotischen Episode eingegangen. Den Teilnehmern soll klar werden, dass jede Akutsymptomatik sowohl einen zeitlich variablen Vorlauf

als auch eine ebenfalls unterschiedlich lange „Nachhallphase" hat (vgl. auch Infoblatt 1.10: Der Verlauf einer einzelnen psychotischen Episode). Es ist wichtig, an dieser Stelle immer wieder den Bogen zu möglichem Bewältigungsverhalten zu spannen.

Zudem sollte genug Raum für Nachfragen aus der Gruppe gegeben werden, um sicherzustellen, dass alle Teilnehmer die Logik einer psychotischen Phase nachvollziehen können.

In einem zweiten Schritt wird der langfristige Verlauf von Psychosen zum Thema gemacht (vgl. Infoblätter 1.11 bis 1.13). Sowohl für schizophrene wie auch für affektive Psychosen werden die aus der Forschung bekannten Verlaufstypen mit ihren prozentualen Anteilen benannt. Dies hat in der Regel zur Folge, dass Teilnehmer Kriterien einfordern, anhand derer sie beurteilen können, welcher Gruppe sie angehören. Verständlicherweise wünschen sich die meisten ersterkrankten Betroffenen, zur ersten Gruppe mit lediglich einer Krankheitsepisode zu gehören. Mehrfach Erkrankte hadern dagegen mit dem Aspekt der stagnierenden oder gar zunehmenden Residualsymptomatik. An dieser Stelle ist es besonders wichtig, dass die Gruppenleiter nicht in relativierende Äußerungen verfallen, sondern eine bewältigungsorientierte Haltung einnehmen. Den Teilnehmern sollte vermittelt werden, dass auch dann, wenn ein Betroffener zur ungünstigsten Verlaufsgruppe gehört, durch copingorientierte Maßnahmen (Medikamentencompliance, Frühsymptom- und Belastungsmanagement) die Wahrscheinlichkeit eines Rezidivs deutlich gesenkt werden kann. Darüber hinaus gilt der Hinweis, dass die Verlaufskurven Durchschnittsschätzungen darstellen und dass durch verschiedene Maßnahmen (z.B. salutogene Interventionen, vgl. das Modul „Körperliche und geistige Fitness") positive Abweichungen bewirkt werden können. So kann beispielsweise durch gezieltes Training und kognitive Anregungen einem möglichen Abbau der geistigen Leistungsfähigkeit begegnet werden. Ingesamt ist es gerade bei der Krankheitsthematik wichtig, durch Herausarbeiten der dynamischen Aspekte der Erkrankung (auf Verhaltens- wie kognitiver Ebene) Anknüpfungen für eine hoffnungsvolle Perspektive zu schaffen. Dazu gehört auch, den einseitigen Fokus auf krankheitsrelevante Aspekte aufzugeben und den Blickwinkel in Richtung Kompetenzen, Ressourcen und Stärken hin zu erweitern.

## 4.6 Erweiterung des Krankheitsbegriffs um den Gesundheitsaspekt

In diesem Modulteil sollen sich die Teilnehmer ihre eigene kognitive Repräsentation des Krankheitsbegriffs bewusst machen und weiterentwickeln. Jeder Teilnehmer soll seinen persönlichen Krankheitsbegriff und dessen Implikationen kennenlernen und diesen im Laufe des Gruppenprozesses so korrigieren und weiterentwickeln, dass er eine konstruktive Auseinandersetzung mit der gegebenen Störung und ihren Lebensimplikationen erlaubt. Dabei ist es vor allem wichtig, die variablen Anteile des Krankheitsbegriffes, also die Betonung der im Prinzip beeinflussbaren Krankheitsaspekte, herauszuarbeiten.

Des Weiteren wird der Gesundheitsbegriff als ein zu Krankheit orthogonales Konzept eingeführt. Es wird versucht, das Zusammenspiel von Belastungen/Vulnerabilität einerseits und Ressourcen/Kompetenzen andererseits durch das sogenannte „Waage-Modell" zu operationalisieren (s. unten).

Weiterhin umfasst dieser Modulteil
• implizites Kennenlernen eigener Ressourcen und Fähigkeiten im Rahmen problemlösenden Denkens sowie
• explizites Arbeiten an den Möglichkeiten, eigene Ressourcen zu erschließen.

### Sammlung von subjektiven Vorstellungen zu den Begriffen „Krankheit" und „Gesundheit"

Ähnlich den vorangegangenen Modulteilen stehen wiederum zunächst die Beiträge der Gruppe im Vordergrund. In Kleingruppenarbeit (in aktiveren Gruppen kann dies auch im Plenum geschehen) wird der Frage nachgegangen, was unter Gesundheit zu verstehen ist. Die Ergebnisse werden in der Gesamtgruppe vorgestellt und diskutiert. Aus den Beiträgen kann in der Regel schnell das übliche dichotome Modell (Gesundheit ist die Abwesenheit von Krankheit) abgeleitet werden. Die eingeschränkten Handlungsmöglichkeiten durch die Implikation des Modells vor allem für chronische Erkrankungen (nur durch das „Besiegen" der Erkrankung kann man als Betroffener überhaupt gesund werden; dies ist bei chronischen Krankheiten per se unmöglich) sollten klar herausgearbeitet werden. Ein alternatives, häufig genanntes Modell geht von einem Spektrum des Wohlbefindens aus,

mit den beiden Polen „Krankheit" und „Gesundheit". Über eine numerische Skala zwischen 0 (sehr krank) bis 100 (gesund) wird die individuelle Position beschrieben. Dieses Modell erlaubt zeitliche und bereichsbezogene (Arbeit, Beziehungen) Schwankungen. Auch bezüglich dieses Modells sollten die Implikationen herausgearbeitet werden. So kann jeder Betroffene sich immer nur an einem Punkt der Skala aufhalten und auch hier liegt der Fokus auf der Verringerung von Symptomen, um sich gesünder fühlen zu können. Meist lassen sich aus dem zusammengetragenen Material auch Begriffe heraussuchen, die zur Überleitung zum Verhältnismodell Krankheit/Gesundheit dienen können (z. B. Sport treiben, entspannt sein, keinen Stress haben).

### Experteninput: Das Waage-Modell

Mithilfe einer Balkenwaage (Apotheker- oder Marktwaage) veranschaulicht der Gruppenleiter das Zusammenspiel zwischen Belastungen/Vulnerabilitäten und Ressourcen/Kompetenzen (vgl. Abb. 4).

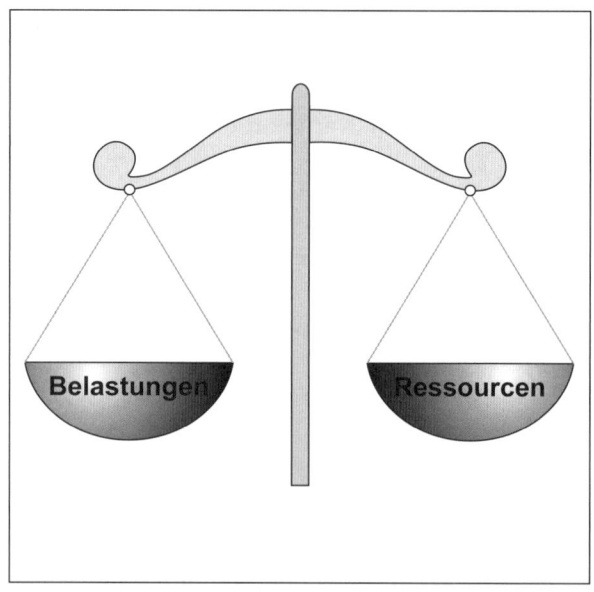

**Abbildung 4:** Das Waage-Modell als Veranschaulichung des Zusammenspiels aus Krankheit und Gesundheit

Mithilfe kleiner Gewichte wird zunächst die Belastungsschale bestückt. In der Regel finden die Teilnehmer hier schnell konkrete Beispiele (Antriebsstörung, Konzentrationsmangel, Nebenwirkungen der Medikamente etc.). Für jeden Aspekt wird ein Gewicht hinzugefügt. Die Waage neigt sich nach links. Dies veranschaulicht den defizit- und symptomorientierten Blickwinkel mit den entsprechenden Effekten auf die Stimmung und mögliche Bewältigungsversuche (Passivität wird wahrscheinlich). Nun leitet der Gruppenleiter einen Perspektivwechsel ein und bittet die Teilnehmer, entsprechende Beispiele für gesundheitsförderliches Verhalten zu finden. Dies gestaltet sich erfahrungsgemäß schwieriger. Sollte niemandem etwas dazu einfallen, kann auch von therapeutischer Seite modellhaft ein Punkt genannt werden (z. B. genug Schlaf, angemessene Bewegung). In der Regel steuern die Teilnehmer dann alternative Begriffe dazu bei. Für jeden Aspekt wird die rechte Schale mit jeweils einem Gewicht bestückt. Nun wird den Teilnehmern plastisch vor Augen geführt, dass sich die Waage Stück für Stück wieder in das Gleichgewicht bewegt, obwohl sich auf der Belastungsseite nichts verändert hat. Zum Ende hin werden nochmals die beiden Einflussmöglichkeiten (Ausbau gesundheitsförderlichen Verhaltens und Abbau von Belastungen/ Kompensation von Vulnerabilität) hervorgehoben.

## Übung „Die Einflugmaschine": Implizites Anwenden von Ressourcen und Kompetenzen in der Gruppe

Um sich dem Thema Ressourcen praktisch zu nähern, werden die Gruppenteilnehmer im Rahmen einer Problemlöseaufgabe dazu gebracht, ihre eigenen Ressourcen und Kompetenzen zu aktivieren und im Team zusammenzuführen, um zu einer erfolgreichen Lösung des Problems zu kommen.

Die im Folgenden beschriebene gruppendynamische Übung wird üblicherweise im Rahmen von Erwachsenenfortbildungen oder Bewerbungsverfahren verwendet, um die problemlösenden und sozialen Fähigkeiten zu testen. Die Aufgabe besteht darin, aus einer begrenzten Menge an vorgegebenen Materialien eine stoßsichere Verpackung zu basteln, welche geeignet sein muss, ein rohes Ei bei einem freien Fall vor dem Zerbrechen zu schützen. Zunächst wird die Gruppe in Dreier-Teams aufgeteilt. Danach bekommt jede Gruppe einen Satz Material (vgl. Abb. 5) ausgehändigt:

- 3 Doppelbögen Zeitungspapier,
- 7 DIN-A4-Blätter,
- ein Stück Bindfaden (ca. 1,20 m),
- eine Rolle Klebeband,
- einen Luftballon,
- eine Flasche Klebstoff,
- ein rohes Ei.

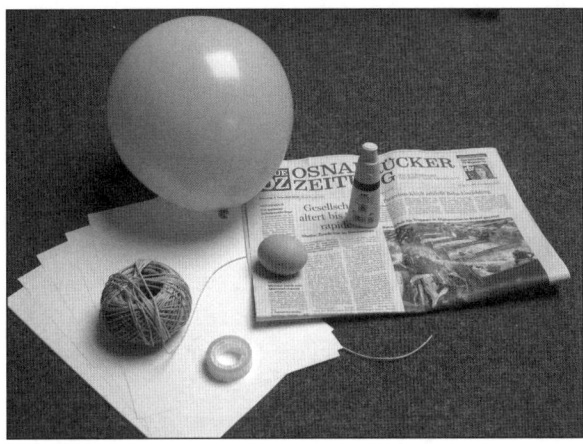

**Abbildung 5:** Materialien für die Übung „Eiflugmaschine"

Über das Arbeitsblatt 1.2 (Die Eiflugmaschine) bekommt jedes Team zusätzlich die Instruktion inklusive Zeitvorgabe:

„In dieser spielerischen Aufgabe bekommen Sie die Möglichkeit, in einer Kleingruppe ein Problem in Angriff zu nehmen. Es geht darum, ein Transportmittel zu bauen, um ein rohes Ei aus einer Höhe von etwa 3 Metern unbeschadet auf dem Boden landen lassen zu können. Ihre Gruppe darf die kompletten zur Verfügung stehenden Materialien verwenden, allerdings keine anderen Hilfsmittel. Sie haben mit Ihrer Gruppe 30 Minuten Zeit um eine Lösung zu finden. Tragen Sie zunächst Ideen zusammen, wie ein passendes Fluggerät aussehen könnte. Teilen Sie danach die Aufgaben auf, damit Sie in der zur Verfügung stehenden Zeit möglichst weit kommen. Für die Maschine gibt es sonst keinerlei Vorgaben, sie muss lediglich das rohe Ei schützen können."

Danach werden die Teams auf mehrere Räume aufgeteilt. Die beiden Gruppenleiter sollten die ganze Zeit über ansprechbar sein und bei größeren Schwierigkeiten als Coach zur Seite stehen. Nach Ablauf der Zeit sammelt sich die Gruppe wieder und die Ergebnisse werden durch einen Test überprüft. Der Schwerpunkt der Betrachtung liegt jedoch nicht darauf, ob die Aufgabe erfolgreich gelöst wurde, sondern auf der Frage, welche Fertigkeiten und Ressourcen man im Rahmen einer solchen Aufgabe benötigt. Diese werden im Anschluss in einer Plenumrunde gesammelt und vom Co-Therapeuten auf dem Flipchart festgehalten. Folgende Ressourcen und Fähigkeiten wer-

den aus unserer Sicht zur Lösung der Aufgabe benötigt:
- Allgemeinwissen (Wann fliegt etwas? Wie kann ich etwas Zerbrechliches schützen?),
- Kreativität/Erfindungsreichtum (Welche Lösungen kommen in Frage?),
- Teamfähigkeit (Wer setzt sich mit welcher Lösung durch?),
- logisches Denken/Verstand (Welche Lösungen machen Sinn?),
- Durchsetzungsfähigkeit (Ideenabgleich in der Gruppe),
- praktisches Denken (Welcher Schritt kommt wann?),
- handwerkliches Geschick (Erstellen der Teile),
- Vorstellungskraft (Wie muss die fertige Maschine aussehen?),
- Ausdauer und Konzentration (sorgfältiges Erstellen der Teile),
- Feingefühl (das Ei darf nicht im Vorfeld schon kaputt gehen),
- Frustrationstoleranz (die eigene Lösung wurde nicht genommen).

So kann auch im Nachhinein festgestellt werden, wer welchen Beitrag in seinem Team geleistet hat. Die Teilnehmer haben nun eine konkretere Vorstellung von ihren Ressourcen und zwar trotz gleichzeitig wahrgenommener Beeinträchtigungen. Als Weiterführung im Hinblick auf fehlende Ressourcen bietet sich das *Kompetenztraining* im Modul „Belastungsbewältigung" an.

### Einzelarbeit zum Thema „Meine Stärken und Ressourcen"

Die folgende Einzelarbeit schließt nahtlos an die vorherige Gruppenaufgabe an und befasst sich mit der Frage, wie man seinen eigenen Ressourcen noch weiter auf die Spur kommen kann. Zur Orientierung und Hilfestellung bekommt dazu jeder Teilnehmer eine Fragenliste ausgehändigt (Arbeitsblatt 1.3: Was sind Ressourcen?), die so konzipiert ist, dass diverse Quellen für Ressourcen abgefragt werden. Folgende Aspekte werden darin angesprochen:
- Was mache ich gerne (Hobbies, Interessen)?
- Was kann ich gut (Fähigkeiten, Stärken)?
- Was habe ich für positive Eigenschaften (äußere oder Charaktermerkmale)?
- Wie kann ich mich am besten entspannen oder Ausgleich schaffen?
- Welche positiven Verhaltensweisen kenne ich von mir?

- Welche positiven Erinnerungen kann ich anzapfen?
- Welche angenehmen Orte kann ich aufsuchen?
- Welche positiven Ziele kann ich mir stecken?
- Welche Sätze oder Sprichwörter können mir helfen?
- Wodurch kann ich mich stärken?
- Welche Menschen tun mir gut, wer kann mich unterstützen?
- Was mögen andere an mir?

Nach dem Ausfüllen des Fragebogens bekommt jeder die Möglichkeit, zwei Punkte auszusuchen und diese dem Plenum mitzuteilen. Nachfolgend wird die Arbeit an den eigenen Ressourcen mit Arbeitsblatt 1.4 (Meine Belastungen und Stärken, vgl. Abb. 6) abgeschlossen. Auf diesem ist das schon bekannte Waage-Modell abgebildet. Auf jeder Seite stehen vier Felder zur Verfügung, in die entsprechende individuelle Belastungen/Vulnerabilitäten und Ressourcen/Fähigkeiten eingetragen werden können. Die Gruppenleiter sollten darauf

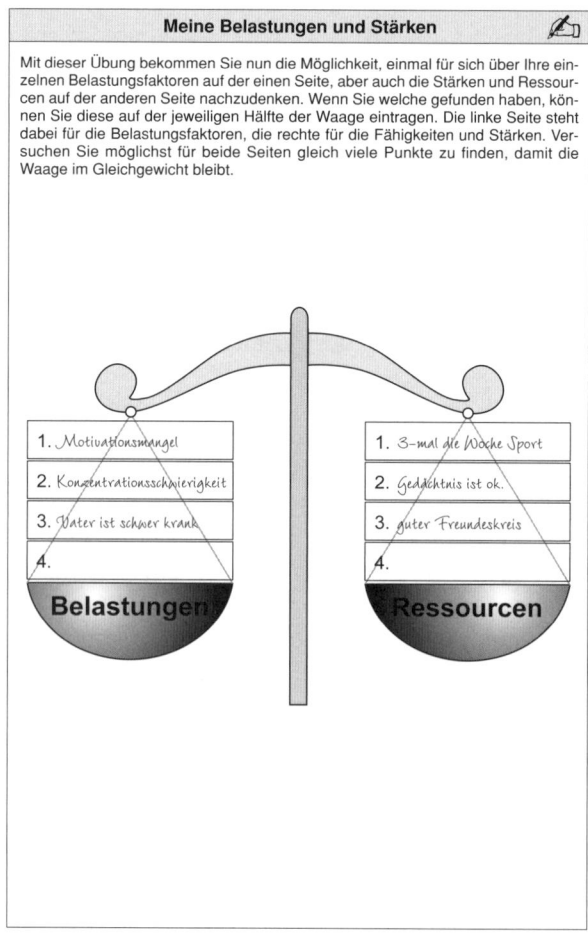

**Abbildung 6:** Beispiel für ein ausgefülltes Arbeitsblatt „Meine Belastungen und Stärken"

hinweisen, dass die Anzahl der Punkte auf beiden Seiten möglichst ausgeglichen ist, damit die Waage im Gleichgewicht bleibt.

## 4.7 Durchführung des Moduls in Form von Tagesseminaren

Tabelle 15 soll modellhaft veranschaulichen, wie das Modul Krankheit und Gesundheit in Blockform über den Zeitraum von zwei Tagen durchgeführt werden kann.

Generell sollten bei der Durchführung der Module in Form von Kompaktseminaren die folgenden Punkte beachtet werden. In der Tabelle 15 ist eine Zeiteinteilung der einzelnen Blöcke mit Pausen dargestellt. Es sollte darauf geachtet werden, dass die Pausen eingehalten werden, generell sind die Pausen der Belastungsfähigkeit der jeweiligen Gruppenteilnehmer anzupassen. Jeder Teilnehmer kann sich innerhalb der Blöcke kurze Pausen nehmen, die Anzahl der gleichzeitig pausierenden Teilnehmer ist auf zwei bis drei begrenzt.

Eine längere Mittagspause von bis zu 2 Stunden wird empfohlen. Ideal wäre die Möglichkeit, einen Mittagstisch zusammen einnehmen und räumliche Ausruhmöglichkeiten (evtl. auch Schlafmöglichkeiten) anbieten zu können.

**Tabelle 15:** Beispielhafte Durchführung des Moduls „Krankheit und Gesundheit" als zweitägiges Kompaktseminar

| Tag 1 | | |
|---|---|---|
| **Zeiten** | **Inhalte** | **Materialien** |
| **9.15 bis 10.45 Uhr** | **Auseinandersetzung mit den eigenen Psychose-Erfahrungen** | |
| 5 Min. | Kurze Tagesübersicht, Fragen, Wissenstest | Flipchart Evaluationsbogen 1.1 |
| 15 Min. | Austausch der Gruppenmitglieder: Sammeln eigener bekannter Symptome im Paarinterview | Karteikarten (A4/A5), Stifte |
| 30 Min. | Kategorisieren der Ergebnisse, Überschriften finden | Stellwand |
| 20 Min. | Experteninput zu den Begriffen Wahn, Halluzination, Negativsymptomatik, Leistungseinbußen | Infoblätter 1.1 bis 1.3 ggf. Präsentationsmaterial M1 |
| 20 Min. | 2 Filmausschnitte mit Besprechung | Spielfilm „Das weiße Rauschen" |
| 15 Min. Pause | | |
| **11.00 bis 12.30 Uhr** | **Krankheit als Eskalation normalpsychologischer Prozesse, Verbesserung des Krankheitsverständnisses 1** | |
| 35 Min. | Relativität des Normalen: Erklärungen für übliche Trugwahrnehmungen aus dem Bereich des Sehens (Optische Täuschungen) und des Hörens | Präsentationsmaterial M1, Infoblätter 1.8 und 1.9 |
| 40 Min. | Experteninput zu den ICD-Kategorien (F0, F1, F2) Erstellung eines Baumdiagramms („Psychose ist nicht gleich Psychose") Klärung von offenen Fragen | Infoblätter 1.4 bis 1.7 Arbeitsmaterialien 1.1 und 1.2 Stellwand, Stecknadeln |
| 15 Min. | Diskussion im Plenum: Wann beginnt die Erkrankung und wann hört sie auf? (Abgrenzung über Anzahl der Symptome und das Zeitkriterium, sowie Ausmaß der Selbststeuerung) | Flipchart |

**Tabelle 15:** (Fortsetzung)

| Tag 1 | | |
|---|---|---|
| **Zeiten** | **Inhalte** | **Materialien** |
| 90 Min. Mittagspause | | |
| **14.00 bis 15.30 Uhr** | **Verlauf einer Psychose und Konsequenzen für die Krankheitsbewältigung** | |
| 10 Min. | Kurze Aktivierungsübung (z. B. vom Arbeitsblatt 5.17 aus dem Modul „Körperliche und geistige Fitness", vgl. auch Kapitel 2.3.1) | |
| 15 Min. | Austausch in Dreiergruppen zum Thema „Verlauf der Psychose" (Gemeinsamkeiten und Unterschiede) | Karteikarten |
| 15 Min. | Sammeln der Punkte im Plenum, Überleitung zu Möglichkeiten der Bewältigung | |
| 30 Min. | Experteninput zum Verlauf einer psychotischen Episode (Frühsymptome, Akutsymptome, Residualsymptome), Klärung von offenen Fragen Verlaufsmuster von Psychosen (Schizophrenien, schizoaffektive und affektive Störungen) | Präsentationsmaterial M1, Infoblätter 1.10 bis 1.13 |
| 20 Min. | Diskussion der Verläufe, dabei sollten mögliche Bedenken abgefangen werden und Bewältigungsmöglichkeiten abgeleitet werden (Heilung vs. Bewältigung), Tagesevaluation | Evaluationsbogen „Tagesbewertung" |
| **Tag 2** | | |
| **Zeiten** | **Inhalte** | **Materialien** |
| **9.15 bis 10.45 Uhr** | **Verbesserung des Krankheitsverständnisses 2** | |
| 15 Min. | Kurze Tagesübersicht, Klärung von offenen Fragen vom Vortag | Flipchart |
| 15 Min. | Sammeln von Begriffen für psychische Krankheit und Mythen im Plenum, Assoziationsrunde | Flipchart |
| 10 Min. | Überleitung zum Thema Stigmatisierung und Vorurteile, Experteninput zur Entstehung und Funktion von Vorurteilen | Flipchart z. B. Material aus der Tagespresse, das Vorurteile verdeutlicht Infoblatt 1.14 |
| 50 Min. | Gruppendiskussion zu den eigenen Erfahrungen mit dummen Kommentaren und dem möglichen Umgang damit (evtl. Unterstützung mit Filmausschnitt) | Protokoll der Optionen auf dem Flipchart Optional: geeigneter Filmausschnitt, z. B. aus „Das weiße Rauschen" |
| 15 Min. Pause | | |

**Tabelle 15:** (Fortsetzung)

| Tag 2 | | |
|---|---|---|
| **Zeiten** | **Inhalte** | **Materialien** |
| **11.00 bis 12.30 Uhr** | **Erweiterung des Krankheitsbegriffs 1** | |
| 15 Min. | Was ist Gesundheit? (Sammeln von Aussagen in Dreiergruppen), Vorstellen der Ergebnisse im Plenum | Karteikarten |
| 45 Min. | Ableiten der beiden Gesundheitsmodelle anhand der gefundenen Begriffe aus der Gruppe (anhand eines Experteninputs: dimensionales vs. Verhältnismodell), anschließend Veranschaulichung anhand der Waage-Metapher | Karteikarten Flipchart Waage + Holzklötze |
| 30 Min. | Übung „Die Eiflugmaschine" zur Aktivierung der Ressourcen (Teamaufgabe) Anschließend Protokollierung der Ressourcen | Materialien für die Übung „Eiflugmaschine" (vgl. Abschnitt 4.6) Arbeitsblatt 1.2 Flipchart zur anschließenden Protokollierung der Ressourcen |
| 90 Min. Mittagspause | | |
| **14.00 bis 15.15 Uhr** | **Erweiterung des Krankheitsbegriffs 2** | |
| 30 Min. | Fokus auf den Ressourcen des Einzelnen (Einzelarbeit): auf der einen Seite die eigenen Aspekte der Erkrankung, auf der anderen Seite die Stärken benennen. | Arbeitsblätter 1.3 und 1.4 |
| 30 Min. | Wie kann man sich Ressourcen erschließen? (offene Plenumsrunde) Ggf. Experteninput zu gesundheitsförderlichem Verhalten | Flipchart |
| 15 Min. | Abschluss und Feedbackrunde, Evaluation | Evaluationsbogen „Tagesbewertung", Evaluationsbögen 1.2 und 1.3 |

# Kapitel 5

## Modul 2: Ursachen und Auslöser

---

**Inhalte des Moduls „Ursachen und Auslöser"**

- Individuelle Krankheitsursachen
- Vermittlung von Modellen zur Krankheitsentstehung und Ableitung von Bewältigungsstrategien
  - Vulnerabilitäts-Stress-Modell
  - Schiffsmodell
- Psychoedukation: Ätiologie der Psychose
- Vulnerabilität und Suchtmittel
- Vulnerabilität und dysfunktionale Gedanken

Für die Bearbeitung der genannten Inhalte werden etwa 5 bis 6 Einheiten à 90 Minuten benötigt.

---

### 5.1 Hintergrund

Das Modul „Ursachen und Auslöser" befasst sich mit Verständnisfragen, wie psychotische Erkrankungen entstehen, aufrechterhalten und behandelt werden. Es dient Betroffenen als Orientierungshilfe, ein funktionales Krankheitsmodell mit sich daraus ergebenden Behandlungsstrategien aufzubauen. Die Informationsvermittlung über Ursachen und Behandlungsmöglichkeiten gilt in der Therapie psychotischer Erkrankungen als grundlegende Intervention, um Verunsicherungen der Betroffenen bzgl. Krankheitsmanifestation und Behandlungsoptionen entgegenzuwirken. Zudem festigt diese Art der Wissensvermittlung die Zuversicht in Behandlungsstrategien, um den Betroffenen letztendlich ein eigenverantwortliches und selbstbestimmtes Einwirken auf den Krankheitsverlauf zu ermöglichen.

Zur Wissensvermittlung werden üblicherweise etablierte Krankheitsmodelle, sogenannte Vulnerabilitäts-Stress-Coping-Modelle, herangezogen, die von einer multifaktoriellen Entwicklung der Psychose-Störung ausgehen. In diesem Modul haben wir uns für die Verwendung des Vulnerabilitätsmodells nach Zubin und Spring (1977) mit Ausdifferenzierungen nach Brenner (1989) sowie des bekannten Schiffsmodells nach Bäuml (1994) entschieden. Das Vulnerabilitätsmodell (Zubin & Spring, 1977; Brenner, 1989) hebt die Vielfältigkeit krankheitsbedingter Ursachen hervor und differenziert in Ursachen und Auslöser/Stressoren. Das Schiffsmodell (Bäuml, 1994) dient uns als

Grundlage für einen erfahrungsabhängigen Modellversuch und ermöglicht in multimodaler Lernweise die Exploration von Vulnerabilitäts-Stress-Coping-Zusammenhängen sowie die Ableitung von Coping- und Behandlungsstrategien. Wie unten deutlich wird, vollzieht sich die Vermittlung dieser Modelle über eine ausgeprägte Methodik interaktiven, prozeduralen und anschaulichen Lernens. Die enthaltenden psychoedukativen Anteile haben somit eher den Charakter der Erarbeitung als der Vermittlung.

Bei der Aufklärung über die Krankheit können Aspekte angesprochen werden, die für Betroffene emotional entlastend oder auch belastend wirken können. Im Kapitel 5.3 werden mögliche emotionale Wirkungen dargestellt und therapeutische Handlungsmöglichkeiten beschrieben.

In diesem Zusammenhang ist sowohl das Eingehen auf kritische Äußerungen der Teilnehmer zu beachten, als auch die Darstellung der Möglichkeiten und Grenzen der Krankheitsmodelle. Des Weiteren sollte von den Gruppentherapeuten eine Haltung eingenommen werden, die zum einen eine zukunftsorientierte Sichtweise aufzeigt, zum anderen auch unangenehme Gefühle, wie Enttäuschung, Mutlosigkeit und Bitterkeit über den Umstand erkrankt zu sein, berücksichtigt. Zukunftsorientierung bedeutet in diesem Zusammenhang auch angemessen auf Stärken und Ressourcen einzugehen, wohingegen den aufkommenden negativen Gefühlen normalisierend begegnet werden sollte.

Das Modul verfolgt darüber hinaus das Ziel, auf mögliche Rückfallfaktoren hinzuweisen. Vertiefend wird hier der Einfluss von Suchtmitteln im Zusammenspiel mit einer Psychose-Erkrankung aufgegriffen. Es erfolgt die Vermittlung von Wissen über die Wirkung von Alkohol, Cannabis und Nikotin sowie die Darstellung von Forschungsergebnissen über mögliche Risiken.

Aus Sicht der kognitiven Verhaltenstherapie ist das Erkennen und die Bearbeitung selbst- und fremdbezogener dysfunktionaler Annahmen ein Weg zum verbesserten Umgang mit der psychotischen Erkrankung. Des Weiteren ist anzunehmen, dass es gerade spezifische Krankheitserfahrungen im Verlauf einer Psychose-Erkrankung sind, die die Entstehung dysfunktionaler Überzeugungen bewirken. Der letzte Bestandteil dieses Moduls befasst sich daher mit Überzeugungen und Glaubenssätzen dieser Art. Es zielt durch die Vermittlung des ABC-Modells (Ellis, 1973a) auf den Aufbau funktionaler bzw. positiver Gedanken und die Steigerung einer positiven Denkweise ab.

## 5.2 Individuelle Krankheitsursachen

Die Inhalte und Ziele des ersten Modulteils sind:
- Sensibilisierung für Ursachen und Auslöser,
- Sammlung persönlicher Ursachen und Auslöser,
- Ordnen der individuellen Krankheitsursachen nach Kategorien.

### Einstieg: Fallbeispiele

Der Einstieg in das Thema Krankheitsursachen geschieht anhand von Fallberichten (Arbeitsblätter 2.1a bis 2.1c), in denen fiktive psychoseerkrankte Menschen ihre Krankheitsursachen schildern. Die Verwendung von Fallbeispielen bietet sich an, da auf diese Weise nicht gleich zu Beginn direkt auf persönliche Ursachen und Auslöser der Gruppenteilnehmer eingegangen wird. Somit ergibt sich eine bessere Steuerung möglicher belastender Erinnerungen als auch, im Falle geringerer Sensibilisierung, eine gezielte Wissensvermittlung. Zunächst bilden die Gruppenleiter Kleingruppen, in denen jeweils ein Fallbeispiel verteilt wird. Die Gruppenteilnehmer diskutieren über mögliche Ursachen und Auslöser ihres jeweiligen Fallbeispiels und dokumentieren diese auf Kärtchen (Kärtchentech-

nik). Im Anschluss stellen die Kleingruppen ihre Ergebnisse im Plenum vor.

Generell ist der Eindruck zu vermeiden, dass es Auslöser gibt, die immer zu einer Psychose führen, auch wenn mehrere Gruppenteilnehmer über den gleichen Auslöser berichten. Falls notwendig, ergänzen die Therapeuten fehlende ätiologische Faktoren.

### Sammlung von individuellen Ursachen und Auslösern

Anschließend tragen die Teilnehmer ihre Hypothesen bezüglich ihrer persönlichen Ursachen und Auslöser in Zweierarbeit (Paar-Interview) zusammen. Die Dokumentation der einzelnen Ursachen erfolgt erneut auf Kärtchen. Eine Vorstellung im Plenum kann wahlweise je nach Einschätzung der Belastbarkeit der Gruppenteilnehmer vorgenommen werden. Statt der Vorstellung im Plenum können die Gruppenleiter auch eine weitergehende Bearbeitung mit der Metaplantechnik anschließen (vgl. Kasten 7).

Die Gruppentherapeuten achten während des gesamten Moduls auf den Belastungsgrad der Teilnehmer. Zumeist schildern die Teilnehmer eigene auslösende Bedingungen sachlich und geordnet; vereinzelt berichten Teilnehmer aber auch für sich und andere emotional belastend über ihre Ursachen. Hier legen die Gruppenleiter Wert darauf, inhaltlich an die Fallbeispiele anzuknüpfen, gleichzeitig aber auch zu beurteilen, wie belastet der Teilnehmer erscheint und ob er ggf. unterstützt und/oder begrenzt werden muss. Teils kann auch auf den sich anschließenden Experteninput verwiesen werden oder es können inhaltlich Ergebnisse vorweggenommen werden.

Bei hoher Belastung können Einzelgespräche angeboten werden und ggf. konkrete Termine mit Behandlern vereinbart werden. Sollte dieser Schritt notwendig sein, muss der Sinn einer weiteren Gruppenteilnahme kritisch hinterfragt werden.

### Kategorisierung der Ursachen und Auslöser

Je nach Gruppengröße kann die anschließende Kategorisierung krankheitsauslösender Faktoren im Plenum oder in zwei Kleingruppen durchgeführt werden. Die Arbeit in Kleingruppen begünstigt erneut die aktive Beteiligung aller Teilnehmer. Pro Gruppe leitet jeweils ein Gruppenleiter die Erstel-

**Kasten 7:** Beispiel einer Gruppenarbeit für die Sammlung und Kategorisierung
krankheitsauslösender Faktoren

| Auslöser | | |
|---|---|---|
| Körperliche Bedingungen:<br>• Vererbung<br>• Gehirnstoffwechsel<br>• Gehirnaufbau<br>• Geburtsschäden<br>• Infektionserkrankungen des Gehirns<br>• Drogen, Alkohol, Beruhigungstabletten | Merkmale in der Person:<br>• Sensibilität<br>• Minderwertigkeits-Gefühle<br>• zu hoher Ehrgeiz<br>• hohe Intelligenz<br>• Ängste<br>• seltsamer Mensch | Probleme innerhalb der Familie:<br>• zerrüttete Familienverhältnisse<br>• Unterdrückung eigener Interessen<br>• Mangel an elterlicher Liebe<br>• zu strenger Vater<br>• zu hohe Erwartungen<br>• mangelnde Unterstützung zu Lebensfähigkeit<br>• überfürsorgliche Mutter<br>• körperliche Gewalt der Eltern |
| Stress:<br>• Stress in Ausbildung, Schule, Beruf<br>• Überforderung, Überanstrengung<br>• Konkurrenz<br>• Umwelteinflüsse, -verschmutzungen<br>• nicht entspannen können | Soziale Konflikte:<br>• Probleme mit den Eltern<br>• Probleme mit dem Partner<br>• Einfluss schlechter Freunde<br>• Einsamkeit | Umgang mit Veränderungen:<br>• Auszug aus dem Elternhaus<br>• Wechsel Schule zum Beruf<br>• belastende Lebensereignisse<br>• Anpassungsschwierigkeiten |

lung von Oberbegriffen an. Die Kategorien der Gruppe bzw. Gruppen werden an einer Pinnwand zusammengestellt.

Die Gruppenleiter steuern auch in dieser Arbeitseinheit den Grad der Belastung durch biographische Erinnerungen und halten diesen gering. Es sollte jedoch darauf geachtet werden, dass gerade erstmalig oder auch jünger Erkrankte für persönliche Ursachen und Auslöser sensibilisiert werden.

## 5.3 Modelle zur Krankheitsentstehung und Ableitung von Bewältigungsstrategien

Dieser Modulbestandteil basiert auf dem etablierten und für schizophrene Erkrankungen entwickelten Vulnerabilitäts-Stress-Modell von Zubin und Spring (1977) mit den entsprechenden Erweiterungen von Nuechterlein und Dawson (1984). Vulnerabilität und Stress werden darin als zentrale Faktoren bei der Krankheitsmanifestation aufgefasst, wodurch eine Verbindung neurobiologischer und psychosozialer Entstehungsbedingungen erfolgt.

Auch das Schiffsmodell (Bäuml, 1994) greift diese Aspekte zur Erklärung von Krankheitsepi-

soden auf. Im Gegensatz zum Vulnerabilitätsmodell von Zubin und Spring (1977), welches den Heterogenitätsaspekt bei der Krankheitsentstehung betont, fungiert das Schiffsmodell eher als Metapher und erfahrungsorientierter Modellversuch. Die Teilnehmer können auf diese Weise Vulnerabilitäts-Stress-Coping-Zusammenhänge an Materialien ausprobieren und gleichzeitig Behandlungselemente ableiten.

Die Modelle können optional als ein Arbeitsschritt oder, wie es im Folgenden beschrieben wird, nacheinander bearbeitet werden. Die unterschiedliche Schwerpunktsetzung macht die Verwendung beider Modelle attraktiv.

In der Arbeit mit den Modellen treten sowohl emotional entlastende als auch belastende Momente auf. Einerseits werden Teilnehmer, die ihre Eigen- oder auch Fremdverschuldung bei der Krankheitsentstehung überschätzen, durch Aussagen der Multigenese emotional entlastet. Emotionale Entlastung ergibt sich auch durch die Definition und Darstellung der Zusammenhänge von Vulnerabilität und Stress. Weitere Sicherheit können die psychoedukative Vermittlung von Informationen zu einzelnen Krankheitsfaktoren und die Erarbeitung von Behandlungsableitungen geben.

Andererseits wirkt die Präsentation der Anlagefaktoren speziell bei solchen Teilnehmern, die überzeugt sind, allein durch hohe Willensanstrengung und Einsatzbereitschaft die Erkrankung zu bewältigen, desillusionierend. Ein weiterer Punkt, an dem Desillusionierungen entstehen können, ist das nun vorhandene Wissen um das Zusammenspiel von Umwelt- und Anlagefaktoren: Für einige Betroffene kann es schwer sein zu erfahren, dass Defizite bzw. eine verringerte Belastbarkeit und Leistungsfähigkeit tatsächlich vorhanden sein können.

Auch hier gehen die Gruppenleiter, wie bereits in der Einleitung erwähnt, auf kritische Äußerungen ein, achten auf eine zukunftsorientierte Sichtweise und gehen auf negative Gefühle normalisierend ein.

Gegebenenfalls bieten die Gruppenleiter bei zu hoher Belastung Einzelgespräche oder vermitteln ggf. konkrete Termine mit Behandlern.

## 5.3.1 Vulnerabilitäts-Stress-Modell

Die Einführung des Vulnerabilitäts-Stress-Modells dient folgenden Zielen:
- Einführung der Begriffe „Vulnerabilität" und „Stress" und deren Definition,
- Betrachtung der Krankheitsentstehung als Zusammenspiel heterogener Faktoren,
- emotionale Entlastung durch Vermittlung der multifaktoriellen Genese der Erkrankung (Abbau von Schuld- und Schamgefühlen),
- Umgang mit und Abbau von emotional belastenden Momenten,

- Förderung einer kritischen Auseinandersetzung mit Entstehungsbedingungen.

Als Grundlage dient die Sammlung der Krankheitsursachen aus dem vorherigen Modulbestandteil (vgl. Kapitel 5.2). Es können entweder die individuellen Ursachen der Teilnehmer oder die aus den Fallbeispielen verwendet werden, um das Vulnerabilitäts-Stress-Modell nach Zubin und Spring (1977; Brenner, 1989) zu verdeutlichen und einen guten Überblick über die Vielfältigkeit krankheitsbedingter Ursachen einer Psychose zu vermitteln. Der Gruppenleiter zeichnet eine schematische Darstellung des Vulnerabilitäts-Stress-Modells auf das Flipchart (vgl. Abb. 7) und ergänzt die von den Teilnehmern auf den Kärtchen gesammelten Begriffe. Unterschieden wird dabei in Ursachen und Auslöser/Stressoren (vgl. Abb. 7). Diese Unterscheidung wird von den Gruppenleitern zuvor erfragt und definiert (Ursachen liegen zumeist in tieferen Prozessen begründet, die Auslösern/Stressoren vorausgehen. Auslöser/Stressoren können durchaus zufällig und plötzlich auftreten. Ursachen sind gegebene Zustände, die ohne Auslöser/Stressoren weiter so bleiben).

In gleicher Weise wird der Stressbegriff erfragt und von den Gruppenleitern kurz erläutert (Stress ist gekennzeichnet durch ein Ungleichgewicht zwischen erlebten Anforderungen und den eigenen Bewältigungsstrategien; vgl. Lazarus, 1966). Im darauf folgenden Schritt wird der Vulnerabilitätsbegriff als Resultat einer gemeinsamen Wegstrecke heterogener Faktoren eingeführt und im Plenum diskutiert.

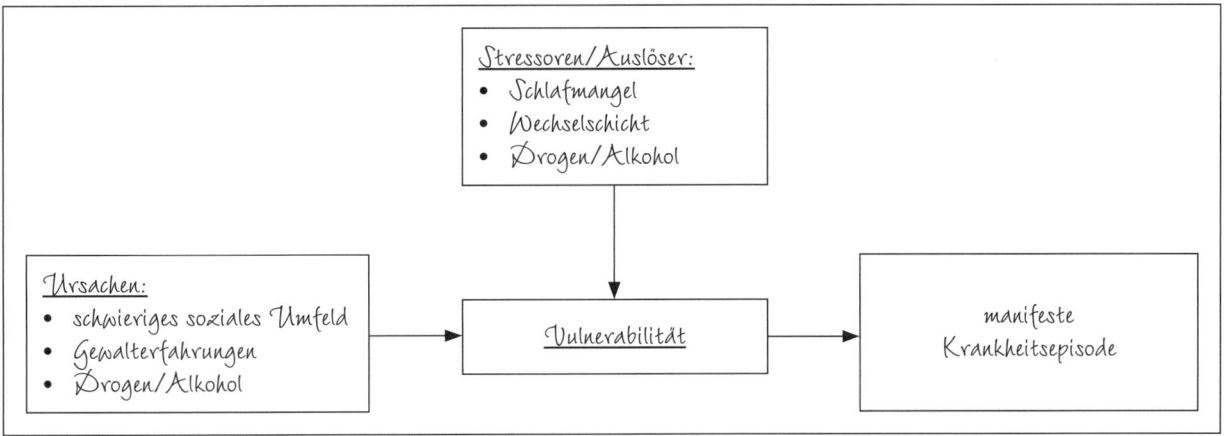

**Abbildung 7:** Vulnerabilitätsmodell nach Zubin und Spring (1977; Brenner, 1989) mit beispielhaften Ursachen und Stressoren/Auslösern

**Vulnerabilitäts-Stress-Modell:**

An der Entstehung einer psychotischen Erkrankung sind multifaktorielle Umstände und Einflüsse (z. B. Geburtskomplikationen, Umweltfaktoren, Hirnentwicklung etc.) beteiligt. Diese bilden gemeinsam mit biochemischen und neuronalen Veränderungen eine „Wegstrecke" hin zu einer Psychose, bis die Erkrankung letztendlich durch den Einfluss von auslösenden Faktoren ausbricht. Bekannt sind weder die Anteile möglicher Einzelfaktoren noch die daraus resultierenden Interaktionen zwischen genetischen Faktoren und Umwelteinflüssen.

Die Gruppentherapeuten verdeutlichen diesen Ansatz. Die Tatsache, dass verschiedene Faktoren über eine längere Zeit eine gemeinsame Wegstrecke bilden, wirkt für die Teilnehmer emotional entlastend. Nicht funktionalen Krankheitskonzepten, wie z. B. den Ausbruch einer Psychose als Folge selbstverschuldeter Fehler zu sehen oder die Überzeugung, extrem verletzlich zu sein, kann mit dem Modell widersprochen werden. Als Ergebnis können so Schuld- und Schamgefühle abgebaut werden.

Bei Anzeichen von Kritik oder Desillusionierung sollten die Gruppentherapeuten differenziert auf die Anmerkungen der Teilnehmer reagieren. Einerseits sollte hervorgehoben werden, dass es berechtigte Kritik an Vulnerabilitätskonzepten gibt, da diese oftmals als zu defizitär ausgerichtet empfunden werden. Gleichzeitig stellen die Gruppenleiter dar, dass individuelle Stärken, Begabungen und Fähigkeiten der Betroffenen in diesem Modell nicht berücksichtigt werden und nehmen dabei Bezug auf die im Modul „Krankheit und Gesundheit" erarbeiteten Ressourcen. Weiterhin stellen sie heraus, dass Aspekte der Erkrankung unabhängig von den jeweils gegebenen Ursachen veränderbar sind („funktionales Krankheitskonzept").

An dieser Stelle sei auf eine alternative Reihenfolge hingewiesen, mit der das Vulnerabilitäts-Stress-Modell im Rahmen des von uns präferierten Setting des Psychose-Seminars (vgl. Kapitel 5.7) vorgestellt werden kann: Gleich nach der Sammlung individueller Ursachen und Auslöser aus den Fallbeispielen werden der Vulnerabilitäts- und der Stressbegriff mithilfe des Vulnerabilitäts-Stress-Modells eingeführt und die Ursachen und Auslöser in das Modell eingeordnet. Im Anschluss werden dann die persönlichen Ursachen und Auslöser gesammelt und kategorisiert. Der entlastende und aufklärende Effekt des Modells bezüglich der Beschaffenheit von Ursachen und Auslösern sollte sich positiv auf die Sammlung persönlicher Ursachen auswirken.

### 5.3.2 Schiffsmodell

Die Einführung des Schiffsmodells dient der Demonstration von Vulnerabilitäts-Stress-Coping-Zusammenhängen durch erfahrungsabhängiges Lernen. Ein weiteres Ziel ist die Ableitung von Bewältigungsstrategien.

**Tabelle 16:** Material für die Gruppenübung „Schiffe"

| Schiffe | – Papierbögen in verschiedenen Stärken:<br>• dünnes Papier<br>• „normales" weißes Papier (z. B. Kopierpapier)<br>• Kartonpapier<br>– Klebeband zur Gestaltung der Außenhülle des Schiffes |
|---|---|
| Schiffsladung | – Legosteine<br>– Murmeln<br>– Bauklötze |
| Hindernisse | – Steine<br>– Äste<br>– Bauschutt |
| Wasser | – Wanne mit Wasser oder eine Wasserbahn |

## Gruppenübung „Schiffe"

Die Vermittlung von Vulnerabilitäts-Stress-Coping-Zusammenhängen wird mithilfe von anschaulichem Material direkt ausprobiert und erfahrbar gemacht. Die Teilnehmer erhalten verschiedene Materialien, aus denen sie ein Schiff bauen sollen, das sich in einem Gewässer mit Hindernissen befindet. Das Schiff steht für den Menschen, der mit unterschiedlichen Belastungen konfrontiert wird und dem verschiedene Möglichkeiten zur Bewältigung zur Verfügung stehen. Tabelle 16 zeigt, welche Materialien für diese Aufgabe benötigt werden.

Nach dem Schiffsmodell von Bäuml (1994) hängt der Ausbruch einer Erkrankung von folgenden Faktoren ab:
1. Vulnerabilität (Verletzlichkeit):
   – Dicke und Beschichtung der Wände (hier: Papierstärke),
   – Widerstandsfähigkeit der Wände (hier: z. B. durch Klebeband verbessert),
2. chronischer Stress (tägliche Belastungen/innere Stressoren):
   – Ladung des Schiffes (z. B. Legosteine), dadurch ergibt sich der Tiefgang und die Wahrscheinlichkeit des Sinkens,
3. akuter Stress (Schicksalsschläge):
   – das Schiff läuft auf,
   – unerwartete Hindernisse im Wasser (hier: Steine, Äste etc.),
   – Absinken des Wasserspiegels,
   – Sturm.

Die Gruppenleiter bilden Kleingruppen und geben eine Einweisung zur Aufgabenstellung und den diversen Materialien (vgl. Arbeitsblatt 2.2: Gruppenaufgabe Schiffe). Anders als in der von Bäuml (1994) beschriebenen Vorgehensweise zur Vermittlung des Modells falten die Teilnehmer die Schiffe eigenhändig aus dem zur Verfügung stehenden Papier und experimentieren mit deren „Vulnerabilität" und den Stressbedingungen. Anschließend überprüfen die Gruppenteilnehmer den Belastungsgrad ihrer Schiffe. Als Schiffsladung finden Legosteine, Murmeln und Bauklötze Verwendung, um die Auswirkung der Schiffsladung auf das Fahrverhalten zu erproben. Ebenso verhält es sich mit den im Wasser befindlichen Hindernissen (z. B. Steine). In 30 bis 45 Minuten kann so jede Kleingruppe die Materialien im Wasser ausprobieren (vgl. Abb. 8). Während der Durchführung gehen die Gruppenleiter sporadisch in die Kleingruppen hinein und lassen sich von den Erfahrungen berichten.

Nach dem Experimentieren tauschen die Kleingruppen ihre Erfahrungen mit den Materialien aus. Dabei sollen folgende Fragen berücksichtigt werden:
• Wie verhalten sich die unterschiedlichen Materialien und Schiffsladungen?
• Welches Schiff zeigt das sicherste Fahrverhalten und weshalb?
• Was haben die Hindernisse für eine Rolle gespielt?

## Übertragung des Schiffsmodells auf die Erkrankung

Im nächsten Schritt wird das Schiffsmodell auf die Psychose-Erkrankung übertragen. Die Gruppenleiter sammeln die Ableitungen therapeutischer Ansatzpunkte zur Bewältigung einer Psychose-

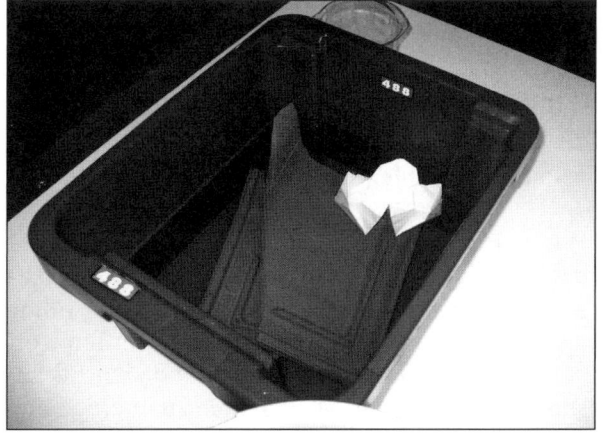 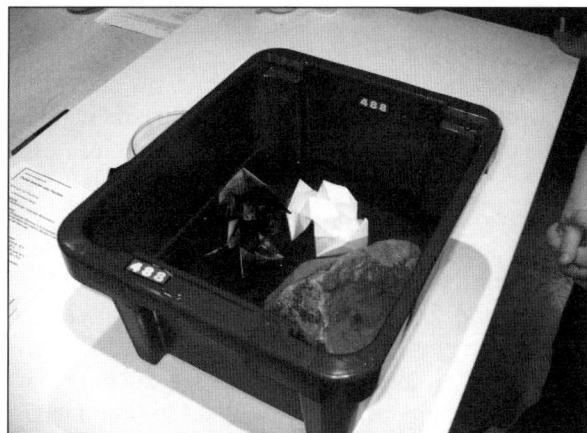

**Abbildung 8:** Gruppenarbeitsübung „Schiffe"

Krankheit in Form einer Dokumentation am Flipchart (vgl. folgender Kasten). Anschließend wird den Teilnehmern das Infoblatt 2.1 (Ursachen einer Psychose: Das Schiffsmodell) ausgehändigt.

---

**Flipchartvorlage für die Übertragung des Schiffsmodells auf die Psychose-Erkrankung**

**Stress:**
- alltäglicher Stress: Menge, Gewicht, Form und Verteilung der Ladung
- außergewöhnliche Belastungen (kritische Ereignisse): Hindernisse am Grund
- →Erlernen von Stressbewältigung, Gespräche führen, seine Grenzen kennen, Frühsymptome erkennen, sich sowohl Unterstützung vom Umfeld als auch von Helfern holen

**Vulnerabilität:**
- Widerstandsfähigkeit der Schiffswände, Dicke und Konstruktion
- Extraschutz durch Klebeband
- →Medikamente nehmen, Frühsymptome erkennen, sich langfristig persönlich stabilisieren (z. B. mithilfe von Psychotherapie), Aufbau von Gesundheitsverhalten

---

## 5.4 Psychoedukation: Ätiologie der Psychose

### Experteninput

Abgerundet wird das Thema „Ursachen" durch einen systematischen Experteninput über Entstehungsbedingungen der Psychose. Hierfür kann das Präsentationsmaterial M2 (vgl. DVD) genutzt werden. Vorgestellt werden darin Informationen aus den Bereichen:
- biochemische Faktoren,
- genetische Faktoren und
- psychosoziale Faktoren/Rückfallrisiken (Expressed-Emotion-Konzept von Vaughn & Leff, 1976a).

Am Ende des Inputs werden den Teilnehmenden die vermittelten Inhalte über Handouts (Infoblätter 2.2 und 2.3) zur Verfügung gestellt. Einige Betroffene empfinden Statistiken, Forschungsergebnisse und konkrete Zahlen als zu defizitär und zu einseitig, um individuelle Aspekte darzustellen. Die Anleiter gehen daher auch hier gezielt auf die individuellen Stärken und Ressourcen der Teilnehmer ein und/oder erinnern an die Arbeit „Meine Stärken und Ressourcen" (vgl. Kapitel 4.6) aus dem Modul „Krankheit und Gesundheit".

### Individuelle Vulnerabilität

Die Gruppenteilnehmer tragen in Einzelarbeit auf das Arbeitsblatt 2.3 „Meine individuelle Vulnerabilität" ihre persönlichen Ursachen und Auslöser ein.

## 5.5 Vulnerabilität und Suchtmittel

Die Ziele dieses Modulbestandteils sind:
- Sensibilisierung für Zusammenhänge zwischen Vulnerabilität und Suchtmitteln,
- Aufklärung über Suchtmittel als mögliche Auslöser einer Psychose und/oder als negative Bedingung für den weiteren Krankheitsverlauf,
- Darstellung von Missbrauchs-/Abhängigkeitskriterien.

Wie im Einführungskapitel ausgeführt, sehen sich gerade jüngere Psychose-Erkrankte zu Erkrankungsbeginn oft mit der Diagnose einer drogeninduzierten Psychose konfrontiert. Im weiteren Krankheitsverlauf verselbstständigt sich die Erkrankung dann oftmals in eine eigenständige Psychose. Wiederholt berichten Gruppenteilnehmer, ihnen sei bereits in früheren Behandlungen ein genereller Verzicht auf Suchtmittel empfohlen worden. Die Bereitschaft einen Zusammenhang zwischen Suchtmittelkonsum und der psychotischen Erkrankung herzustellen ist dagegen nur ansatzweise ausgeprägt; das Leben danach auszurichten findet nur vereinzelt statt.

Meist verfolgen alle Teilnehmer diesen Arbeitsabschnitt mit großem Interesse. Auch Teilnehmer, die mit Suchtstoffen wenig oder keinen Kontakt gehabt haben, bleiben durchgehend aufmerksam.

Wir weisen darauf hin, dass dieser Abschnitt nicht dazu dient, den Konsum von Teilnehmern aufzudecken und zu problematisieren. Vielmehr sollten das Interesse und die Motivation geschaffen werden, Risikoverhalten abzubauen und sich für gesundheitsförderliche Maßnahmen zu interessieren (vgl. auch Kapitel 4).

## Erfahrungsaustausch

Der Austausch über Vulnerabilität und Suchtmittelerfahrungen beginnt in einer Kleingruppenarbeit, in denen die folgenden Fragen diskutiert werden sollten:
- Welche Erfahrungen habe ich mit Suchtmitteln?
- Welchen Einfluss haben diese auf meine Gesundheit?
- Wie gefährdet bin ich, Suchtmittel aufgrund meiner psychischen Erkrankung zu konsumieren?

Anschließend werden die Fragen gemeinsam im Plenum diskutiert.

## Experteninput

Der informative Teil wird mithilfe einer mediengestützten Präsentation systematisch dargestellt (vgl. Präsentationsmaterial M2). Berücksichtigt werden die folgenden Bereiche:
- Cannabis,
- Alkohol,
- Nikotin.

Während der Präsentation regen die Gruppenleiter zum Diskutieren an und fördern den Austausch zwischen den Teilnehmern. Nach unseren Beobachtungen demonstrieren die Teilnehmer großes Interesse, stellen Fragen und bringen vielfältige eigene Erfahrungen mit verschiedenen Suchtstoffen ein. Das Thema Nikotin findet am meisten Beachtung, da die Gruppenteilnehmer hier fast ausnahmslos über eigene Erfahrungen verfügen oder aktuelle Abhängigkeiten zeigen. Die Therapeuten achten auch in diesem Abschnitt auf das Befinden der einzelnen Gruppenteilnehmer und intervenieren bei Bedarf. Am Ende des Inputs werden die vermittelten Inhalte in Form des Infoblatts 2.4 den Teilnehmenden zur Verfügung gestellt.

## 5.6 Vulnerabilität und dysfunktionale Gedanken

Die Ziele dieses Modulteils sind:
- Sensibilisierung für dysfunktionale Überzeugungen als Folgephänomen störungsspezifischer Krankheitserfahrungen,
- Vermittlung des ABC-Modells: Einfluss von Gedanken auf Verhalten und Gefühle,
- Aufbau funktionaler/positiver Gedanken und Steigerung positiver Denkweise.

## Hintergrund

Die kognitive Verhaltenstherapie beschäftigt sich seit Anfang der 90er Jahre mit dem Störungsbereich Schizophrenie und entwickelte zahlreiche Behandlungsmöglichkeiten. Hier bildet die Erkennung und Bearbeitung selbst- und fremdbezogener dysfunktionaler Annahmen einen Schwerpunkt, mit dem Hauptziel, einen besseren Umgang mit psychotischen Symptomen zu erreichen (z. B. durch verstärkte Symptomkontrolle, Verarbeitung von Absichten anderer Menschen als weniger paranoid) und zu einem besseren Umgang mit belastenden Situationen beizutragen.

Es kann davon ausgegangen werden, dass gerade spezifische Krankheitserfahrungen im Verlauf einer Psychose-Erkrankung die Entstehung dysfunktionaler Überzeugungen bewirken. Fowler et al. (1995) haben anhand klinischer Beobachtungen entsprechende Glaubenssätze gesammelt (vgl. Tab. 17).

Die Vorstellung, dass das Erleben akuter Krankheitssymptome zu der Überzeugung führen kann, extrem verletzlich im Hinblick auf Schädigungen von außen zu sein oder extrem leicht die Selbstkontrolle zu verlieren, erscheint nur allzu nachvollziehbar. Ebenso ist davon auszugehen, dass Reaktionen des sozialen Umfeldes im Umgang mit der Erkrankung zu der Überzeugung führen können, zur sozialen Isolation verdammt zu sein. Häufig entsteht auch die Ansicht, dass etwas Grundlegendes mit der eigenen Person nicht stimmt. Im Leistungsdenken zeigen sich der Glaube an unerbittliche Standards und ein Gefühl von Wertlosigkeit, wenn die zum Erreichen von Zielen notwendige überdurchschnittliche Leistung nicht erbracht werden kann. Vorausgehen können hier Erfahrungen tatsächlicher Leistungseinbußen, z. B. durch Basisstörungen (außerhalb akuter Erkrankungsphasen, subjektiv erlebte kognitive und affektive Auffälligkeiten) oder anhaltende Negativsymptomatik.

Die Veränderung dysfunktionaler Annahmen setzt als Prozess eine längere Zeitspanne und ein gezieltes psychotherapeutisches Vorgehen voraus. Im Rahmen einer Gruppe kann dieser individuelle Prozess nicht entstehen. Jedoch können, neben einer Sensibilisierung für mögliche Konsequenzen von Gedanken (im ABC-Modell[1]: BC-Zusam-

---

1 Im ABC-Modell nach Ellis (1973a) steht A für *activating event* (den Reiz), B für *belief* (Bewertung des Reizes) und C für *consequence* (Verhaltenskonsequenz). Das Modell

**Tabelle 17:** Dysfunktionale Überzeugungen als Folgephänomen störungsspezifischer Krankheitserfahrungen (nach Fowler et al., 1995)

| Glaubensbereich | Beispiele für entsprechende Glaubenssätze |
|---|---|
| Extreme Vulnerabilität bezüglich äußerer Verletzungen | „Ich bin extrem anfällig, verrückt zu werden." „Ich bin leicht zerbrechlich." |
| Extreme Gefährung, die Selbstkontrolle zu verlieren | „Ich muss mich bemühen, alles zu jeder Zeit zu kontrollieren." „Ich bin für andere gefährlich." |
| Verdammung zur sozialen Isolation | „Ich bin zur sozialen Isolation verdammt." „Ich fühle mich alleine auf dieser Welt." |
| Etwas Grundlegendes stimmt nicht mit einem selbst | „Ich fühle mich innerlich defekt." „Ich fühle mich unzulänglich." |
| Glaube an unerbittliche Standards | „Ich muss das Beste leisten, immer und in allen Bereichen." „Ich muss jedem Anspruch gerecht werden." |

menhänge), eigene negative Denkmuster ansatzweise hinterfragt und ggf. verändert werden. Dabei sollen funktionale und positive Gedanken aufgebaut werden, mit dem Effekt, dass die Vorzüge einer zuversichtlichen und zukunftsorientierten Haltung erfahren und übernommen werden. Eine zuversichtliche Haltung, wie sie *Optimisten* überwiegend einnehmen, besteht aus folgenden Erklärungsstilen (Seligmann, 1991):

1. Sie suchen nach Ursachen von Problemen eher außerhalb der eigenen Person.
2. Sie sind überzeugt, dass Probleme nicht ewig andauern.
3. Sie glauben daran, dass die Probleme sich nicht auf ihre ganze Person und ihr Leben auswirken.

*Pessimisten* dagegen glauben, die Probleme seien ihre Schuld, existieren überdauernd und wirken sich auf ihr ganzes Leben aus. Generell ist vor einer Überbewertung positiven Denkens zu warnen, eher ist davon auszugehen, dass übermäßiges negatives Denken krank macht. Laut Untersuchungen führt Pessimismus zur Vernachlässigung der eigenen Gesundheit (Aspinwall & Brunhart, 2000; Scheier et al., 1989). Zudem werden Belastungen schlechter bewältigt (Aspinwall & Taylor, 1992; Cohen, 1990) und das Auskommen mit anderen gestaltet sich schwieriger (Arnoult, 1985). Für weiterführende Diskussion über Interpretationen von Befunden zu positiver Einstellung und

Gesundheitsverhalten vgl. Schütz und Lasse (2007). Positives Denken kann in unkontrollierbaren Situationen Kraft zum Durchhalten geben. In Situationen, welche Initiative und Handeln erfordern, birgt aber ein unrealistischer Optimismus die Gefahr, dass notwendiges Handeln verhindert wird und die Augen vor Risiken verschlossen werden.

Wenngleich eine optimistische Einstellung viele Vorteile und in vielerlei Hinsicht wünschenswerte Folgen mit sich bringt, darf nicht erwartet werden, dass alle Menschen zu jeder Zeit und im gleichen Maß von einer zuversichtlichen Sichtweise profitieren. Genau wie Hoffnung und Freude haben auch Zweifel und Trauer, die nicht durch genügend positive Gedanken zu überdecken sind, ihre Berechtigung. Eine positive Einstellung ist nur aufrechtzuerhalten, solange Menschen in der Lage sind, ihren Alltag tatsächlich erfolgreich zu bewältigen und mit Problemen und Hindernissen im täglichen Leben zurechtzukommen, bzw. wenn sie Möglichkeiten erkennen können, dieses zu kontrollieren. Gerade im Rahmen dieses Moduls ist es wichtig, eine derart differenzierte Haltung an geeigneter Stelle immer wieder zu vermitteln, um eindimensionalen Sichtweisen von Verursachung und Veränderungsmöglichkeiten entgegenzuwirken (vgl. auch Kapitel 9).

## Einführung in das Thema „Gedanken"

Die Einführung in das Thema „Auswirkungen von Gedanken" und die Erläuterung des ABC-Modells kann auf verschiedene Weise und unter Zuhilfenahme unterschiedlicher Medien erfolgen:

---

geht davon aus, dass Bewertungen von Situationen (Reizen) die Ursachen für das Verhalten (die Verhaltenskonsequenz) darstellen.

1. Präsentation von geeigneten Cartoons (z. B. „Peanuts") mithilfe von Medien (z. B. Power-Point-Präsentation),
2. Sammlung von Sprüchen und Sprichwörtern („das Glas ist halb voll oder halb leer", „mach aus einer Mücke keinen Elefanten" etc.), die die Implikationen negativen und positiven Denkens sichtbar machen,
3. die Übung „Drehung um sich selbst" (Arbeitsblatt 2.4); durch die Kraft der Suggestion erhöht sich die körperliche Beweglichkeit.

## Dysfunktionale Gedanken

Anschließend führen die Gruppentherapeuten den Begriff „dysfunktionale Kognition" ein, z. B. definiert als unangemessene, nicht realitätsgerechte, selbstschädigende, nicht hilfreiche, nicht zielführende Kognition. Zusätzlich berichten sie über mögliche Glaubenssätze als Folgephänomen der psychotischen Erkrankung (vgl. Tab. 17, vgl. Präsentationsmaterial M2). Dabei gehen die Gruppentherapeuten beispielhaft auf ursächliche Krankheitserfahrungen ein (Akutsymptome und -behandlung etc., vgl. die obigen Ausführungen zu den Glaubenssätzen). Die Gruppenleiter vermeiden den Eindruck, dass die dysfunktionalen Überzeugungen unausweichlich entstehen müssen, verweisen aber auf mögliche Schwierigkeiten in der Verarbeitung spezifischer Krankheitserfahrungen.

Im nachfolgenden Arbeitsabschnitt können aus den manifestierten Sätzen/Gedanken aus den in Tabelle 17 aufgeführten dysfunktionalen Überzeugungen Zusammenhänge zu konkreten Situationen (BC-Zusammenhänge) abgeleitet werden. Damit stellen sie eine Verbindung zwischen innerer Bewertung und möglichen Verhaltens- und Gefühlskonsequenzen her.

Die Gruppentherapeuten bilden Kleingruppen und verteilen die Arbeitsblätter 2.5a bis 2.5c („Der Einfluss der Gedanken", vgl. Abb. 9), auf denen jeweils ein verschiedener dysfunktionaler Gedanke genannt wird. Mithilfe dieses Arbeitsblattes stellen sich die Teilnehmer eine fiktive Person vor, die mit einem bestimmten Gedanken in eine Prüfungssituation geht. In den einzelnen Gruppen werden folgende Fragen erarbeitet:
- Wie würde die mündliche Prüfung mit diesem Gedanken verlaufen?
- Würde der Gedanke hinderlich sein?
- Wie würde sich jemand mit einem solchen Gedanken fühlen und verhalten?

- Wie würde er sich auf die Prüfungssituation vorbereiten?
- Wie würde er das Ergebnis der Prüfung verarbeiten?

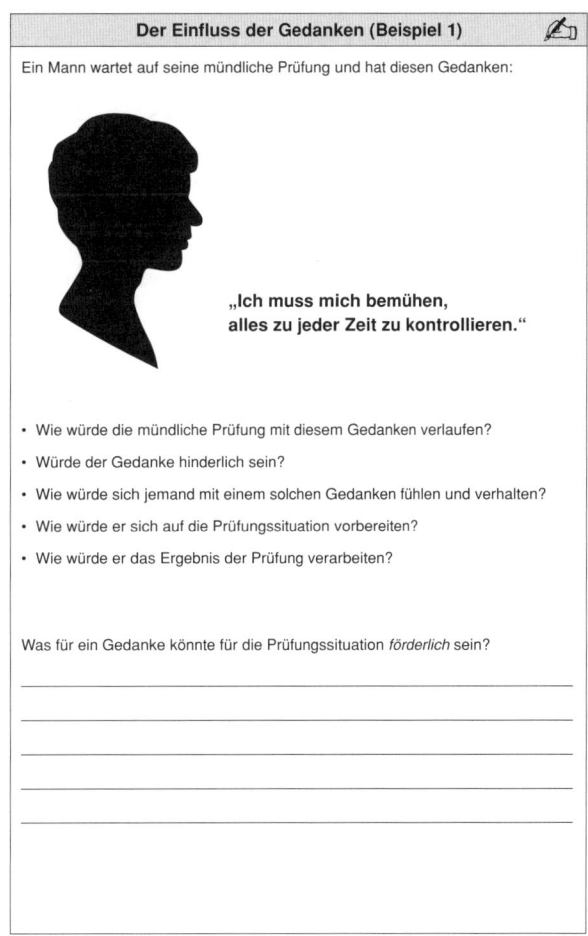

**Abbildung 9:** Arbeitsblatt „Der Einfluss der Gedanken"

Im Plenum werden die BC-Zusammenhänge von den Teilnehmern mithilfe des Arbeitsblatts vorgestellt und anschließend diskutiert. Dabei unterstützen die Gruppenleiter die Darstellung der hilfreichen positiven Gedanken und fragen nach möglichen Auswirkungen auf das Erleben und Verhalten. Oftmals berichten Teilnehmer spontan über eigene Situationen, in denen Gedanken ihr Verhalten oder ihre Leistung positiv beeinflusst haben. Dies sind zumeist Situationen körperlicher Anstrengung, Sport oder Stresssituationen.

## Optimistische Gedanken

Die Gruppenleiter führen in das Thema Pessimismus und Optimismus ein, indem im Plenum die Fragen erarbeitet werden: „Wie gehen Optimisten mit einem schlechten Prüfungsergebnis um?" und „Was kann bei der Verarbeitung helfen?"

Bereits erarbeitete positive Gedanken und weitere Vorschläge werden am Flipchart gesammelt. Die Gruppenleiter erklären anhand der Ergebnisse drei Kennzeichen schlussfolgernden Denkens eines Optimisten (siehe Kasten, vgl. Präsentationsmaterial M2). Damit ist die zu Beginn dieses Abschnitts beschriebene zuversichtliche Haltung von Optimisten gemeint. Sie suchen nach Ursachen von Problemen eher außerhalb der eigenen Person, sind überzeugt, dass Probleme nicht ewig andauern und diese sich auch nicht auf ihre ganze Person und ihr Leben auswirken.

> **Schlussfolgerndes Denken bei Optimisten**
>
> 1. Not me
> 2. Not always
> 3. Not everything

Anschließend werden die Grenzen positiver Denkweise erarbeitet, indem der Gruppentherapeut positive Gedanken kritisch hinterfragt („Wann wäre dieser Gedanke nicht mehr hilfreich?"). In dieser Diskussion sollen auch Erfahrungen der Teilnehmer mit den Grenzen positiver Denkweise erfragt und mit eingebunden werden.

### Bildung eigener positiver und funktionaler Gedanken

Im letzten Arbeitsschritt dieses Modulteils geht es um die Bildung positiver/funktionaler Gedanken in Situationen, die für die Teilnehmer durch die Psychose-Erkrankung schwierig erscheinen. In Plenum sammeln und dokumentieren die Gruppenleiter Situationen oder negative Gedanken auf Kärtchen, verteilen diese anschließend im Raum auf dem Boden und bitten die Teilnehmer, sich zu einer Karte (Situationen oder negative Gedanken auf Kärtchen) zu begeben, für die sie positive Denkweisen erarbeiten möchten.

Dabei bilden sich fast zwangsläufig Gruppen; allerdings kann auch in Einzelarbeit an der Lösungsfindung gearbeitet werden. Die Gruppenleiter geben nun Materialien (Flipchartbögen, Stifte, Wachsmalstifte etc.) aus. Die Aufgabenstellung lautet:

> Was für positive Gedanken sind *für die Situation förderlich*?
>
> Wie würde ein Optimist nach dem Schema „Not me, not always, not everything" die Situation bewerten?

Die Gruppentherapeuten begleiten die Kleingruppenarbeit und geben ggf. Anregungen. Im Anschluss stellen die Teilnehmer ihren Flipchartbogen an der Stellwand vor. Bei Unklarheiten explorieren die Therapeuten die der Situation zugrunde liegende Bewertung und achten sowohl auf das Schema der optimistischen Denkweise, als auch auf Alltags- und Realitätsnähe sowie darauf, ob letztendlich mehr Zuversicht und Zutrauen in die Kontrollierbarkeit der Situation erfolgte. Gegebenenfalls verweisen die Therapeuten auf eine Vertiefung und Weiterführung im therapeutischen Einzelsetting. Kasten 8 zeigt das Ergebnis einer Gruppenarbeit.

**Kasten 8:** Beispielhafte Ergebnisse der Gruppenarbeit zur optimistischen Denkweise

> Situation: Treffen mit fremder Person
> 1. Not me
>    – Wieso sollte jemand etwas gegen mich haben?
>    – Ich bleibe einfach so, wie ich bin.
>    – Die anderen sind wahrscheinlich auch etwas leicht angespannt.
> 2. Not always
>    – Erst werde ich mich vielleicht verstellen, jedoch nicht auf Dauer, danach kann ich ich sein.
>    – Es ist nur ein Moment, der nicht ewig anhält.
> 3. Not everything
>    – Falls etwas Unangenehmes passiert, wird es bestimmt keine lebenslangen Folgen haben.

## 5.7 Durchführung des Moduls in Form von Tagesseminaren

Tabelle 18 zeigt ein Beispiel dafür, wie die Inhalte des Moduls „Ursachen und Auslöser" über den Zeitraum von zwei Tagen hinweg durchgeführt werden können.

**Tabelle 18:** Beispielhafte Durchführung der Inhalte des Moduls „Ursachen und Auslöser"
in Form eines zweitägiges Kompaktseminar

| Tag 1 | | |
|---|---|---|
| **Zeiten** | **Inhalte** | **Materialien** |
| **8.15 bis 09.45 Uhr** | **Individuelle Krankheitsursachen 1, Krankheits- und Bewältigungs-modelle 1** | |
| 30 Min. | Wissenstest, Fragen, Tagesübersicht | Evaluationsbogen 2.1, Präsentations-material M2, Flipchart |
| 30 Min. | Kleingruppenarbeit „Ursachen und Auslöser: Fall-beispiele" | Arbeitsblätter 2.1a bis 2.1c, Karteikarten (A4/A5) |
| 30 Min. | Einführung des Vulnerabilitäts-Stress-Modells, Vorstellung der Kleingruppenarbeit im Plenum und Einordnung ins Modell, ggf. Korrektur, Diskussion | Präsentationsmaterial M2, Stellwand, Karteikarten (A4/A5) |
| 15 Min. Pause | | |
| **10.00 bis 11.30 Uhr** | **Individuelle Krankheitsursachen 2, Psychoedukation: Ätiologie der Psychose** | |
| 05 Min. | Fragen | |
| 15 Min. | Paar-Interview „Individuelle Ursachen und Auslöser" | Karteikarten (A4/A5) |
| 25 Min. | Kategorisierung der Ursachen und Auslöser (ggf. in zwei Kleingruppen) | Karteikarten (A4/A5) |
| 30 Min. | Experteninput zu Ätiologiemodellen, Diskussion | Präsentationsmaterial M2, Infoblätter 2.2 und 2.3 |
| 15 Min. | Einzelarbeit „Individuelle Vulnerabilität" | Arbeitsblatt 2.3 |
| 90 Min. Mittagspause | | |
| **13.00 bis 14.30 Uhr** | **Krankheits- und Bewältigungsmodelle 2** | |
| 15 Min. | Aktivierende (Gymnastik-)Übung, offene Fragen | |
| 60 Min. | Gruppenübung „Schiffe" | Arbeitsblatt 2.2, Materialien für die Übung „Schiffe" (vgl. Abschnitt 5.3.2) |
| 15 Min. | Ableitungen von Bewältigungsmöglichkeiten der Psychose aus dem Schiffsmodell, Abschluss, Tages-evaluation | Flipchart, Infoblatt 2.1, Evaluationsbogen „Tagesbewertung" |

Tabelle 18: (Fortsetzung)

| Tag 2 | | |
|---|---|---|
| **Zeiten** | **Inhalte** | **Materialien** |
| **8.30 bis 9.45 Uhr** | **Vulnerabilität und Suchtmittel** | |
| 15 Min. | Tagesübersicht, Einführung Suchtmittel | Präsentationsmaterial M2 |
| 60 Min. | Austausch von Suchtmittelerfahrungen und Vulnerabilität, Experteninput Risiken, Diskussion funktionale/dysfunktionale Bewältigung, Diskussion | Präsentationsmaterial M2, Infoblatt 2.4 |
| 15 Min. Pause | | |
| **10.00 bis 11.30 Uhr** | **Vulnerabilität und dysfunktionale Gedanken** | |
| 15 Min. | Einführung: Einfluss von Gedanken auf Gefühle/ positives Denken | ggf. Cartoons, Sammlung von Sprichwörtern, Arbeitsblatt 2.4 |
| 30 Min. | Übung „Dysfunktionale Gedanken", Experteninput zur optimistischen Denkweise | Präsentationsmaterial M2, Arbeitsblätter 2.5a bis 2.5c, Flip-chart |
| 30 Min. | Sammlung schwieriger Situationen, Kleingruppenarbeit: Anwendung der optimistischen Denkweise für ausgewählte schwierige Situationen, Vorstellung der Kleingruppenarbeit im Plenum | Stellwand, Karteikarten (A4/A5) |
| 15 Min. | Abschluss und Feedbackrunde, Evaluation | Evaluationsbogen „Tagesbewertung", Evaluationsbögen 2.2 und 2.3 |

# Kapitel 6

## Modul 3: Frühsymptome und Rückfallprophylaxe

---

**Übersicht über die Bestandteile des Moduls „Frühsymptome und Rückfallprophylaxe"**

- Definition von Frühsymptomen
- Erkennen individueller Frühsymptome
- Bewertung der Frühsymptome nach Schweregrad und zeitlichem Abstand zum Rückfall
  - Schweregrade
  - Zeitlicher Abstand
- Bewältigungsmöglichkeiten
- Barrieren
- Behandlungsvereinbarung
- Vertrauensperson
- Krisenplan

Für die Bearbeitung der genannten Inhalte werden etwa 6 bis 8 Einheiten à 90 Minuten benötigt.

---

### 6.1 Hintergrund

Das Modul „Frühsymptome" befasst sich mit einem wesentlichen Faktor der Psychose-Erkrankung und deren Behandlung. Kenntnisse über Frühsymptome erlauben es den Betroffenen, durch sachkundiges Handeln Einfluss auf den weiteren Verlauf der Erkrankung zu nehmen. Dabei stellt die Vermeidung von Akuterkrankungen und -behandlungen das wichtigste Ziel dar.

Das vorliegende Modul soll zur Erreichung dieses Zieles beitragen. Dies ist unserer Ansicht nach folgendermaßen zu erreichen: Anhand der differenzierten Erarbeitung von „Frühsymptom-Merkmalen" können die Unterschiede zu Akutsymptomen, alltäglichen Befindlichkeitsschwankungen und eventuell vorhandenen Restsymptomen sichtbar und erlernbar gemacht werden. Ein weiterer Aspekt ist die Frage nach den eigenen individuellen Frühsymptomen. Hier bilden die Sensibilisierung bzgl. eigener Frühsymptome, der Austausch der Gruppenteilnehmer und Frühsymptomlisten die Grundlage der Arbeit. Beim Erkennen eigener Frühsymptome benennen die Teilnehmer in der Regel vielfältige individuelle Schwierigkeiten. Dies verdeutlicht einerseits die Komplexität des Themas, andererseits die Notwendigkeit einer strukturierten Anleitung.

Aufbauend auf den erworbenen Kenntnissen über individuelle Frühsymptome erfolgt im Weiteren eine Bewertung ihres Schweregrades (leicht/mittel/schwer) sowie die Erarbeitung eine zeitliche Abfolge von Frühsymptomen bis hin zum Rückfall. Dieses Vorgehen wird von den Teilnehmern als anstrengende „Kopf- und Erinnerungsarbeit" erlebt, verhilft ihnen jedoch dazu, die eigenen Frühsymptome im frühen Stadium des Auftretens identifizieren zu können und Zeit zum Handeln zu gewinnen.

Im Zusammenhang mit diesem Thema benennen Betroffene oftmals das Problem, nicht gewusst zu haben, wie bei Frühsymptomen zu reagieren sei. Diesbezüglich bilden der Aufbau von Abhilfe und Bewältigungsmöglichkeiten einen weiteren wichtigen Punkt unserer Arbeit.

Die Konfrontation mit eigenen Frühsymptomen und die mit ihnen verbundene Gefahr eines Rückfalls stellt für schizophren Erkrankte eine schwere Belastung dar. In der Auseinandersetzung mit dieser Thematik treten unterschiedliche Versuche der Bewältigung, die von Verleugnung bis hin zum aktiven Handeln reichen können, auf. Der Abbau individueller Barrieren und Hindernisse spielt aus unserer klinischen Erfahrung eine überaus bedeutsame Rolle im Bewältigungsprozess von Rückfällen bezüglich der Behebung der Diskrepanz zwischen theoretischem Wissen über Frühsymptome und Bewältigungsstrategien einerseits und dem tatsächlichen Bewältigungsverhalten andererseits. Die Bearbeitung der individuellen Barrieren erfolgt über Methoden, die sich von rein edukativen Maßnahmen unterscheiden. Erkennen individueller Hindernisse und letztendlich deren Abbau sollen die individuelle Selbsteffizienz der Gruppenteilnehmer erhöhen und ihre Bewältigungskompetenz steigern.

Des Weiteren gehören zur Erarbeitung eines effektiven Frühsymptom-Managements der Aufbau effizienter Verhaltenweisen der Betroffenen im Arztkontakt, der in eine Behandlungsvereinbarung münden kann, sowie die Gewinnung einer Vertrauensperson. In Bezug auf beide Punkte sind im Rückfallverlauf immer wieder erhebliche Schwierigkeiten zu erkennen, die der Anwendung adäquaten Bewältigungsverhaltens entgegenstehen.

Abschließend werden die oben genannten Punkte in Form eines Krisenplans von den Gruppenteilnehmern zusammengefasst und als Anleitung bei Rückfällen verwandt.

Zur Einführung in das Thema „Frühsymptome" bedarf es einer Ausführung zu diesem Begriff. Häufig wird anstelle des Begriffs „Frühsymptom" auch von „Frühwarnzeichen" oder „Überlastungsreaktion" gesprochen. Wird ein spezifisches Erleben oder Verhalten als „Frühsymptom" beschrieben, so kommt darin seine Zugehörigkeit zu einer spezifischen Symptomgruppe – hier den psychotischen Symptomen – zum Ausdruck. Mit dem Begriff „Frühwarnzeichen" wird die rückfallprophylaktische Bedeutung, d.h. die Warnfunktion bestimmter Erlebnisweisen im Hinblick auf eine sich anbahnende psychotische Episode betont. Beim Begriff „Überlastungsreaktion" wird hervorgehoben, dass erste Anzeichen einer psychotischen Episode als eine Reaktion auf Belastungen gesehen werden können. Der erstgenannte Begriff ist also eher beschreibend, die beiden letztgenannten weisen auf funktionale Zusammenhänge hin. Werden die unterschiedlichen Begriffe in der Gruppe genannt, so bietet es sich an, ihren unterschiedlichen Bedeutungsgehalt herauszuarbeiten. Zur weiteren Bearbeitung dieses umfangreichen Themas einigt sich die Gruppe dann auf einen Begriff.

Als Einstiegsmöglichkeit bietet es sich an, auf die im Modul „Krankheit und Gesundheit" von der Gruppe erarbeiteten unterschiedlichen Symptomgruppen Bezug zu nehmen. Den theoretischen Rahmen zur Bearbeitung dieses umfangreichen Themas bilden Vulnerabilitäts-Stress-Bewältigungsmodelle, u.a. das Schiffsmodell (vgl. Kapitel 5.3.2).

## 6.2 Definition von Frühsymptomen

Die Ziele des ersten Modulteils sind:
- Förderung einer realitätsangemessenen Wahrnehmung und Bewertung des eigenen Erlebens,
- Erarbeitung von Kriterien zur Unterscheidung der Frühsymptome von Rest-, Akutsymptomen und Befindlichkeitsschwankungen.

Frühsymptome können sich aus ganz unterschiedlichen Erlebnisweisen heraus entwickeln, wie z.B. den sogenannten subjektiv erlebten Basisstörungen, Residualsymptomen, Akutsymptomen, abnormen Aktivierungsprozessen, Verhaltensauffälligkeiten und Medikamentenwirkungen. Fragen der Abgrenzung bzw. Übergänge sind daher besonders wichtig. Tabelle 19 bietet eine Übersicht über die Abgrenzung von Frühsymptomen von Belastungsreaktionen, Akutsymptomatik, Residualsymptomen und Medikamentenwirkungen.

### Einführung in das Thema „Frühsymptome"

Wie beim gesamten Vorgehen innerhalb der bewältigungsorientierten Therapie sollte auch hier möglichst auf die Erfahrungen der Gruppenteilnehmer rekurriert werden. Als Einführung kann dies über eine Arbeit mit gezielten Fragen in der Gesamtgruppe (Plenum) geschehen (z.B. Schlafstörungen bei einem Teilnehmer explorieren bzgl. Häufigkeit, Frequenz, Qualität und Kontrollierbarkeit). Die Gruppenleiter stellen die einzelnen Merkmale deutlich heraus und dokumentieren diese am Flipchart (vgl. Kasten 9). Des Weiteren bietet sich ein Fallbeispiel (vgl. Präsentationsmaterial M3) an, mit dessen Hilfe ebenfalls Merkmale von Frühwarnzeichen im Plenum erarbeitet werden.

**Kasten 9:** Beispiel einer Gruppenarbeit für Merkmale von Frühsymptomen

- deutlich mehr
- deutlich verstärkt
- anderes Erleben
- mehrere Dinge kommen zusammen
- etwas ganz anderes tun
- Gefühlszustände dauern länger
- Gefühl der Ohnmacht
- Auffälligkeit unabhängig von der Situation

**Tabelle 19:** Charakteristika von Frühsymptomen

| Abgrenzung zu | Unterschiede bei Frühsymptomen |
|---|---|
| sonstigen Belastungsreaktionen im Sinne von alltäglichen Befindlichkeitsbeeinträchtigungen | – gehäuftes Auftreten (es treten meist mehrere Frühsymptome gleichzeitig auf)<br>– Qualität (das Erleben und Verhalten hat eine völlig neue Qualität; z. B. Beziehungsideen)<br>– höhere Intensität<br>– längere Dauer |
| akuten Symptomen | – höhere Kontrollierbarkeit<br>– Qualität<br>– geringere Intensität und Dauer |
| Residualsymptomen | – gesteigerte Intensität (z. B. Stimmen werden bedrängender)<br>– Qualität (z. B. sporadische Beziehungsgedanken werden systematischer)<br>– Hinzukommen weiterer Warnzeichen |
| Medikamentenwirkungen | – Abgrenzung zu extrapyramidal-motorischen Symptomen<br>– Müdigkeit, Antriebsschwäche und Konzentration in Abhängigkeit von Dosis-/Umstellungsänderungen der Medikation |

## Experteninput

Als Experteninput wird die Abgrenzung von Frühsymptomen zu Befindlichkeitsschwankungen, Akutsymptomen und Restsymptomen im Überblick mithilfe des Präsentationsmaterials M3 dargestellt und als Infoblatt verteilt (Infoblatt 3.1).

Generell ist es hilfreich darauf hinzuweisen, dass die Identifikation eines „falschen Frühsymptoms" immer besser ist, als dieses etwa für eine unspezifische Belastungsreaktion zu halten („better safe than sorry"); weiterhin gilt, dass die Sicherheit der Unterscheidung mit der Zeit zunehmen wird.

## 6.3 Erkennen individueller Frühsymptome

Die Ziele des zweiten Modulteils sind:
- Sensibilisierung für die eigenen Frühsymptome und Operationalisierung,
- Überblick über mögliche Frühsymptome gewinnen,
- Herausarbeiten der intraindividuellen Variabilität von Frühsymptomen.

## Hintergrund

Die Fähigkeit, Frühsymptome als Vorläufer eines Rückfalls wahrzunehmen und angemessen darauf zu reagieren, geht mit einer geringeren Rückfall-rate einher. Hin und wieder gibt es Teilnehmer, die keine Frühsymptome benennen können. Insbesondere bei einem eher schleichenden Krankheitsbeginn oder der im ICD-10 als „Schizophrenia simplex" beschriebenen Form schizophrener Erkrankungen treten oft keine deutlich wahrnehmbaren Frühsymptome auf. Hier kann der Begriff der „Überlastungsreaktionen" hilfreich sein (vgl. Kapitel 6.2). Eine Sensibilisierung für die individuellen Überlastungsreaktionen kann unter Umständen durch den Einsatz von Frühsymptomlisten gefördert werden, die neben symptomnahen Erlebnisweisen auch relativ unspezifische Erlebens- und Befindlichkeitsveränderungen aufführen. Die Infoblätter 3.2 und 3.3 (Frühsymptome einer schizophrenen bzw. affektiven Psychose) beinhalten derartige Aufstellungen, die von uns auf der Grundlage unterschiedlicher, in der Literatur (Wiedl & Rauh, 1994; Wienberg et al., 1995; Wagner & Bräunig, 1994) berichteter Frühsymptome zusammengestellt wurden und sich in der klinischen Arbeit und Forschung bewährt haben (Schöttner et al., 1988; Wiedl et al., 1989a, b). Diese Auflistungen, sowie die in der Gruppe ablaufenden Prozesse des Modelllernens, können langfristig betrachtet zu einer wirkungsvollen Prophylaxe beitragen.

Ein weiterer wichtiger Aspekt betrifft die intraindividuelle Variabilität von Frühsymptomen. Dies bedeutet, dass sich die Frühsymptomatik im Krankheitsverlauf verändern kann. Von daher ist es sinnvoll, die Teilnehmer auf alle potenziellen Frühsymptome aufmerksam zu machen. Hierzu sollten die wesentlichen Frühsymptome benannt werden bzw. die gesammelte Liste von Frühsymptomen ggf. um diese ergänzt werden (z. B. Schlafstörungen). Wenn Teilnehmer bereits eine Veränderung ihrer Frühsymptome beobachtet haben, sollte dies besonders aufgegriffen werden.

## Erarbeiten individueller Frühsymptome

Die Gruppenteilnehmer erarbeiten ihre individuell wahrgenommenen Frühsymptome mithilfe von Paar-Interviews. Dabei werden die einzelnen Frühsymptome auf Kärtchen festgehalten. Jeder Teilnehmer stellt im Plenum seine erarbeiteten Frühwarnzeichen vor. Erneut werden Fragen zu Abgrenzungsproblematiken von den Gruppenleitern beantwortet und auf Schwierigkeiten bei der Identifizierung eigener Frühsymptome eingegangen. Hieraus kann sich eine Befragung naher Angehöriger/Freunde bezüglich möglicher Frühsymptome ergeben.

Die Gruppenleiter gehen speziell auf das Thema sich wandelnder Frühsymptome ein und befragen die Teilnehmer zu ihren Erfahrungen.

## Kategorisierung der Frühsymptome

Eine weitergehende Bearbeitung erfolgt mit der Metaplantechnik. Dabei können die Gruppen zu völlig unterschiedlichen Kategorisierungen kommen (ein Beispiel zeigt Kasten 10):
- Differenzierung nach den Bereichen Gefühle, Gedanken, Körper und Verhalten,
- Ordnung der Frühsymptome entsprechend ihres Auftretens in eine zeitliche Reihenfolge.

Als letzter Schritt eignet sich das Vorgehen, die individuellen Frühsymptome in das Arbeitsblatt „Mein persönlicher Krisenplan" (Arbeitsblatt 3.1, vgl. Abb. 10) unter Punkt 1 einzutragen. Hierzu sollte zunächst der „Krisenplan" erläutert werden (vgl. Kapitel 6.9). Die Bearbeitung des Krisenplans erfolgt in Einzelarbeit, dafür sollten die Infoblätter 3.2 und 3.3 (Frühsymptome einer schizophrenen und affektiven Psychose) herangezogen werden.

Als Variante können die Leiter nach dem ersten Paar-Interview und der Sammlung der Frühsymptome zwei Kleingruppen bilden, in denen die Kategorisierung vorgenommen wird. Im Plenum werden die Ergebnisse der Kleingruppen vorgestellt

**Kasten 10:** Beispiel für eine Kategorisierung von Frühsymptomen

| Beziehungsgedanken: | Störungen der Wahrnehmung: | Sich „abschließen": |
|---|---|---|
| • Misstrauen | • Halluzinationen | • Gedankengebäude aufbauen |
| • Gefühl des Beobachtetseins | • Fehlwahrnehmungen | • Sehr auf sich selbst bezogen |
| • Telefonklingeln auf mich bezogen | | • Nichts an sich heranlassen |
| • Ich-Bezogenheit (Musik in der Kneipe . . .) | | |
| **Körperliche Auffälligkeiten:** | **Schlafprobleme:** | **Unruhe:** |
| • Appetitlosigkeit | • Viel Alkoholgenuss, um schlafen zu können | • Innere Unruhe |
| • Zittern | • Schlaflosigkeit | • Unruhe |
| | | • Aufgedrehtheit |
| **Veränderungen der Gefühle:** | | **Veränderungen des Verhaltens:** |
| • Trauer, länger getrauert | | • Arbeitswütig |
| • Angst | | • Verunsicherung im Beruf |
| • Emotionsgeladen (starke Gefühle) | | • Zu viel Arbeit |
| • Beliebtsein in der Freizeit | | • Kein Ende gefunden |
| • Höhenrausch | | |
| • Übersteigertes Selbstbewusstsein | | |

**Mein persönlicher Krisenplan**

Die folgenden Schritte sollen Ihnen die Möglichkeit geben, sich einen individuellen, nur für Sie gültigen Krisenplan zu erstellen. Diesen können Sie an einem bestimmten Ort ablegen und im Falle auftretender Frühsymptome zu Hilfe nehmen, um sich die notwendigen Schritte noch einmal ins Gedächtnis zu rufen. Viele Betroffene empfinden einen solchen Plan insbesondere in Phasen der Verschlechterung oder auch Belastung als Entlastung.

1. Meine wichtigsten **Frühwarnzeichen:**

    1. _____

    2. _____

    3. _____

    4. _____

2. **Kontakt aufnehmen** zu jemanden, der mich ernst nimmt, aber selbst nicht nervös wird (professionelle _und_ private Vertrauensperson):

    Name: _____ Telefon: _____

    Name: _____ Telefon: _____

    Name: _____ Telefon: _____

3. Für **Entlastung** sorgen/**Bewältigungsmaßnahmen** ergreifen:

    _____

    _____

    _____

    _____

    _____

4. Welche **Hindernisse oder Barrieren** könnten mir im Weg stehen?

    _____

    _____

    _____

5. Wie viel Zeit zum Handeln bleibt mir bis zu einem kompletten Rückfall?

    _____ Wochen

**Abbildung 10:** Arbeitsblatt zur Erstellung eines persönlichen Krisenplans

und ggf. einzelne Frühsymptome von den Gruppenleitern korrigiert. Dieses Vorgehen ist besonders bei großen Gruppen und einer quantitativ großen Menge genannter Frühsymptome sinnvoll. Darüber hinaus werden die Teilnehmer zur aktiven Teilnahme ermutigt und mehreren Teilnehmern die Möglichkeit geboten, im Mittelpunkt einer Gruppe sprechen zu üben.

## 6.4 Bewertung der Frühsymptome nach Schweregrad und zeitlichem Abstand zum Rückfall

In diesem Modulteil sollen die Teilnehmer für Abstufungen im Schweregrad von Frühsymptomen und ihren Abstands zum Einsetzen der Akutsymptomatik sensibilisiert werden. Die klinische Erfahrung zeigt, dass Psychose-Patienten, die ihre Frühsymptome kennen, diese häufig nur global als vorhanden oder nicht vorhanden wahrnehmen und dementsprechend entweder mit Panik oder Verleugnung reagieren. Dies ist jedoch für ein wirkungsvolles prophylaktisches Handeln nicht förderlich.

### 6.4.1 Schweregrade

#### Einführung: Differenzierung unterschiedlicher Schweregrade

Die Gruppenteilnehmer haben bereits in das Arbeitsblatt „Mein persönlicher Krisenplan" ihre persönlichen Frühwarnzeichen eingetragen und hierfür zur Unterstützung die Auflistungen möglicher Frühsymptome (Infoblätter 3.2 und 3.3) herangezogen. Nun soll im nächsten Schritt der Schweregrad der einzelnen Warnzeichen definiert werden. Bevor die Bearbeitung beginnt, wird zur Demonstration eine Sequenz aus der Videodatei „Frühymptome" (vgl. beiliegende DVD) gezeigt, in der eine beispielhafte Differenzierung zwischen schwerem, mittlerem und leichtem Ausprägungsgrad von Frühsymptomen vorgenommen wird. Das Video zeigt eine Situation zwischen einer „Therapeutin" bzw. „Betreuerin" und einer Teilnehmerin, die im Verlauf ihre eigenen Frühsymptome nach Schweregraden differenziert. Es bietet sich an, in der Gruppe nur kurze Sequenzen aus Kapitel 1 (Erarbeitung von Schweregraden bei Frühwarnzeichen) oder 2 (Zusammenfassung der Schweregrade anhand beispielhafter Frühwarnzeichen) der Videodatei zu zeigen, die (den zeitlichen Möglichkeiten entsprechend) von der Gruppenleitung ausgewählt werden.

Bei weiterem Erklärungsbedarf kann die Differenzierung und operationale Definition unterschiedlicher Schweregrade von Frühsymptomen im Anschluss an das Video modellhaft an ein oder zwei Beispielen, die von Teilnehmern genannt wurden, erneut beschrieben werden. Die Teilnehmer werden aufgefordert, für ein Frühsymptom jeweils den „Normalzustand" bzw. das völlige Fehlen dieser Beeinträchtigung zu beschreiben (z. B. „Was ist ein guter, ungestörter Schlaf") und dann genau zu benennen, wann das Frühsymptom

- sehr schwer ausgeprägt ist,
- nur ganz leicht bemerkbar ist,
- eine mittlere Ausprägung zeigt.

## Abstufung der individuellen Frühsymptome

In Einzelarbeit stufen die Teilnehmer ihre individuellen Frühwarnsymptome ein. Diese Abstufungen werden für drei Frühwarnzeichen auf dem Arbeitsblatt 3.2 (Schweregrade von Frühwarnzeichen) eingetragen. Die Therapeuten achten in der Einzelarbeit auf Bearbeitungsschwierigkeiten und geben individuelle Hilfen. Im Plenum werden einige einzelne Abstufungen von Teilnehmern besprochen und am Flipchart notiert. Für die Videopräsentation (vgl. vorheriger Abschnitt), Einzelarbeit und Nachbesprechung im Plenum sollte ein Zeitrahmen von ca. 60 Minuten eingeplant werden. Tabelle 20 zeigt Beispiele von häufig genannten Frühsymptomen (Schlafstörungen, Konzentrationsprobleme, Vernachlässigung des Erscheinungsbildes, sozialer Rückzug), die auch im Video „Frühsymptome" verwendet werden.

## Hausaufgabe: Selbstbeobachtung

Zur weiteren Festigung der erarbeiteten Differenzierung erhalten die Teilnehmer einen Selbstbeobachtungsbogen mit der Aufgabe, über einen festgelegten Zeitraum von entweder 1 oder 4 Wochen

**Tabelle 20:** Beispiele von häufig genannten Frühsymptomen, geordnet nach Verhaltensbereichen und Schweregraden

| (Verhaltens-)Bereich | Schweregrad des Frühsymptoms | | |
|---|---|---|---|
| | Leicht | Mittel | Schwer |
| **Schlaf** | lange wach gelegen | mehrfach aufgewacht | nicht geschlafen |
| **Konzentration** | private Termine vergessen | Schlüssel verlegen | Gesprächen nicht mehr folgen können |
| **Erscheinungsbild** | bei wichtigen Terminen: in Ordnung | gekleidet, aber egal wie | nicht kämmen, waschen, Kleidung wechseln |
| **Sozialer Rückzug** | keine Verabredungen mehr treffen | noch Freunde und Familie sehen | niemanden mehr sehen wollen |
| **Dinge auf sich beziehen** | Kritik persönlicher nehmen | Freunde und Familie machen sich lustig | Fremde reden/lästern über mich |

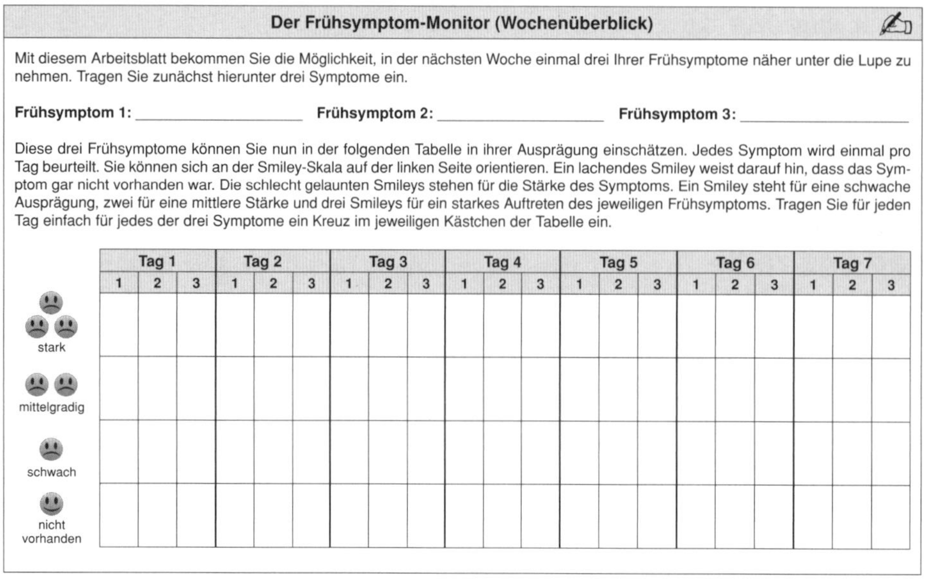

**Der Frühsymptom-Monitor (Wochenüberblick)**

Mit diesem Arbeitsblatt bekommen Sie die Möglichkeit, in der nächsten Woche einmal drei Ihrer Frühsymptome näher unter die Lupe zu nehmen. Tragen Sie zunächst hierunter drei Symptome ein.

**Frühsymptom 1:** ____________ **Frühsymptom 2:** ____________ **Frühsymptom 3:** ____________

Diese drei Frühsymptome können Sie nun in der folgenden Tabelle in ihrer Ausprägung einschätzen. Jedes Symptom wird einmal pro Tag beurteilt. Sie können sich an der Smiley-Skala auf der linken Seite orientieren. Ein lachendes Smiley weist darauf hin, dass das Symptom gar nicht vorhanden war. Die schlecht gelaunten Smileys stehen für die Stärke des Symptoms. Ein Smiley steht für eine schwache Ausprägung, zwei für eine mittlere Stärke und drei Smileys für ein starkes Auftreten des jeweiligen Frühsymptoms. Tragen Sie für jeden Tag einfach für jedes der drei Symptome ein Kreuz im jeweiligen Kästchen der Tabelle ein.

| | Tag 1 | | | Tag 2 | | | Tag 3 | | | Tag 4 | | | Tag 5 | | | Tag 6 | | | Tag 7 | | |
|---|---|---|---|---|---|---|---|---|---|---|---|---|---|---|---|---|---|---|---|---|---|
| | 1 | 2 | 3 | 1 | 2 | 3 | 1 | 2 | 3 | 1 | 2 | 3 | 1 | 2 | 3 | 1 | 2 | 3 | 1 | 2 | 3 |
| stark | | | | | | | | | | | | | | | | | | | | | |
| mittelgradig | | | | | | | | | | | | | | | | | | | | | |
| schwach | | | | | | | | | | | | | | | | | | | | | |
| nicht vorhanden | | | | | | | | | | | | | | | | | | | | | |

**Abbildung 11:** Arbeitsblatt „Der Frühsymptom-Monitor (Wochenüberblick)"

den Ausprägungsgrad und dessen Veränderung bei einem wichtigen Frühsymptome zu protokollieren (Arbeitsblatt 3.3 bzw. 3.4: Der Frühsymptom-Monitor: Wochenüberblick bzw. Monatsüberblick, vgl. Abb. 11). Die Hausaufgabe eignet sich ebenso zur Besprechung von Schwierigkeiten bei der Durchführung, darüber hinaus auch für eine fortführende Bearbeitung der Thematik im Rahmen von Einzelsitzungen.

Insgesamt ist bei der Aufgabenstellung auf die Fähigkeit zur kognitiven Differenzierung zu achten. Gegebenenfalls kann die Aufgabe durch die Reduzierung auf zwei Dimensionen (leicht/schwer) vereinfacht werden.

## 6.4.2 Zeitlicher Abstand

Frühsymptome haben unterschiedliche zeitliche Verläufe und unterschiedliche Schweregrade. Daraus ergeben sich unterschiedliche Einschränkungen der Selbsthilfemöglichkeiten sowie unterschiedliche Notwendigkeiten professioneller Hilfe.

Der zeitliche Verlauf wird für einen Zeitraum von vier Wochen bestimmt, der sich in der bisherigen Psychose-Behandlung bewährt hat. Das Arbeitsblatt 3.5 (Mein Zeitstrahl: Abstand zwischen Früh-

warnzeichen und Rückfall) verdeutlicht dies und bezieht das Vorhandensein von Restsymptomen mit ein.

### Einführung: Zeitlicher Abstand

Zur Erklärung der Gruppenaufgabe wird zunächst erneut ein Ausschnitt aus der Videodatei „Frühsymptome" von der beiliegenden DVD gezeigt: In Kapitel 3 der Videodatei („Erarbeitung eines beispielhaften Zeitstrahls") ist dargestellt, wie die Frühsymptome der Teilnehmerin im zeitlichen Verlauf auf Karteikarten an einer Stellwand angeordnet werden. Abbildung 12 zeigt das Ergebnis, zu dem die Teilnehmerin aus der Videosequenz kommt, ergänzt um die Schweregrade der jeweiligen Frühsymptome. Deutlich zeigen sich „Dopplungseffekte", d. h. mehrere Frühsymptome aggravieren zugleich. Die Gruppe tauscht sich nach der Videopräsentation über Erfahrungen zu zeitlichen Verläufen aus, ebenso werden mögliche Schwierigkeiten, die bei der Erstellung eines eigenen Zeitstrahls auftreten könnten, diskutiert.

### Übung „Zeitstrahl"

Die Teilnehmer erstellen nun in Einzelarbeit ihren eigenen Zeitstrahl. Als Arbeitsgrundlage dient dafür das Arbeitsblatt 3.5 (Mein Zeitstrahl).

| Rest-symptome | Frühsymptome | | | | Akut-symptome |
|---|---|---|---|---|---|
| 5. Woche | 4. Woche | 3. Woche | 2. Woche | 1. Woche | Rückfall |
| | | Schlafstörungen | | ganz selten geschlafen | kein Schlaf |
| | | | Konzentra-tions-störungen | häufig | ständig |
| | Erschei-nungsbild | ab und zu nachlassend | | schlechte Hygiene | gar keine Hygiene mehr |
| | | Sozialer Rückzug | keine Verabredun-gen mehr | nur noch spradische Kontakte | völlige Isolation |
| | | | | Dinge auf sich beziehen | Verfolgungs-wahn |

**Abbildung 12:** Beispielhafte Anordnung für den zeitlichen Abstand der Frühwarnzeichen bis zum Rückfall

Alternativ bietet sich das eigenständige Erstellen eines Zeitstrahls mithilfe von Materialien an (z. B. DIN-A3-Papier, Wachsmalstifte, Clipart-Bildchen zur Repräsentation typischer Frühsymptome).

Im Anschluss werden die einzelnen Arbeitsblätter und individuellen Zeitstrahlen im Plenum vorgestellt. Im letzten Schritt dieser Arbeitseinheit dokumentieren die Teilnehmer auf dem Arbeitsblatt „Mein persönlicher Krisenplan" unter Punkt 5 den zeitlichen Abstand.

### 6.4.3 Umgang mit Schwierigkeiten bei der Durchführung

Die Gruppenleiter achten auf Bearbeitungsschwierigkeiten und geben individuelle Hilfen. Insgesamt ist dabei zu berücksichtigen, dass die Bewertung nach Schweregrad und zeitlichem Abstand auf dem in Kapitel 6.3 beschriebenen Modulabschnitt „Erkennen eigener Frühsymptome" aufbaut. Bestehen Schwierigkeiten und Unsicherheiten bezüglich der Erarbeitung eigener Frühsymptome, kann eine Bewertung nicht erfolgen. In diesem Fall sind folgende Unterstützungsmöglichkeiten im Gruppenprozess denkbar:
- Die Therapeuten versuchen während der Einzelarbeit zum Schweregrad und zeitlichem Abstand im Einzelkontakt die Bewertung bei einem zu explorierenden Frühsymptom anzuleiten.
- Des Weiteren explorieren die Therapeuten Schwierigkeiten beim Erkennen der eigenen Frühsymptome.
- Regelmäßige Einzelgespräche bieten dabei die beste Grundlage, die vorhandenen Schwierigkeiten zu bearbeiten.

Zu bedenken ist, dass innerhalb der Gruppe ein Eingehen auf die individuellen Schwierigkeiten nur ansatzweise möglich ist, z. T. können diese nur kurz exploriert und erkannt werden. Darüber hinaus sollte der Schwierigkeitsgrad der Aufgaben der jeweiligen Gruppe angepasst werden. Je nach Teilnehmerzusammensetzung bezüglich des Erkrankungsalters und der -häufigkeit, kognitiver Beeinträchtigungen, diagnostischer Unklarheiten und Ausprägung von Krankheitseinsicht wird die Vorgehensweise inhaltlich und methodisch angepasst. Als Varianten sind zu nennen:
- Vereinfachung durch Erarbeitung von zwei Dimensionen (leichter und schwerer Schweregrad),

- Zeitstrahl als optionales Angebot nur für einzelne Teilnehmer (Möglichkeit der Binnendifferenzierung, siehe Methodenkapitel),
- Diskussion über Krankheitseinsicht.

## 6.5 Bewältigungsmöglichkeiten

Die Ziele dieses Modulteils sind:
- Verstärkung vorhandener Kompetenzen,
- Erweiterung der individuellen Bewältigungsmöglichkeiten,
- Erhöhung der Selbsteffizienz (Wissen um die eigenen Bewältigungsmöglichkeiten und das Zutrauen, diese Möglichkeiten auch zu ergreifen),
- Einführung der Bedeutung von Barrieren bzgl. der Behandlungsbereitschaft.

### Erarbeitung von individuellen Bewältigungsmöglichkeiten

Nachdem die Teilnehmer die Fähigkeit erworben haben, eigene Frühsymptome benennen und bewerten zu können, steht als nächstes das Wissen um Abhilfemöglichkeiten im Vordergrund. Hierzu werden die im Modulbestandteil „Erkennen individueller Frühsymptome" (vgl. Kapitel 6.3) gesammelten Kärtchen mit den Frühwarnzeichen erneut verwendet. Die Teilnehmer wählen nun mithilfe von Klebepunkten bis zu vier Frühsymptome aus. Die Gruppe wird in bis zu vier Kleingruppen aufgeteilt. Für jedes Warnzeichen werden nun mittels der Kärtchentechnik konkrete Verhaltensweisen und Bewältigungsmöglichkeiten gesammelt, so dass sich die im Folgenden beschriebene weitere Bearbeitung an der Pinnwand anschließen kann.

Hat eine Kleingruppe die erste Aufgabe abgeschlossen, bekommt sie die Aufgabe, die einzelnen Bewältigungsmöglichkeiten verschiedenen Schweregraden des Frühsymptoms (leicht, mittel, schwer) zuzuordnen. Die Gruppe soll bewerten, welche Abhilfen man unter welchem Belastungsgrad noch durchführen kann. Dabei wird herausgearbeitet, was Rückfallprävention bedeutet: Während im Frühstadium bei leichten Frühsymptomen Selbsthilfe durchaus indiziert ist, wird mit wachsender Schwere und Dopplung von Frühsymptomen zunehmend Fremdhilfe erforderlich.

Die Ergebnisse der Kleingruppenarbeiten werden im Plenum vorgestellt. Die Anzahl der bearbeiteten Frühwarnzeichen kann beliebig gestaltet wer-

**Kasten 11:** Beispiele aus Gruppenarbeiten für Bewältigungsmöglichkeiten bei unterschiedlich stark ausgeprägten Frühsymptomen

| Schwere Ausprägung:<br>Starke innere Unruhe | Mittlerer Schweregrad:<br>Dinge in der Öffentlichkeit auf sich beziehen | Leichter Schweregrad:<br>Schlafstörungen, längere Einschlafphase, Alpträume, 1- bis 2-mal aufwachen |
|---|---|---|
| Was kann ich tun?<br>• mich von Leuten fernhalten<br>• mich viel bewegen<br>• Vertrauensperson soll mich zum Arzt oder ins Krankenhaus begleiten<br>• sich krankschreiben lassen | Was kann ich tun?<br>• sich gedanklich entziehen durch weghören<br>• ein Schutzschild visualisieren<br>• durchhalten und schweigen<br>• Kontakten/Menschen aus dem Weg gehen<br>• Sonnenbrille aufsetzen<br>• leise summen<br>• Walkman aufsetzen<br>• versuchen, mit jemanden zu sprechen<br>• evtl. Arzt aufsuchen<br>• Bedarfsmedikation bereithalten<br>• sich gedanklich überprüfen, Leute freundlich ansprechen | Was kann ich tun?<br>• Bad nehmen, Wärmflasche<br>• Entspannungsmusik<br>• Beruhigungstee (Kamille, Hopfen, Melisse) oder heiße Milch<br>• Lesen<br>• Schlafmedikation |

den, drei Frühsymptome sollten mindestens bearbeitet werden, um den Teilnehmern genügend konkrete Bewältigungsmöglichkeiten bereitzustellen. Kasten 11 zeigt Beispiele für erarbeitete Selbsthilfemöglichkeiten für unterschiedliche Frühwarnzeichen und Schweregrade.

Bei der Diskussion über Abhilfemöglichkeiten stellen die Gruppenleiter deutlich heraus, dass im Frühstadium bei leichten Frühsymptomen Selbsthilfe durchaus indiziert ist, während mit wachsender Schwere von Frühsymptomen Fremdhilfe zunehmend notwendig wird. Insgesamt achten die Therapeuten bei den Bewältigungsmöglichkeiten auf deren mögliche Dysfunktionalität (z. B. Alkohol, Ignorieren) und sprechen dies in der Gesamtgruppe an.

Anschließend dokumentieren die Teilnehmer auf dem Arbeitsblatt „Mein persönlicher Krisenplan" unter Punkt 3, welche Bewältigungsmöglichkeiten sie im Krisenfall ergreifen wollen.

## Kategorisierung der Bewältigungsmöglichkeiten

Zur weiteren Festigung und Erweiterung von Handlungsmöglichkeiten kann folgende Übung in der Gesamtgruppe oder in den bereits bekannten Kleingruppen durchgeführt werden: Die Teilnehmer sollen Oberbegriffe und Kategorien finden,

unter denen Bewältigungsmöglichkeiten zusammengefasst werden können. Hierfür eignet sich die Kärtchentechnik. Erfolgt die Aufgabenbearbeitung in Kleingruppen, werden die Ergebnisse anschließend im Plenum vorgestellt.

Bei der Besprechung in der Gesamtgruppe wird von den Teilnehmern meist auf Inanspruchnahme von Hilfe durch Verwandte, Bekannte und Freunde hingewiesen. Dieser Bewältigungsaspekt fällt unter den Oberbegriff „soziales Coping/soziale Unterstützung" und verweist auf die notwendige Nutzung eines sozialen Netzwerks. Derartige Lösungsvorschläge müssen generell vom Gruppenleiter bekräftigt oder bei fehlender Kategorisierung eingeführt werden. Kasten 12 zeigt ein beispielhaftes Ergebnis dieser Gruppenarbeit.

**Kasten 12:** Beispiel einer Gruppenarbeit zur Kategorisierung von Bewältigungsmöglichkeiten

> • Relativierung
> • Ablenkung
> • Bewegung
> • Medikamente
> • Erfolgserlebnisse
> • Fantasie
> • Gespräche mit Professionellen
> • soziale Unterstützung
> • innerer Abstand

Alternativ kann im Rahmen der Erarbeitung möglicher Bewältigungsformen bei Belastungen der Stressverarbeitungsfragebogen (Stressverarbeitungsfragebogen SVF 120; Erdmann & Janke, 2008) zum Einsatz kommen. Jeder Gruppenteilnehmer kann den Fragebogen ausfüllen und auswerten lassen. Die Gruppenleiter stellen die Auswertung der Fragebögen zeitnah zur Verfügung. Die Gruppenleiter haben die Möglichkeit, die Ergebnisse der einzelnen Gruppenteilnehmer von diesen persönlich identifizieren zu lassen oder die Ergebnisse jedem Einzelnen von der Gruppe zuordnen zu lassen. Anschließend werden die Vor- und Nachteile der einzelnen Fragebogendimensionen diskutiert, nach Funktionalität/Dysfunktionalität bewertet sowie alternative Verhaltensweisen aufgezeigt (vgl. das Modul „Belastungsbewältigung" in Kapitel 9).

### Hinderungsgründe für die Umsetzung von Bewältigungsmöglichkeiten

Aus der gesundheitspsychologischen Forschung ist bekannt, dass eine gesundheitsbezogene Intention nicht notwendigerweise zu angemessenem gesundheitsbezogenem Handeln führt. Diese Tatsache muss der Gruppenleiter thematisieren und nach Faktoren fragen, die eine Umsetzung der rückfallprophylaktischen Intention in geeignete Handlungen behindern. Wichtige Bereiche sind:

* Hindernisse, die in der Person des Betroffenen selbst liegen (Erwartungen, Ängste, falsche Einschätzungen etc.),
* mangelnde Bereitschaft, Kompetenz oder Verfügbarkeit von Personen aus dem sozialen Umfeld,
* Unsicherheit gegenüber dem psychiatrischen Versorgungssystem bzw. professionellen Personen aus diesem System.

Die Erarbeitung dieser Punkte im Rahmen von Gruppendiskussionen sollte am Flipchart dokumentiert werden. Sie dient als Grundlage für die nun folgenden Arbeitseinheiten: Barrieren, Behandlungsvereinbarung, Vertrauensperson.

## 6.6 Barrieren

Der fünfte Modulteil zielt darauf ab, Angst-, Schuld- und Schamgefühle abzubauen. Die Teilnehmer lernen, Bewältigungsmöglichkeiten zu erkennen und Barrieren zu reduzieren.

Das Thema „Barrieren" betrifft einen für das effektive Frühsymptom-Management sehr bedeutsamen Punkt, der die Psychodynamik dieses Prozesses berührt und ein deutliches Hinausgehen über rein psychoedukative Maßnahmen erforderlich macht. Häufig lässt sich eine Diskrepanz zwischen dem Wissen über Frühsymptome und hilfreichen Strategien einerseits und dem tatsächlichen Bewältigungsverhalten andererseits feststellen. Barrieren, die im Hinblick auf eine effektive Rückfallvorbeugung hinderlich sein könnten, und Möglichkeiten der Überwindung sollen thematisiert werden, um die individuellen Bewältigungsmöglichkeiten zu erweitern, die Risiken und Chancen der eigenen habituellen Bewältigungspräferenzen deutlich zu machen und letztlich die Selbsteffizienz der Gruppenteilnehmer zu erhöhen.

Ein besonderes Problem besteht bei affektiven/schizoaffektiven Psychosen. Gruppenteilnehmer mit diesem Störungsbild sind beim Frühsymptom-Management damit konfrontiert, dass eine positive Veränderung in Stimmungslage und Antrieb potenziell einen Rückfall bedeuten kann. Dabei stellt gerade nach längeren Phasen gedrückter Stimmung eine positive Veränderung (z. B. entspanntes Wohlbefinden) für die Betroffenen einen lang ersehnten Zustand dar, der nicht als gefährlich eingeschätzt wird. Vielmehr soll dieser Zustand erhalten bleiben und Zweifel werden daher ausgeblendet. Die Hypomanie kann sich leicht in eine ausgeprägte manische und/oder psychotische Phase steigern, bei der die Behandlungseinsicht zunehmend abnimmt und nicht selten freiheitsentziehende Maßnahmen notwendig werden. Für diesen Sonderfall sollen zur Rückfallvorbeugung Verhaltensweisen aufgebaut werden, die weitere Stimmungssteigerungen begrenzen und/oder reduzieren.

### „Gute" Gründe für Barrieren

Eröffnet wird das Thema durch eine der nachfolgenden Fragen zu möglichen Barrieren im Gruppengespräch: Welche „guten Gründe" könnte es geben, Frühsymptome besser zu ignorieren und keine Sofortmaßnahmen zu ergreifen? Was kann mich abhalten, bei Frühsymptomen angemessen zu reagieren? Die Antworten werden mithilfe der Kärtchentechnik festgehalten.

Anschließend werden die „guten Gründe" in der Gruppe ausführlich besprochen und am Flipchart dokumentiert. Dabei wird den Teilnehmern die Möglichkeit gegeben, über die Erfahrungen zu sprechen, die zum Aufbau ihrer Barrieren geführt haben.

**Kasten 13:** Beispiel einer Gruppenarbeit zu „guten" Gründen von Barrieren

---

*Was kann mich davon abhalten, mir Hilfe zu suchen?*

*1. Angst, mich auszuliefern:*

*– Angst, die Selbstkontrolle aufzugeben*

*– man will alleine zurechtkommen*

*– Angst vor Einweisung ins Krankenhaus*

*– Angst, Medikamente nehmen zu müssen*

*2. Angst vor der Reaktion der anderen:*

*– Angst vor Vorwürfen*

*– Angst vor Verständnislosigkeit*

*– Angst, nicht ernst genommen zu werden*

*– Schamgefühl gegenüber dem Nächsten*

*– Angst, den anderen zu belasten*

*– man will nicht, dass andere sich sorgen*

*3. Es sich selbst nicht eingestehen*

*4. Unwissenheit*

---

Alternativ können Fallberichte zum Thema Barrieren verwendet werden. Auf den zwei Arbeitsblättern 3.6a und 3.6b finden sich zwei unterschiedliche schriftliche Dialoge, in denen ein Betroffener seiner Therapeutin über einen Rückfall berichtet. In Kleingruppen werden die Barrieren eines Fallbeispiels diskutiert, auf Kärtchen dokumentiert und die Ergebnisse im Plenum zusammengetragen. Nach der Auswertung der Fallberichte wird den Teilnehmern ausreichend Zeit gegeben, über die Erfahrungen zu sprechen, die zur Entstehung ihrer Barrieren geführt haben.

Die Gruppenleiter unterstützen die Diskussion mit einer Haltung, die deutlich macht, wie nachvollziehbar die jeweiligen Barrieren als Verhaltensweisen sind. Eine Pro-und-Contra-Diskussion findet zu einem späteren Zeitpunkt statt.

## Sonderfall hypomanische Symptome

Für den Sonderfall der hypomanischen Befindlichkeitsveränderungen geben die Gruppenleiter eine kurze Einführung in hypomanische Symptome und erfragen potenziell erarbeitete Frühwarnzeichen in der Gruppe. Die Gruppe diskutiert die Frage „Was kann mich hindern, diese Warnzeichen als Früh-

symptome zu erkennen?" und tauscht eigene Erfahrungen aus. Die Gruppenleiter dokumentieren die einzelnen Barrieren bei hypomanischen Symptomen auf Kärtchen und an der Stellwand (vgl. Kasten 14).

**Kasten 14:** Beispiel für Barrieren bei hypomanischen Symptomen

---

*Was kann mich davon abhalten, mir bei hypomanischen Symptomen Hilfe zu suchen?*

*• die gute Stimmung nach langer depressiver Phase nicht wieder verlieren wollen*

*• ich habe gar nicht gemerkt, dass ich ein Problem habe*

*• nicht mehr Medikamente nehmen müssen und erneut gedämpftere Stimmung zu haben*

*• ich will auch mal besser drauf sein*

*• den neuen Schwung ohne Anstrengung genießen wollen*

---

Des Weiteren heben die Therapeuten die besondere Bedeutung standardisierter Selbstbeobachtung sowie den Einbezug von Vertrauenspersonen bei der Bewertung der eigenen Stimmungslage hervor. Die Erarbeitung einzelner Bewältigungsmöglichkeiten wird später thematisiert.

## Pro/Contra-Übung zur Überwindung von Barrieren

Die Gesamtgruppe wählt eine Barriere zur genaueren Betrachtung aus und teilt sich für die Aufgabenstellung in zwei Gruppen. Die erste Gruppe soll gute Argumente/Gründe für das Nichthandeln bei Frühsymptomen sammeln (z. B. für die Barriere „Angst, die Arbeit zu verlieren"). Die zweite Gruppe sammelt Argumente für die Überwindung der Barriere, exploriert also, weshalb es sich dennoch lohnt, bei Frühsymptomen aktiv zu werden. Beiden Gruppen wird zur Sammlung der Argumente ca. 5 bis 10 Minuten Zeit gegeben, danach tauschen die Gruppen ihre Pro- und Contra-Argumente gegenseitig aus und diskutieren. Zur Aktivierung der Gruppen bietet es sich an, diese im Stehen diskutieren zu lassen. Nach dem Austausch fragen die Leiter die jeweiligen Gruppen, welches Argument für sie am überzeugendsten war. Das Einbringen eigener Erfahrungen der Gruppenteilnehmer wird durchgehend von den Gruppenleitern angeregt und in der Dis-

kussion immer wieder erfragt. Die Therapeuten
achten bei der Gruppeneinteilung auf eine ausge-
glichene Verteilung „aktiver", eher diskussions-
freudiger Teilnehmer. Mithilfe der Pro/Contra-
Übung können mehrere Barrieren bearbeitet
werden, die Anzahl und zeitliche Aufeinander-
folge wird nach Belastbarkeit und Interesse der
Gruppe geplant.

Bei der Bearbeitung von Barrieren werden die
Therapeuten mit realistischen Ängsten und Sorgen
konfrontiert. Die Angst, keinen Einstieg ins Be-
rufsleben zu finden, ist eine ernst zu nehmende Re-
alität. Das Aufdecken von falschen Einschätzungen (z. B. „mit 25 Jahren ist für mich keine
berufliche Perspektive mehr möglich") ist ein
wichtiger Punkt, aber auch das Aufzeigen von Perspektiven trotz gesellschaftlicher Realitäten (z. B.
Schilderung von Verläufen bekannter Patienten,
Möglichkeiten der Qualifizierung in Richtung des
allgemeinen Arbeitsmarktes, Dauer der Erwerbs-
tätigkeit) ist von Bedeutung. Die Umsetzung der
Perspektive ist jedoch abhängig von der Gesundheit der Gruppenteilnehmer und damit u. a. natürlich auch vom erlernten Frühsymptom-Management.

## Aufbau von Bewältigungsmöglichkeiten und Reduktion von Barrieren

Als nächstes sucht die Gruppe nach Maßnahmen,
die eine Reduzierung der Hindernisse bewirken
(„Problemlösen"). Die Arbeit erfolgt im Plenum
oder in Kleingruppenarbeit. Bei der Bearbeitung
der Aufgabe im Plenum werden mögliche Antworten zu der Frage „Was kann ich tun, um das Hindernis loszuwerden?" anhand eines Barrierebei-
spiels am Flipchart gesammelt (vgl. Kasten 15).
In der Kleingruppenarbeit wird hingegen an verschiedenen Barrieren gearbeitet. Hier können ge-
stalterische Elemente einfließen, indem jede
Gruppe selbst ein einzelnes Blatt des Flipcharts,
z. B. mit Edding oder Wachsmalstiften, zu einer
Barriere anlegt. Danach erfolgt eine Vorstellung
der Flipchartblätter im Plenum.

Die Gruppenleiter achten bei den Bewältigungsmöglichkeiten erneut auf deren hilfreichen Charakter und beziehen sich auf die Ergebnisse der
Pro/Contra-Diskussion. Des Weiteren wird auch
hier die Bedeutung der sozialen Unterstützung zur
Reduktion von Barrieren als besonders hilfreich
eingeführt.

**Kasten 15:** Beispiel für gesammelte Bewältigungsmöglichkeiten bei der Barriere „Angst, die Arbeit
zu verlieren"

> *Was kann ich tun, die Barriere „Angst, Arbeit zu ver-*
> *lieren" abzubauen?*
> * *bei Frühsymptomen auf der Arbeit Vertrauensge-*
>   *spräch suchen*
> * *vorübergehend mehr Medikamente bei früher Ein-*
>   *gliederung ins Arbeitsleben*
> * *zu spätes Handeln führt zu noch längerer berufli-*
>   *cher Pause und erhält nicht den Job*
> * *mit dem Arzt Medikamente abwägen*
> * *Selbsthilfegruppe um Rat fragen*
> * *sich etwas gönnen (z. B. Ruhe, gutes Essen)*
> * *das Positive betrachten/bedenken*
> * *wenn ich bei Frühsymptomen handle, bleibt das*
>   *Vertrauen zum Chef erhalten*

## Sonderfall hypomanische Symptome

Wählt eine Gruppe oder Kleingruppe den Sonderfall der hypomanischen Befindlichkeitsveränderungen (vgl. Kasten 16), verdeutlichen die Gruppenleiter bei der Ergebnisbesprechung folgende
Punkte:
* die Notwendigkeit eines sehr frühen Reagierens
  auch auf sehr schwache Frühsymptome, wenn
  die Möglichkeit einer hypomanischen Entwicklung bekannt ist,
* eine verstärkte Sensibilisierung von Personen
  des sozialen Umfeldes für diese Problematik.
  Dies sollte v. a. bei der Gewinnung und Instru-
  ierung der Vertrauensperson sowie bei der Besprechung der Behandlungsvereinbarung berücksichtigt werden.

**Kasten 16:** Beispiel für gesammelte
Bewältigungsmöglichkeiten bei hypomanischen
Symptomen

> *Was kann ich bei hypomanischen Symptomen tun?*
> * *Tagesabläufe und -rhythmen beibehalten, Aktivitä-*
>   *ten reduzieren*
> * *nicht alleine ausgehen*
> * *evtl. gegengeschlechtliche Verabredungen verschieben*
> * *spezielle Körperempfindungen vermeiden, nicht tan-*
>   *zen oder schwimmen gehen*
> * *schöne Landschaften vermeiden*
> * *Vertrauenspersonen mit einbeziehen*
> * *Arzttermin vereinbaren*

Grundsätzlich achten die Gruppenleiter auf die Bewertung der Maßnahmen hinsichtlich der Kategorien hilfreich/nicht hilfreich.

## 6.7 Behandlungsvereinbarung

Der Modulbestandteil „Behandlungsvereinbarung beinhaltet folgende Ziele:
* Reduktion von Angst/Unsicherheit,
* Aufbau einer vertrauensvollen Arzt-Patient-Beziehung,
* Aufbau von effektiven Verhaltensweisen im Krisenmanagement mit dem Arzt,
* Erhöhung der Selbsteffizienz speziell im Kontakt mit dem behandelnden Arzt.

Spätestens beim Modulbestandteil „Barrieren" (vgl. Abschnitt 6.6) wurde deutlich, dass viele Psychose-Erkrankte aufgrund ihrer Erfahrungen ein Misstrauen entwickelt haben, das im Hinblick auf die Bewältigung präpsychotischer Krisen hinderlich ist. Negative Erfahrungen sind den Betroffenen meist sehr präsent. Über Wünsche bezüglich des Arztkontaktes wird eher selten gesprochen, ganz zu schweigen davon, den Arztkontakt als eine Art Dienstleistung anzusehen. Die Gruppenteilnehmer werden darin unterstützt, sich zum einen ihrer Wünsche bewusst zu werden und zum anderen ihre Handlungsmöglichkeiten bei der Gestaltung des Arztkontaktes zu erkennen, wahrzunehmen und zu erleben.

### Tipps für ein Arztgespräch

Im Gruppengespräch werden zunächst sowohl die Befürchtungen als auch die Wünsche der Teilnehmer zusammengetragen, welche sie bei vorhandenen Frühsymptomen bezüglich des Arztverhaltens haben. Die Ergebnisse werden am Flipchart festgehalten.

**Kasten 17:** Beispiel einer Gruppenarbeit zu „Tipps für ein Arztgespräch"

Tipps und Inhalte für ein Arztgespräch:
* den Arzt über meine Frühsymptome informieren
* über meine Befürchtungen sprechen
* über meine Wünsche sprechen
* den Arzt fragen, wie er sich verhalten würde, wenn ich ihm von Frühsymptomen erzähle
* zusammen mit dem Arzt den größten gemeinsamen Nenner suchen

Als Vorbereitung für ein Rollenspiel und ein daran anschließendes Verhaltensexperiment formuliert die Gruppe „Tipps für ein Arztgespräch", wobei dieses Gespräch eine Behandlungsvereinbarung zwischen Patient und Arzt zum Ziel haben soll. Hier werden effektive Verhaltensweisen im Arztkontakt erarbeitet (vgl. Kasten 17).

### Rollenspiel und Verhaltensexperiment

In einem anschließenden Rollenspiel wird ein derartiges Arztgespräch simuliert. Die Therapeuten achten bei der Durchführung des Rollenspiels darauf, dass beide Rollenspieler versuchen einen Kompromiss zu finden. Nur so kann das Ziel, eigene effektive Verhaltensweisen in Krisensituationen zu erinnern und anzuwenden, verfolgt werden. In der Nachbesprechung fassen die Therapeuten die Verhaltensweisen, die Einfluss auf ärztliches Verhalten nehmen können, noch einmal zusammen und ergänzen die „Tipps für ein Arztgespräch".

Ist die Durchführung eines Rollenspiels eine zu große Anforderung, kann auf Textvorlagen, die als Gesprächsgrundlage dienen, zurückgegriffen werden: Arbeitsblätter 3.7a und 3.7b enthalten zwei unterschiedliche Arzt-Patient-Dialoge. Anhand des Arbeitsblattes 3.8 kann eine Auswertung dieser zwei Situationen vorgenommen werden.

Die Teilnehmer werden ermuntert, in der Zeit bis zur nächsten Gruppensitzung bzw. innerhalb eines abgesprochenen Zeitraums mit ihrem behandelnden Arzt ein Behandlungsvereinbarungsgespräch zu führen (Verhaltensexperiment).

### Vereinbarungstext

Zum Abschluss dieser Arbeitseinheit kann ein Vereinbarungstext entworfen werden, der Folgendes festhalten sollte:
* die Verpflichtung des Teilnehmers, über seine Frühsymptome frühzeitig, wahrheitsgemäß und genau zu berichten,
* der Zeitpunkt im Verlauf der prodromalen Entwicklung, bei dem Übereinkunft besteht, dass der Arzt verpflichtet ist, aktiv zu werden,
* die Maßnahmen, die in Frage kommen (z. B. Medikationsanpassung, Veranlassung einer Krankenhausaufnahme, u. a.),
* die Bereitschaft des Teilnehmers, diese Maßnahmen zu akzeptieren.

Diese Vereinbarung sollte beim nächsten Arztbesuch vom Teilnehmer und vom Arzt unterschrieben werden.

## 6.8 Vertrauensperson

Der siebte Modulteil verfolgt folgende Ziele:
- Verstärkung bzw. Aufbau einer vertrauensvollen Beziehung der Gruppenteilnehmer zu einer nicht professionellen Person ihrer Wahl,
- Erhöhung der Soziabilität des Frühsymptom-Managements.

Die Bedeutung des sozialen Copings wurde in Kapitel 6.5 bereits ausgeführt. Bezüglich des Frühsymptom-Managements ist bekannt, dass Angehörige, Freunde und gute Bekannte Frühsymptome oft eher wahrnehmen als die Betroffenen selbst. Dies kann gewinnbringend in die Unterstützung der Betroffen bei Rückfällen einfließen, wenn das soziale Engagement angenommen werden kann und eine Vertrauensbasis besteht.

### Tipps für ein Gespräch mit der Vertrauensperson

Falls die Teilnehmer bei dem Thema „Bewältigungsmöglichkeiten" Strategien von hoher Soziabilität, wie z. B. „mit einer vertrauten Person ein Gespräch führen", genannt haben, so bietet es sich an, das Thema „Vertrauensperson" einzuleiten, indem auf die Erfahrungen der Teilnehmer bei der Suche nach Unterstützung zurückgegriffen wird.

**Kasten 18:** Gruppenergebnis mit Tipps und Inhalten für das Gespräch mit einer Vertrauensperson

Tipps und Inhalte für das Gespräch mit meiner Vertrauensperson:
- die Vertrauensperson über meine Frühsymptome informieren
- meine Erwartungen gegenüber der Vertrauensperson deutlich sagen
- Person fragen, ob sie Vertrauensperson sein will
- Vertrauensperson fragen, inwieweit sie meine Erwartungen in Krisensituationen erfüllen will und kann

Im nächsten Schritt werden die Wünsche der Teilnehmer an ihre bzw. an eine potenzielle Vertrauensperson am Flipchart in Form einer Dokumentation zusammengetragen. Ähnlich wie bei dem vorangehenden Modulbestandteil zur Behandlungsvereinbarung werden als nächstes „Tipps für ein Gespräch mit meiner Vertrauensperson" als Vorbereitung für ein Rollenspiel und das daran anschließende Verhaltensexperiment formuliert (vgl. Kasten 18).

### Rollenspiel und Verhaltensexperiment

In einem anschließenden Rollenspiel wird das Gespräch mit einer Vertrauensperson simuliert. Alternativ können zur Einführung des Rollenspiels zwei Textvorlagen verwendet werden (Arbeitsblätter 3.9a und 3.9b), die unterschiedliche Dialoge zwischen einer Patientin und ihrer Vertrauensperson enthalten. Zur Auswertung der zwei Gesprächssituationen kann Arbeitsblatt 3.10 verwendet werden.

Aufgabe der Therapeuten in dieser Phase ist es, die Kriterien für eine Vertrauensperson zu thematisieren. Wesentliche Kriterien sind:
- räumliche und zeitliche Verfügbarkeit,
- persönliche Kompetenz,
- Bereitschaft sich Kompetenzen anzueignen (z. B. in Angehörigengruppen, Informationsveranstaltungen, Lektüre von Literatur),
- generelle Bereitschaft zur Übernahme dieser Rolle.

Die Teilnehmer werden auch hier ermuntert, sich in der Zeit bis zur nächsten Gruppensitzung bzw. innerhalb eines abgesprochenen Zeitraums Gedanken über in Frage kommende Vertrauenspersonen zu machen und/oder mit ihrer Vertrauensperson ein Gespräch über die eigenen Wünsche zu führen (Verhaltensexperiment). Die Vertrauenspersonen werden dann auf dem Arbeitsblatt „Mein persönlicher Krisenplan" eingetragen.

## 6.9 Krisenplan

Das Modul Frühsymptome schließt mit der Erstellung eines Krisenplans (mithilfe des Arbeitsblattes „Mein persönlicher Krisenplan") ab, den jeder Teilnehmer für sich persönlich ausfüllt. Folgende Aspekte sind im Krisenplan zusammengefasst:
1. Meine wichtigsten Frühsymptome.
2. Kontakt aufnehmen zu jemanden, der mich ernst nimmt, aber selbst nicht nervös wird (professionelle und private Vertrauensperson; dieser Punkt kann zunächst auch ausgelassen und später ergänzt werden, vgl. Kapitel 6.8).

3. Für Entlastung sorgen/Bewältigungsmaßnahmen ergreifen.
4. Welche Hindernisse oder Barrieren können mir im Weg stehen?
5. Wie viel Zeit zum Handeln bleibt mir bis zu einem kompletten Rückfall?

Die Erstellung des Krisenplans kann entweder in Form einer „Ergebniszusammenfassung" erfolgen, bei der der Plan zum Abschluss des Moduls ausgefüllt wird oder mit einem sukzessiven Vorgehen im Laufe der Moduldurchführung. Gleich bleibt in beiden Fällen die grundlegende Vorgehensweise: Den Teilnehmern wird der Inhalt des Krisenplans vorgestellt, das Ausfüllen des Arbeitsblattes selbst erfolgt immer in Einzelarbeit, jeder bearbeitet seinen persönlichen Krisenplan.

Soll der Krisenplan komplett zum Ende des Moduls ausgefüllt werden, sollten die in den vorangehenden Gruppensitzungen erarbeiteten Ergebnisse zugänglich sein (Flipcharts über Frühsymptome, Abgrenzungskriterien, Bewältigungsmöglichkeiten, Barrieren etc.). Im Anschluss an die Bearbeitung gehen die Teilnehmer die einzelnen Punkte nacheinander gemeinsam durch.

Bei der sukzessiven Vorgehensweise wird jeweils zum Abschluss der Modulbestandteile „Frühsymptome", „zeitlicher Abstand zum Rückfall", „Bewältigungsmöglichkeiten" und „Barrieren" der entsprechende Punkt auf dem Krisenplan ausgefüllt (vgl. Kapitel 6.3 und 6.4) und besprochen.

Haben alle Teilnehmer mit ihrer Einzelarbeit abgeschlossen, werden Möglichkeiten bezüglich des Umgangs mit dem persönlichen Krisenplan besprochen: Wo wollen Sie den Krisenplan aufbewahren? Was könnte Ihnen helfen, in Krisenzeiten an den Krisenplan zu denken? Aus unserer Sicht erhöht eine konkrete Umgangsregelung die Verwendung in Krisenzeiten, auch zu Behandlungsende kann das Abfragen der Handhabung in Einzelgesprächen wiederholt werden.

## 6.10 Durchführung des Moduls in Form von Tagesseminaren

Tabelle 21 stellt die Durchführung des Moduls „Frühsymptome und Rückfallprophylaxe" als Kompaktseminar vor.

**Tabelle 21:** Beispielhafte Darstellung, wie das Modul „Frühsymptome und Rückfallprophylaxe" in Form eines zweitägigen Kompaktseminars durchgeführt werden kann

| Tag 1 | | |
|---|---|---|
| **Zeiten** | **Inhalte** | **Materialien** |
| **8.30 bis 09.45 Uhr** | **Definition von Frühsymptomen, Erkennen eigener Frühsymptome, Krisenplan 1** | |
| 15 Min. | Wissenstest, Fragen, Tagesübersicht | Evaluationsbogen 3.1, Präsentationsmaterial M3, Flipchart |
| 15 Min. | Einführung in das Thema Frühsymptome im Plenum anhand von Teilnehmererfahrungen und Fallbeispielen, Erarbeitung der Merkmale der Frühwarnzeichen im Plenum, Abgrenzung zu Befindlichkeitsschwankungen, Akutsymptomen und Restsymptomen | Präsentationsmaterial M3 Flipchart Infoblatt 3.1 |
| 15 Min. | Paar-Interview: Erarbeitung individueller Frühsymptome | Karteikarten (A4/A5) |
| 20 Min. | Vorstellung der eigenen Frühwarnzeichen im Plenum, ggf. Korrektur, Kategorisierung der Frühsymptome in ggf. zwei Kleingruppen | Karteikarten (A4/A5) |
| 10 Min. | Eintragung der eigenen Frühwarnzeichen in den persönlichen Krisenplan | Arbeitsblatt 3.1, Infoblätter 3.2 und 3.3 |

**Tabelle 21:** (Fortsetzung)

| Tag 1 | | |
| --- | --- | --- |
| **Zeiten** | **Inhalte** | **Materialien** |
| 15 Min. Pause | | |
| **10.00 bis 11.30 Uhr** | **Schweregrade, Zeitlicher Abstand, Krisenplan 2** | |
| 15 Min. | Einführung: Differenzierung unterschiedlicher Schweregrade | Videosequenz auf der beiliegenden DVD: Kapitel 1: Erarbeitung von Schweregraden bei Frühwarnzeichen |
| 15 Min. | Einzelarbeit Abstufung der individuellen Frühsymptome | Arbeitsblatt 3.2 |
| 15 Min. | Besprechung einzelner Beispiele im Plenum, Einführung in die Hausaufgabe („Der Frühsymptom-Monitor) | Arbeitsblatt 3.3 oder 3.4 |
| 15 Min. Pause | | |
| 15 Min. | Einführung: Zeitlicher Abstand | Videosequenz auf der beiliegenden DVD: Kapitel 3: Erarbeitung eines beispielhaften Zeitstrahls |
| 15 Min. | Übung „Zeitstrahl", Vorstellung einiger Beispiele, Eintrag in den persönlichen Krisenplan (Punkt 4) | Arbeitsblatt 3.5, Stellwand, Arbeitsblatt 3.1 |
| 90 Min. Mittagspause | | |
| **13.00 bis 14.30 Uhr** | **Bewältigungsmöglichkeiten, Krisenplan 3** | |
| 15 Min. | Aktivierende Übung, offene Fragen, Einführung in das Thema Bewältigung, Auswahl von 3 bis 4 Frühsymptomen aus den von den Teilnehmern erarbeiteten individuellen Frühsymptomen mithilfe von Klebepunkten | Kärtchen mit den erarbeiteten individuellen Frühsymptomen (siehe oben), Klebepunkte Pinnwand |
| 20 Min. | Gruppenarbeit: Bewältigungsmöglichkeiten für Frühsymptome erarbeiten (1 Frühsymptom pro Gruppe) | Karteikarten (A4/A5) |
| 20 Min. | Vorstellen der Ergebnisse im Plenum, Korrektur | Stellwand |
| 30 Min. | Kategorisierung der Bewältigungsmöglichkeiten im Plenum, Diskussion, Eintrag der persönlichen Bewältigungsstrategien in den Krisenplan (Punkt 3) | Protokoll der Oberbegriffe auf Karteikarten (A4/A5) Arbeitsblatt 3.1 |
| 05 Min. | Abschluss, Tagesevaluation | Evaluationsbogen „Tagesbewertung" |

**Tabelle 21:** (Fortsetzung)

| Tag 2 | | |
|---|---|---|
| **Zeiten** | **Inhalte** | **Materialien** |
| **8.15 bis 9.45 Uhr** | **Barrieren 1** | |
| 10 Min. | Tagesübersicht, Einführung: „Gute" Gründe für Barrieren | Präsentationsmaterial M3 |
| 20 Min. | Kleingruppenarbeit zur Ableitung und Erfassung von Barrieren | Arbeitsblätter 3.6a, 3.6b Karteikarten (A4/A5) |
| 30 Min. | Vorstellung der Ergebnisse im Plenum, Erfahrungsaustausch, Thematisierung hypomanischer Symptome | Stellwand |
| 30 Min. | Pro-/Contra-Übung zur Überwindung von Barrieren (5 min), Diskussion und Erfahrungsaustausch | Karteikarten (A4/A5) |
| 15 Min. Pause | | |
| **10.00 bis 11.30 Uhr** | **Barrieren 2, Krisenplan 4** | |
| 15 Min. | Wahl von 3 bis 4 Barrieren aus den von den Teilnehmern erarbeiteten Barrieren mithilfe von Klebepunkten, Bildung von Kleingruppen | Kärtchen mit den erarbeiteten Barrieren (siehe oben), Klebepunkte |
| 30 Min. | Kleingruppenarbeit „Aufbau von Bewältigungsmöglichkeiten und Reduktion von Barrieren" | Karteikarten (A4/A5) oder Flipchartblatt |
| 30 Min. | Vorstellung im Plenum und Diskussion | Stellwand |
| 15 Min. | Persönliche Barrieren in Einzelarbeit in den Krisenplan (Punkt 4) eintragen | Arbeitsblatt 3.1 |
| 90 Min. Pause | | |
| **13.00 bis 14.30 Uhr** | **Behandlungsvereinbarung, Vertrauensperson** | |
| 05 Min. | Aktivierende Übung, Fragen, Einführung in die Themen Arzt-Patient-Beziehung und Vertrauensperson, Erfahrungsaustausch | -- |
| 30 Min. | Arbeit im Plenum: Befürchtungen/Wünsche bezüglich Arztverhalten und Vertrauensperson, Ableitung von Tipps für Gespräch mit dem Arzt und der Vertrauensperson | Flipchart |
| 40 Min. | Rollenspiel: Mit dem Arzt bzw. der Vertrauensperson über Frühwarnzeichen sprechen | ggf. Arbeitsblätter 3.7a, 3.7b, 3.8 bzw. 3.9a, 3.9b, 3.10 |
| 15 Min. | Abschluss und Feedbackrunde, Evaluation | Evaluationsbogen „Tagesbewertung", Evaluationsbögen 3.2 und 3.3 |

# Kapitel 7

## Modul 4: Medikamente

| Übersicht über die Bestandteile des Moduls „Medikamente" |
|---|
| • Erfassung des Wissensstands und Psychoedukation<br>• Einstellungen und Vorurteile<br>• Erkennen von Nebenwirkungen<br>• Bewältigung von Nebenwirkungen<br>    – neuroleptikabedingte Müdigkeit<br>    – Gewichtszunahme<br>    – innere Unruhe als Nebenwirkung<br>    – Optional: Beeinträchtigung der Sexualfunktion als Nebenwirkung<br>• Arztgespräch<br><br>Für die Bearbeitung der genannten Inhalte werden etwa 6 bis 8 Einheiten à 90 Minuten benötigt (je nach Zeit, die in das Thema „Nebenwirkungen" investiert wird). |

## 7.1 Hintergrund

Das Thema Medikamente nimmt in jedem psychoedukativen Programm eine bedeutsame Stellung ein. Eine ausreichende Medikamenten-Compliance ist eine unabdingbare Voraussetzung für eine langfristig effektive Prävention psychotischer Rezidive. Deswegen wird im Rahmen der Informationsvermittlung viel Zeit investiert, den Betroffenen die Wirkungsweise der antipsychotischen Medikation nahezubringen und sie von der Notwendigkeit der langfristigen Einnahme zu überzeugen. Auf der anderen Seite wird man in der Praxis damit konfrontiert, dass ca. 40 bis 60 % der Betroffenen die Medikamente unregelmäßig nehmen oder gar absetzen. Dies betrifft ebenso Erkrankte, die über die relevanten Informationen zum Thema Medikamente bereits verfügen. Im Rahmen unserer Psychose-Gruppen fiel uns auf, dass das Thema Medikamente bei der Themen- und Fragensammlung sehr häufig an erster Stelle stand. Meist geht es um die Aspekte der Nebenwirkungen oder mögliche Schäden durch die Medikamente. Es wird deutlich, dass dieses Thema selten neutral, sondern in den meisten Fällen negativ konnotiert angegangen wird. Antipsychotika stehen für Akutbehandlung, die für viele mit traumatisch empfundenen Erlebnissen (Zwangseinweisung, hochdosierte Behandlung, starke Neben-

wirkungen etc.) verknüpft ist. Darüber hinaus wird eine Medikamenteneinnahme stark mit einer noch vorhandenen Erkrankung assoziiert, was in der Wahrnehmung vieler Betroffener einer erfolgreichen Gesundung (häufig operationalisiert als Rückkehr in ein „normales" Leben) entgegensteht. Die daraus resultierende Einstellung ist bei der Mehrzahl der Betroffenen skeptisch bis ablehnend. Daher ist es aus unserer Sicht sehr wichtig, nicht nur Kenntnisse über Psychopharmaka zu vermitteln. Vielmehr ist es erforderlich, sich mit den Kompetenzen und Einstellungen der Betroffenen gegenüber der medikamentösen Behandlung auseinanderzusetzen und ihre Bewältigungsfertigkeiten bezüglich der unterschiedlichen mit Medikamenten verbundenen Schwierigkeiten (z. B. langfristige Nebenwirkungen) zu verbessern. Dabei ist es wichtig, gerade den Bedenken und kritischen Gedanken, die aus der Gruppe kommen, ausreichend Beachtung zu schenken. Im Sinne einer umfassenden Gesundheitsorientierung sollte das Thema Medikamente letztlich als ein Baustein gesehen werden, der bei richtiger Handhabung die Auswirkungen von Krankheit reduziert und den Aufbau unterschiedlicher, v. a. psychischer und sozialer Aspekte von Gesundheit, fördert. Zur kritischen Auseinandersetzung mit langfristiger neuroleptischer Medikation sei auf den Artikel von Aderhold (2007) verwiesen.

## 7.2 Erfassung des Wissensstands und Psychoedukation

Im ersten Modulteil soll zunächst der Wissenstand der Teilnehmer erfasst werden. Anschließend wird das bereits vorhandene Wissen durch einen Experteninput ergänzt.

### Sammlung von Fragen

Der Gruppenleiter stellt der Gruppe folgende Leitfrage: „Was für Fragen stellen Sie sich manchmal in Bezug auf Medikamente und/oder was würden Sie darüber wissen wollen?“ Die Stichpunkte, die aus dem Plenum kommen, werden auf Kärtchen gesammelt. Dabei kann der Gruppenleiter selbst die Fragen auf Kärtchen schreiben oder vom jeweiligen Gruppenmitglied notieren lassen. Zum Schluss werden die Ergebnisse am Flipchart gut sichtbar in Form einer Dokumentation angeklebt bzw. notiert (vgl. Kasten 19). Die von den Teilnehmern genannten Wissensfragen können ggf. auch Einstellungen und Vorurteile zum Ausdruck bringen. Die Fragen werden mit dem Hinweis gesammelt, dass der Inhalt der Frage über eine reine Wissensfrage hinausgeht und später vertiefend im nächsten Abschnitt einfließen kann.

**Kasten 19:** Beispiel für eine Sammlung von Fragen zu Medikamenten

- Wie lange muss ich Medikamente nehmen?
- Warum haben die meisten Medikamente Nebenwirkungen?
- Gibt es Folgeschäden? Machen Medikamente abhängig?
- Wie wirken Neuroleptika im Gehirn?
- Wie kann es sein, dass die Medikamente bei mir nicht wirken?
- Welche Veränderungen haben andere an mir bemerkt?
- Wieso bin ich immer so müde?
- Was für neue Neuroleptika gibt es?
- Was ist besser, Spritze oder Tablette?
- Warum wurden an mir so viele Medikamente ausprobiert?
- Welche neueren Medikamente gibt es als Depot?
- Inwiefern wird die Sexualität beeinträchtigt?
- Gibt es auch eine Behandlung ohne Medikamente?
- Verursachen Medikamente Krankheitssymptome?
- Wie vertragen sich Medikamente und Schwangerschaft?

### Erfassung des Wissensstands der Teilnehmer

Um den aktuellen Ist-Zustand der Gruppe zu erfassen, kann alternativ oder ergänzend ein kurzer Wissenstest eingesetzt werden. So können die Gruppenteilnehmer selbst ihre eigenen Kenntnisse überprüfen und einbringen. Am Flipchart werden zunächst alle bekannten Präparatnamen, die durch die Gruppe beigesteuert werden, notiert. Nachfolgend sollen sich Paare finden, die sich jeweils ein Präparat aussuchen und die Fragen auf dem Arbeitsblatt 4.1 (Medikamente: Was weiß ich?, vgl. Abb. 13) dazu beantworten. Dabei sollte von Seiten der Gruppenleiter darauf geachtet werden, dass Medikamente aus mehreren Psychopharmaka-Gruppen vertreten sind (z. B. hochpotentes/niederpotentes Antipsychotikum, Antidepressivum, Tranquilizer oder Stimmungsstabilisatoren). Außerdem sollte klar betont werden, dass es sich nicht um einen Test handelt, der bewertet wird.

**Medikamente: Was weiß ich?**

Wir möchten Sie in dieser Übung bitten, die folgenden Fragen in der Gruppe durchzugehen und gemeinsam in einer Diskussion passende Antworten zu finden. Sollte Ihnen einmal nichts einfallen, macht das nichts. Wir werden alle Fragen im Anschluss in der Gruppe besprechen. Es geht nicht darum, alles richtig zu machen, sondern Ihre Erfahrungen und Meinungen zu beleuchten.

1. Zu welcher Gruppe der Psychopharmaka gehört das vorliegende Medikament?
   - ❑ klassische Neuroleptika ❑ atypische Neuroleptika
   - ❑ Antidepressiva/Thymoleptika ❑ Stimmungsstabilisatoren
   - ❑ Beruhigungsmittel/Sedativa
2. Was hat dieses Medikament Ihrer Meinung nach für eine Wirkung?
   - ❑ wirkt gegen Halluzinationen ❑ wirkt gegen Wahngedanken
   - ❑ wirkt beruhigend ❑ wirkt stimmungsaufhellend
   - ❑ wirkt anregend ❑ wirkt gegen manische Symptome
   - ❑ wirkt angstlösend ❑ wirkt gegen Schlafstörungen
3. Wirken alle Medikamente aus dieser Gruppe gleich?
   - ❑ ja
   - ❑ nein (bitte Begründung angeben)

   ______________________________

   ______________________________
4. Was hat es eigentlich mit der „Dosis“ des Medikaments auf sich?

   ______________________________

   ______________________________

   ______________________________
5. Was meinen Sie, kann dieses Medikament abhängig machen?

   ______________________________

   ______________________________

   ______________________________
6. Was passiert Ihrer Meinung nach, wenn Sie das Präparat plötzlich nicht mehr einnehmen würden?

   ______________________________

   ______________________________

   ______________________________

**Abbildung 13:** Arbeitsblatt zum Thema Medikamente

Experteninput

Die Fragen vom Arbeitsblatt werden mithilfe eines Experteninputs der Reihe nach beantwortet. So können im Wechsel zunächst die Gruppe ihre Ergebnisse vorstellen und danach die Gruppenleiter die relevanten Informationen verstärken bzw. ergänzen. Auch hier hat sich die Zuhilfenahme visueller Medien bewährt (für den Experteninput kann das Präsentationsmaterial M4 genutzt werden). An dieser Stelle ist es wichtig, genügend Zeit für Nachfragen aus der Gruppe einzuplanen, da die Stofffülle wie auch die Komplexität nicht zu unterschätzen sind. Der folgende Kasten fasst zusammen, welche Themenbereiche erarbeitet werden sollten.

---

**Themen für die Psychoedukation**

- Psychopharmakagruppen
- Vertiefung zu den Antipsychotika (neuroleptische Potenz, Typika vs. Atypika, Depotneuroleptika)
- Wirkung und Dosierung
- Medikamentenauswahl und Dosierung im Verlauf, Dauer der Einnahme (sowohl im Rahmen einer einzelnen Phase wie auch langfristig)
- Rückfallhäufigkeit
- Mögliche Begleitmedikation (Antidepressiva, Beruhigungsmittel, Phasenprophylaktika, Mittel gegen Nebenwirkungen)
- mögliche Komplikationen (Nebenwirkungen, Wechselwirkungen, Absetzerscheinungen, Abhängigkeit)
- physiologische Grundlagen (Aufbau des Gehirns und der Nervenzelle, Dopamin-Hypothese, Logik der Medikamentenwirkung, Herleitung von Positiv- und Negativsymptomatik)

---

Der Gruppenleiter achtet darauf, dass die einzelnen Themenbereiche je nach Wissenstand der Gruppe ausgeführt werden. Gruppenteilnehmer mit Vorerfahrungen in Psychoedukation werden aktiv in die Wissensvermittlung mit einbezogen. Die Gruppenleiter können über angewendete Psychopharmaka in der Behandlung von Psychosen Auskunft geben und sind mit dem notwendigen Wissen vertraut. Des Weiteren kann zur Klärung spezieller Fragen ein Arzt in die Gruppe eingeladen werden. Zudem können die Infoblätter 4.1 bis 4.10 an die Teilnehmer ausgeteilt werden.

## 7.3 Einstellungen und Vorurteile

Die Ziele des zweiten Modulteils sind:
- Aufarbeitung von Erfahrungen,
- Modulation von Einstellungen,
- Unterschiede zwischen Erfahrungen aus der Akut- und Erhaltungsbehandlung erarbeiten.

### Sammlung und Austausch von Erfahrungen und Einstellungen

Folgende Fragen stehen hier im Vordergrund:
- Was für Erfahrungen habe ich mit Medikamenten gesammelt?
- Wie ist meine Einstellung zu Medikamenten?

Zur Bearbeitung bietet sich die Aufteilung der Gruppe in Kleingruppen an, da die Gesamtgruppe leicht von negativen Erfahrungen einzelner Teilnehmer dominiert werden kann. Als günstig hat sich eine räumliche Trennung der einzelnen Kleingruppen (z. B. innerhalb des Gruppenraums oder auf verschiedene Räume) herausgestellt. So lässt sich auch vermeiden, dass sich durch Mithören oder Abgucken die Gruppen gegenseitig ungüns-

**Kasten 20:** Beispiel für eine Sammlung von Erfahrungen und Einstellungen zu Medikamenten

---

Was für Erfahrungen habe ich mit Medikamenten gesammelt?
Was für eine Einstellung habe ich zu Medikamenten?
- Ärzte gehen nicht auf Nebenwirkungen ein.
- Auf Station viele verschiedene Medikamente bekommen und hoch dosiert.
- Mein Nervenarzt weist mich nicht sofort ins Krankenhaus ein, auch wenn ich wieder ziemlich krank bin.
- Ärzte sind von der Pharmaindustrie geschmiert.
- Ich dosiere mich selbst.
- Fehlende Informationen über verordnete Medikamente.
- Ich bin mit den neueren Neuroleptika ganz zufrieden. Vielleicht gibt es irgendwann Medikamente ohne Nebenwirkungen?
- Was kann ich schon tun, ich habe keine Möglichkeiten zu bestimmen.
- Ärzte geben falsche Begründungen, um Dosierung nicht zu verändern.
- Arzt will einem Angst einjagen.
- Ich weiß genau, was ich dem Arzt sagen muss, damit die Medikamente reduziert werden.

tig beeinflussen und dadurch sehr ähnliche und damit redundante Ergebnisse produziert werden.

Die Kleingruppen halten ihre Erfahrungen und Einstellungen jeweils einzeln auf Kärtchen fest. Dabei wird die Anzahl der Kärtchen begrenzt (z. B. drei Kärtchen pro positiver und negativer Erfahrung). Die Kärtchen sollten sich farblich hinsichtlich der Kategorien „positiv" und „negativ" unterscheiden.

Der Austausch von Erfahrungen kann bis zu 20 Minuten in Anspruch nehmen. Die Gruppenleiter gehen während dieser Zeit in die Kleingruppen hinein und regen ggf. den Austausch an. Negative Erinnerungen können überwiegen oder vorrangig Erfahrungen aus der Akutphase geschildert werden, diese z. T. auch vehement und ärgerlich. Anschließend stellen die Kleingruppen ihre Ergebnisse im Plenum am Flipchart vor (vgl. Kasten 20).

### Kategorisierung der Ergebnisse und Modulation der Einstellungen

Im nächsten Schritt werden die Erfahrungen und Einstellungen geordnet (nach der Metaplantechnik). Folgende Ordnungskriterien bieten sich an:
- nach positiven und negativen Erfahrungen,
- Erfahrungen in Akut- und Erhaltungsbehandlung,
- Vorurteile/kritische Einstellungen vs. hilfreiche Einstellung.

Die Gruppenleiter arbeiten an der Unterscheidung positiver und negativer Erfahrungen und dem Aufbau einer realistischen Einschätzung in Bezug auf Medikamente. Dabei geht es nicht um das Beschönigen tatsächlicher Erfahrungen, sondern um eine sachliche Gegenüberstellung von pro und contra. Ferner gilt es Handlungsmöglichkeiten aufzuzeigen. Didaktisch kann auch hier das aus dem ersten Modul bekannte Waage-Modell zur Veranschaulichung herangezogen werden. Es soll deutlich werden, dass es sich bei der Einstellung zu Medikamenten nicht um einen statischen Zustand handelt, sondern um einen anhaltenden Prozess, in dem immer wieder positive wie negative Aspekte gegeneinander abgewogen werden. Eine Entscheidung für die Medikation oder die Compliance ist nie dauerhaft stabil.

In der Diskussion ist es die Aufgabe des Gruppenleiters, darauf hinzuweisen, was getan werden

kann, um negative Erfahrungen zu verhindern. Folgende Punkte sind zu berücksichtigen:
- Akutbehandlungen sind wegen des Handlungskontrollverlustes zu vermeiden. Viele negative Erfahrungen sind gerade dieser Behandlungszeit zuzuordnen,
- die Bedeutung der eigenen Mitwirkung,
- freie Arztwahl.

## 7.4 Erkennen von Nebenwirkungen

In diesem Modulteil geht es darum, Nebenwirkungen zu erkennen und diese von Krankheitsaspekten und anderen Beschwerden abzugrenzen. Ein weiterer Bestandteil ist die Vermittlung von Wissen über Nebenwirkungen. Als Einstieg bietet sich an, auf die Bedeutung der Nebenwirkungen für die Medikamenten-Compliance in der Erhaltungsbehandlung einzugehen.

### Sammlung von Nebenwirkungen

Die Teilnehmer erarbeiten in Paararbeit (Paar-Interview) die Frage „Welche Nebenwirkungen kennen Sie?" und haben dabei die Möglichkeit, eigene Erfahrungen mit Nebenwirkungen bei verschiedenen Medikamenten einzubringen. Im Plenum stellt jede Zweiergruppe ihre Ergebnisse vor (vgl. Kasten 21). Es ist wahrscheinlich, dass Beschwerden genannt werden, die gar nicht oder nur zum Teil auf Nebenwirkungen bei Medikamenten zurückzuführen sind. Die Gruppenleiter bringen Korrekturen oder ggf. Ergänzungen an.

**Kasten 21:** Beispiel einer Gruppenarbeit „Sammlung von Nebenwirkungen"

- Ängste
- dauernde Müdigkeit
- Gewichtszunahme
- Bewegungseinschränkungen
- Krampfanfall
- Kopfschmerzen
- Zittern und innere Unruhe
- Muskelverspannungen, Krämpfe
- sexuelle Störungen (keine Lust, Ausbleiben der Regel)
- Einschränkungen im Denken und der Konzentration
- Speichelfluss
- weniger Antrieb

### Experteninput

Die Nebenwirkungen von Neuroleptika werden nachfolgend im Rahmen eines medienunterstützten Experteninputs anhand des Präsentationsmaterials M4 umfassend vermittelt. Anschließend werden den Teilnehmern die Inhalte in Form der Infoblätter 4.11 bis 4.13 nochmals zugängig gemacht.

### Rangreihe

Nach der Wissensvermittlung werden die Nebenwirkungen von den Gruppenteilnehmern in eine Rangreihe gebracht. Zur Festlegung der Rangreihe werden Klebepunkte verwendet: Jeder Teilnehmer markiert die Nebenwirkungen mit Klebepunkten, die er gerne genauer bearbeiten möchte. Entsprechend der Anzahl der erhaltenen Klebepunkte wird die Rangreihe ermittelt. Im nächsten Schritt werden für die einzelnen Nebenwirkungen der Rangreihe nach Bewältigungsmöglichkeiten erarbeitet. Pro Gruppe sollte sich mit einer Nebenwirkung beschäftigt werden.

## 7.5 Bewältigung von Nebenwirkungen

Man kann davon ausgehen, dass bei jedem Betroffenen mehr oder weniger differenzierte Bewältigungsmöglichkeiten vorhanden sind. In der Regel beschränken sie sich jedoch auf das Absetzen, die Reduktion des Medikaments oder das Hinzufügen eines weiteren Präparats zur Verminderung der Nebenwirkungen. Aspekte des eigenen Verhaltens werden nur selten fokussiert. Dies schränkt das wahrgenommene Spektrum an Abhilfe stark ein. Schon beim Einstieg in diesen Modulteil sollten daher folgende bewältigungsorientierten Aussagen oder Ziele transparent gemacht werden:

- Nebenwirkungen sind bekannt und behandelbar. Die Vermittlung von Maßnahmen bei nicht zu tolerierenden Nebenwirkungen, die direkt auf das Medikament zurückzuführen sind, spielt hier eine Rolle. Es ist wichtig zu Beginn klarzustellen, dass es unterschiedliche Qualitäten von Nebenwirkungen gibt. So empfinden Betroffene die extrapyramidalen Störungen unter der Gabe hochpotenter typischer Neuroleptika als sehr störend und beeinträchtigend. Aus psychotherapeutischer Sicht ist das Ausmaß an Beeinflussungsmöglichkeiten hier zudem sehr eingeschränkt. Dies gilt ebenfalls für massive

Unruhezustände oder anhaltende Müdigkeit. Im Vorfeld wird in Bezug auf diese Nebenwirkungen darauf hingewiesen, dass es hier lediglich die Option gibt, den behandelnden Arzt aufzusuchen und über die weiteren Maßnahmen zu beraten (z. B. Gegenmedikation, Dosisreduktion, Absetzen und Umstellen auf ein alternatives Präparat).
- Auch bei Phänomenen, die direkt und ausschließlich auf Medikamente zurückzuführen sind, gibt es kurzfristige Bewältigungsmöglichkeiten. Hier sind vor allem die Methoden der Ablenkung und Aufmerksamkeitslenkung zu nennen.
- Es sollte eine Differenzierung der Wahrnehmung und Erklärung medikamentöser Nebenwirkungen vorgenommen werden. Phänomene wie Müdigkeit oder Gewichtszunahme werden von den Betroffenen oft beklagt und in der Regel ausschließlich auf die Medikamente attribuiert. Als Bewältigungsidee in Bezug auf diese Nebenwirkungen resultiert für den Betroffenen nur das Absetzen oder Herunterdosieren des Medikaments. Es handelt sich jedoch um Anzeichen, die auch anderweitige Ursachen haben können. Die Gruppenteilnehmer sollen zunächst dafür sensibilisiert werden, ihr Erleben differenzierter wahrzunehmen und nicht sofort die erstbeste Erklärung heranzuziehen. Weitere Möglichkeiten der Einflussnahme sollen daraus abgeleitet werden.

Im Folgenden soll beispielhaft die mögliche Bearbeitung der Inhalte dieses Modulteils anhand der Nebenwirkungen Müdigkeit, Gewichtszunahme und innere Unruhe dargestellt werden. Als weiteres Beispiel wird die Beeinträchtigung der Sexualfunktion als Nebenwirkung von Medikamenten angeführt.

### 7.5.1 Neuroleptikabedingte Müdigkeit

#### Hintergrund

Alle hoch- bis mittelpotenten, vor allem aber niederpotenten Neuroleptika entfalten eine mehr oder weniger ausgeprägte sedierende Wirkung. Diese Beruhigung kann bis zur Dämpfung gehen, die in bestimmten Situationen des Krankheitsverlaufs durchaus erwünscht ist. In geringer Dosierung werden niederpotente Neuroleptika als Beruhigungsmittelersatz gewählt, die selbst nach längerer Einnahme nicht abhängig machen.

Abgesehen von der medikamentösen Dämpfung wirken Psychose-Erkrankte auch vom Krankheitsbild her gedämpft, antriebslos, inaktiv, verlangsamt in Sprache und Bewegung, apathisch und zurückgezogen. Diese Symptome werden üblicherweise unter dem Begriff Negativsymptomatik subsumiert.

Der Einfluss dieser Negativsymptome sowie der Lebensführung auf den Gesundheitszustand wird leicht übersehen und unterschätzt. Medikamente als Ursache erlebter Schwunglosigkeit und Isolationsneigung sind scheinbar schnell gefunden und der Glaube, „alles sähe ganz anders aus, wenn die Medikamente nur erst einmal weg wären", weit verbreitet. Diese Einstellung kann zu wiederkehrenden Rückfällen führen und die Medikamenten-Compliance langfristig erheblich beeinträchtigen.

## Erleben von Müdigkeit

Die Teilnehmer tauschen sich in der Gruppe über Erfahrungen zu Müdigkeit unter verschiedenen Medikamenten aus. Als Arbeitsgrundlage bietet es sich an, am Flipchart zu notieren, wie Neuroleptika-bedingte Müdigkeit von den Gruppenteilnehmern erlebt wird (vgl. Kasten 22). Die Gruppenleiter stellen dabei ihr Wissen über Neuroleptika-bedingte Müdigkeit zur Verfügung.

**Kasten 22:** Beispiel einer Gruppenarbeit zum Erleben Neuroleptika-bedingter Müdigkeit

* bei anstrengenden Aufgaben
* morgens kann ich nicht aufstehen
* keine Energie für Freizeitaktivitäten
* Langeweile und gleichzeitig ruhelos
* kann Gesprächen nicht so gut folgen
* kann mich nicht alleine aufraffen, zur Arbeit zu gehen
* gehe schon um 17.00 Uhr ins Bett
* habe am Sport keinen Spaß mehr
* ich traue mich nicht mehr Auto zu fahren
* das Wochenende dient mir nur zur Erholung, ich schlafe ausschließlich
* ich habe schon lange keine Lust mehr mir etwas zu kochen

## Alternative Erklärungen

Das nächste Ziel besteht in der Suche nach möglichen Erklärungen für eine auftretende Müdigkeit. Hier ist vor allen den Aspekten besondere Beachtung zu schenken, die über die medikamentös bedingte Wirkung hinaus gehen. Geeignete Fra-

gen für die Gruppe können lauten: „Wie kann ich mir Müdigkeit noch erklären?", „Was sind andere mögliche Gründe?". Zur Bearbeitung bieten sich Paararbeit oder das Plenum an. Kasten 23 zeigt ein Beispiel für mögliche Ergebnisse.

**Kasten 23:** Beispiele einer Gruppenarbeit zu anderen Erklärungsmöglichkeiten für Müdigkeit

Wie kann ich Müdigkeit noch erklären?
* unregelmäßige Einnahme der Medikamente
* keine feste Tagesstruktur
* Computerspiele bis spät in die Nacht
* Einschlafstörungen
* brauche die hohe Medikamentendosis, da es mir noch nicht so gut geht
* es lohnt sich nicht aufzustehen
* Alkohol
* krankheitsbedingte Antriebslosigkeit
* fühle mich noch von der Krankheit erschöpft

## Bewältigungsmöglichkeiten

Als letzter Schritt werden Bewältigungsmöglichkeiten zu den aufrechterhaltenden Bedingungen der Müdigkeit erarbeitet. Dabei sollten folgende Fragen bearbeitet werden:
* Welche Hilfen und Bewältigungsmöglichkeiten brauche ich zusätzlich zu Medikationsveränderungen, um zu lernen mit Müdigkeit besser umzugehen?
* Wie setzte ich die einzelnen Hilfen konkret um?
* Wie finde ich weiterführende Hilfen?

**Kasten 24:** Beispiel einer Gruppenarbeit für Bewältigungsstrategien bei Müdigkeit alternativ zu einer Medikamentenumstellung

Bewältigungsstrategien bei Müdigkeit:
* kalt duschen
* viel Kaffee
* rechtzeitig in den Schlaf kommen
* sich klar machen, wenn ich erst einmal auf bin, geht es mir besser
* Abendmedikation früher einnehmen
* lauter Wecker
* andere Dosisverteilung mit Arzt besprechen
* Protokoll über die Medikamenteneinnahme führen
* mit notwendiger Hilfe eine Tagesstruktur planen
* überlegen, was mir hilft noch stabiler zu werden, um weniger Medikamente nehmen zu müssen
* mit Arzt besprechen, wann Reduzierung beginnen kann

Die einzelnen offenen Fragestellungen werden in Kleingruppen von zwei bis drei Personen erarbeitet und in der Gesamtgruppe vorgestellt (vgl. Kasten 24). Was im Einzelnen für Konsequenzen gezogen oder sich für Veränderungen der Alltagsgestaltung ergeben, kann nicht erschöpfend in der Gruppe erarbeitet werden und sollte im Einzelkontakt Berücksichtigung finden.

### 7.5.2 Gewichtszunahme

#### Hintergrund

Seit der Einführung der atypischen Antipsychotika sind die motorischen Nebenwirkungen eher in den Hintergrund geraten. Stattdessen entwickelt sich die vor allem bei niederpotenten atypischen Neuroleptika und bestimmten Antidepressiva auftretende Gewichtszunahme in Kombination mit den Psychose-bedingten Einschränkungen (Rückzug, Negativsymptome) zunehmend zu einem Problem. Insbesondere Olanzapin (Zyprexa®, im Mittel +4,2 kg) und Clozapin (Leponex®, im Mittel +4,45 kg) sind dafür bekannt, das Gewicht negativ zu beeinflussen. Maximalsteigerungen des Gewichts um 10 bis 20 kg sind keine Seltenheit. Andererseits gibt es auch eine Untergruppe von Betroffenen (im Mittel 25 %), die ihr Gewicht trotz Medikation mehr oder weniger stabil halten kann (Allison et al., 1999).

Demnach ist es zu einfach, das Phänomen schlicht unter der Formel „Psychopharmaka machen dick" abzuhandeln und daraus die Forderung nach einer schnellstmöglichen Reduzierung oder einem Absetzen der Medikamente abzuleiten, wie es viele Psychose-Erfahrene tun. Widmet man sich diesem Thema näher, so ergibt sich ein weitaus differenzierteres Bild. Folgende Faktoren lassen sich für eine Gewichtsveränderung verantwortlich machen (vgl. auch Diekmann, Osterfeld & Greve, 2004):
- Die Blockade der 5-HT2c-Rezeptoren durch die Neuroleptika führt zu einer Steigerung des Appetits und damit zu einer vermehrten Zufuhr von Kalorien ohne echten Hunger.
- Die Blockade der Histamin-H1-Rezeptoren provoziert eine anhaltende Mundtrockenheit. Der Betroffene verspürt Durst, der häufig mit kalorienreichen Getränken gestillt wird.
- Die Neuroleptika führen durch die chemische Abschirmung zu einem reduzierten Stresserleben. Damit sinkt der Grundumsatz. Das bedeu-

tet, dass das Gewicht trotz gleich bleibender Kalorienzufuhr ansteigt. Verschärft wird dieser Aspekt durch krankheitsbedingte Einschränkungen, die die Bewegungsrate reduzieren und Ruhe- bzw. Schlafzeiten erhöhen.
- Das Wissen um die ernährungsspezifischen Konsequenzen der Erkrankung oder allgemein zu ausgewogener und bewusster Ernährung ist häufig nicht ausreichend. Bis zum Ausbruch der Erkrankung hat es in vielen Fällen keine Veranlassung dafür gegeben, sich mit seinen eigenen Ernährungsgewohnheiten auseinanderzusetzen. Und selbst wenn ausreichendes Wissen vorhanden ist, kann die Umsetzung aufgrund der krankheitsbedingten Einschränkungen ausbleiben. Schnelle Sättigung und einfache Zubereitung sind dann entscheidende Kriterien für die Nahrungsmittelauswahl, weshalb häufig Fastfood hoch im Kurs steht.
- Das Essen übernimmt nach Erkrankungsausbruch häufig weitere Funktionen über das Stillen des üblichen Hungers hinaus. Das Essen wird zur Beschäftigung bei ausgeprägtem Rückzugsverhalten oder zum Frustkiller, wenn sich der Betroffene nicht mehr so leistungsfähig wahrnimmt oder unternommene Diäten scheitern. Auch eine entspannende Wirkung im Sinne einer Ventilfunktion wird beschrieben.
- Eine spürbare Gewichtssteigerung wirkt sich grundsätzlich auf die Selbstwahrnehmung aus. Die Betroffenen fühlen sich weniger wohl, das Selbstbild verschlechtert sich. Auch werden bei zunehmender Körperfülle negative Reaktionen aus der Umwelt wahrscheinlich, die sich wiederum selbstwertmindernd auswirken können. Wird Essen als kompensatorische Maßnahme für unangenehme Affekte gewählt, gerät der Betroffene in einen Teufelskreis, aus dem er nur schwer ohne Hilfe wieder herausfindet.

Diese Übersicht verdeutlicht, dass eine Gewichtssteigerung nur zum Teil auf biologische oder hormonelle Faktoren zurückzuführen ist. Einen ebenfalls bedeutenden Anteil nehmen psychologische (affektiv, kognitiv und verhaltensbezogen) Variablen ein. Diese sind durch die Betroffenen direkt beeinflussbar.

Zuletzt sei noch auf die möglichen Folgeerkrankungen (Herz-Kreislauf-Erkrankungen, Diabetes [hier v. a. das metabolische Syndrom], Gelenkschäden, Schlafapnoe, erhöhtes Krebsrisiko) einer medikamentös mitbedingten Gewichtszunahme hingewiesen. Es handelt sich um ein ernst zu nehmendes Phänomen, das bei der Abhandlung von Nebenwirkungen schwerpunktmäßig Beachtung finden sollte (vgl. dazu auch die Publikation von Aderhold, 2007).

## Einführung

In diesem Modulteil geht es um eine Sensibilisierung für das Thema und die Ermöglichung der offenen Auseinandersetzung ohne Scham empfinden zu müssen. Darüber hinaus soll mit pauschalen Vorurteilen („die Tabletten machen dick, dagegen kann ich eh nichts tun") aufgeräumt und der eigene Verhaltensanteil transparent und erfahrbar gemacht werden. Zudem dient dieses Teilmodul als Vorbereitung auf das Fitness-Modul (vgl. Kapitel 8), in dem der Bereich der Ernährung in all seinen Facetten vertieft wird. Als Einstiegsfragen bieten sich an:

* Welche Erfahrungen habe ich mit Gewichtszunahme gesammelt?
* Unter welchem Medikament trat Gewichtszunahme auf? Wie genau funktioniert das?
* Führt ein Medikament immer zur Gewichtszunahme?

Diese Fragen können im Rahmen des Plenums offen diskutiert werden. An passender Stelle lassen die Gruppenleiter einen Experteninput zur medikamentös bedingten Gewichtszunahme einfließen (Infoblatt 4.14; vgl. auch Tab. 22, die auf dem Infoblatt enthalten ist). Dabei sollten die Gruppenleiter darauf achten, dass die Gruppenregel des respektvollen Umgangs vor allem von Seiten derjenigen, die normalgewichtig sind, nicht verletzt wird.

## Body Mass Index

Um beurteilen zu können, wie das aktuelle Körpergewicht zu bewerten ist, wird der Body Mass Index (BMI) eingeführt. Am Flipchart wird die Berechnungsformel (kg/Körpergröße in cm²; vgl. Kasten 25) angeschrieben und an einem Beispiel durchgerechnet. Dann bekommt jeder Teilnehmer die Möglichkeit, seinen eigenen BMI zu bestimmen. Alternativ kann als Hilfsmittel der Body Mass Index Calculator (Firma Roche) dienen. An dieser Stelle sollte wiederum ein Experteninput in Bezug auf mögliche Folgeerkrankungen erfolgen, um einen langfristigen Kostenfaktor sichtbar zu machen. Dies ist zum Aufbau notwendiger Veränderungsmotivation hilfreich. Das Mitteilen des eigenen BMI im Rahmen der Gruppe sollte freiwillig sein, da, wie schon erwähnt, ein erhöhtes Gewicht mit Schamgefühlen und einem eingeschränkten Selbstwert einhergehen kann.

**Kasten 25:** Beispiele zur Berechnung des BMI

$$BMI = \frac{kg}{m^2} = \frac{60}{1,82 \times 1,82} = 18,1$$

$$BMI = \frac{kg}{m^2} = \frac{99}{1,82 \times 1,82} = 27,1$$

| Richtwerte für die Interpretation des BMI-Werts | |
|---|---|
| BMI < 18,5 | Untergewicht |
| BMI von 18,5 bis 25 | Normalgewicht |
| BMI > 25 | Übergewicht |

**Tabelle 22:** Risiko für eine Gewichtszunahme bei verschiedenen Antipsychotika (0 = kein Risiko, + = geringes Risiko, ++ = erhöhtes Risiko, +++ = hohes Risiko)

| Antipsychotikum | Mittlere Gewichtszunahme in 2 bis 3 Monaten (kg) | Risiko für Gewichtszunahme |
|---|---|---|
| Zeldox | 0 bis 0,5 | 0 |
| Abilify | -- | 0 |
| Dapotum, Lyogen, Solian, Haldol | 0,5 bis 1,5 | + |
| Risperdal, Nipolept, Seroquel | 1,5 bis 3,0 | ++ |
| Melleril, Zyprexa, Leponex | 3,0 bis 5,0 | +++ |

## Gewichtszunahme unter der Lupe

Im nächsten Schritt stellt sich die Gruppe die Frage „Wie kommt es zu einer Gewichtssteigerung?" Zur Beantwortung werden Kleingruppen gebildet, die Plakate erstellen, auf denen eine Auflistung möglicher Gründe erfolgt (vgl. Abb. 14). So wird klar, dass die medikamentösen Nebenwirkungen nur einen Faktor unter vielen darstellen. Damit wächst auch die Anzahl der Handlungsalternativen über die Reduktion oder das Absetzen der Medikamente hinaus.

Unmittelbar daran schließt sich die Frage an, wie einer weiteren Gewichtssteigerung entgegen gewirkt oder Gewicht sogar reduziert werden kann. Die Gruppenleiter sollten hervorheben, dass Gewichtsreduktion generell ein längerfristiges Ziel darstellt und sich ein Erfolg der Maßnahmen schon in einem stagnierenden Gewicht abzeichnet. Vor allem die Probleme des Jojo-Effektes und des Muskelabbaus sollten verdeutlicht und darauf hingewiesen werden, dass gesundes Abnehmen nur ohne Diäten auf Biegen und Brechen oder Abführmittel und mithilfe ergänzender Bewegungsprogramme funktioniert. Darüber hinaus muss dem Aspekt der Funktionalität des Essens ausreichend Rechnung getragen werden. Den Teilnehmern muss klar werden, in welchen Situationen sie das Essen missbräuchlich verwenden und dass sie sich alternative Strategien erarbeiten müssen, um dauerhaft vom Essen wegzukommen. Vertiefende Hinweise dazu finden Interessierte in dem Buch „Keine Diät ist die beste Diät" (Weiner, 2006). Diese Informationen sollten die Gruppenleiter in die Plenumsdiskussion einfließen lassen. Ein beispielhaftes Ergebnis eines solchen Austausches zeigt Kasten 26.

**Kasten 26:** Beispiel für eine Erarbeitung der Frage „Wie kann ich Gewicht langfristig reduzieren?"

---

- Medikamentenreduktion oder Umstellung auf anderes Präparat
- Nahrungsmittelauswahl[1]:
  – Fett reduzieren 40 g/Tag
  – weniger Zucker
  – Kohlenhydrate
- Bewegung in den Alltag einbauen (zur Arbeit mit dem Fahrrad oder zu Fuß)
- regelmäßige Spaziergänge[2]
- Ausdauersport/Puls von ca. 130 (Fettverbrennung!)[2]
- 3-mal 45 min in der Woche trainieren[2]
- Ausdauersport (Joggen/Walken, Schwimmen, Radfahren)[2]
- nicht mehr als 2 kg/Monat abnehmen (Jojo-Effekt!!)
- andere Bewältigungsmöglichkeiten bei Frust (Sport, mit jemandem reden)[1]
- nach „Langeweilekillern" suchen (Kontakte, Hobbies etc.)[1]

---

*Anmerkungen:* [1] Der Aspekt der bewussten (Funktion des Essens) und gesunden Ernährung wird im Modul Fitness aufgegriffen und vertieft (vgl. Kapitel 8.4). [2] Diese Aspekte werden ebenfalls im Fitnessmodul vertieft (vgl. Kapitel 8.5).

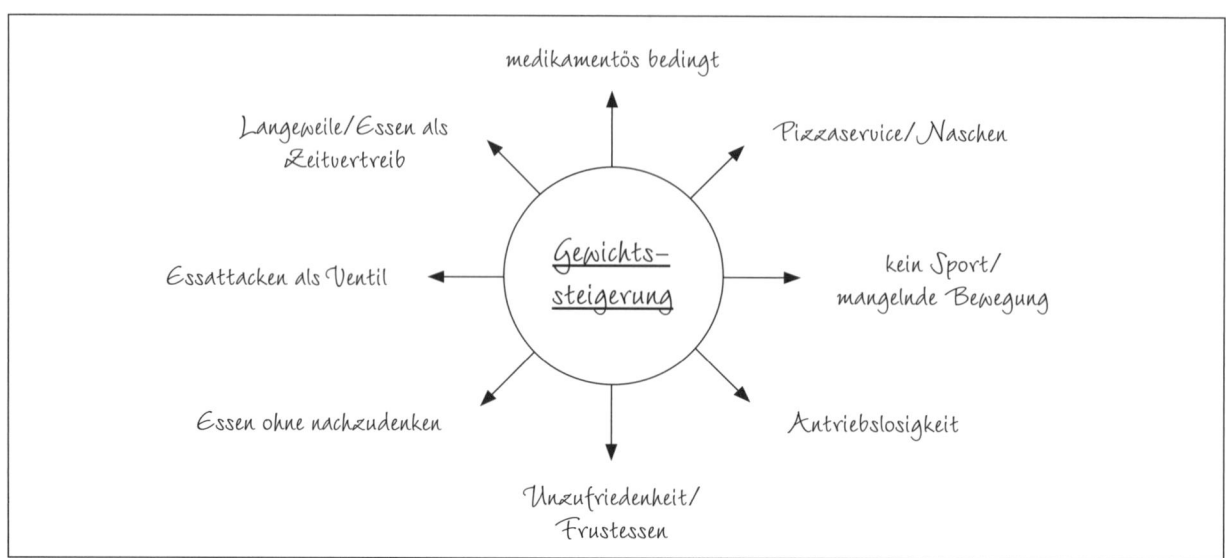

**Abbildung 14:** Ergebnis einer Gruppenarbeit zum Thema „Gewichtszunahme"

## 7.5.3 Innere Unruhe

### Hintergrund

Auch diese Nebenwirkung ist für die Betroffenen sehr unangenehm, da sie sich in ausgeprägter Form auf viele Bereiche des Alltags (Arbeit, Schlaf, Beziehungen) beeinträchtigend auswirken kann. Zudem ist sie nur schwer auszuhalten und erinnert an Spannungszustände im Rahmen der psychotischen Akuterkrankung. Gleichzeitig ist die Unruhe aber ähnlich der Müdigkeit ein Phänomen, welches viele Ursachen haben kann. Auch hier soll die Gruppe dafür sensibilisiert werden, nicht die erstbeste Erklärung (naheliegend ist für viele das Medikament) sofort als die einzige anzusehen, sondern „über den Tellerrand" hinweg zu schauen und nach möglichen Alternativen Ausschau zu halten, um das bewältigungsorientierte Verhalten danach auszurichten.

### Ursachen herausfinden

Die Gruppe bekommt zunächst ein Plakat ausgehändigt, auf dessen Mitte in einem Kreis der Begriff „Innere Unruhe" notiert ist. Von diesem Kreis gehen nun diverse Pfeile in die Peripherie ab. Für jeden der Pfeile soll die Gruppe nun Ursachen oder Aspekte finden, mit der eine innere Unruhe plausibel erklärt werden kann. Ein mögliches Ergebnis zeigt Abbildung 15.

### Bewältigungsmöglichkeiten

Wie bei den vorherigen Nebenwirkungen, geht es im nächsten Schritt auch wieder darum, nach Bewältigungsmöglichkeiten für die einzelnen Gründe zu suchen. Dies kann über das Plenum geschehen oder in Kleingruppenarbeit. Gerade in Bezug auf diese Nebenwirkung sollte zudem die Funktionalität der jeweiligen Bewältigungsstrategie beleuchtet werden. Eine gute Methode der Kennzeichnung ist die Verwendung von verschiedenfarbigen Klebepunkten. Rote Klebepunkte können für dysfunktionale und nur kurzfristig wirksame Strategien stehen (z. B. Beruhigungsmittel oder Alkohol), gelbe Punkte für mäßig wirksame und grüne Punkte für gut geeignete, hilfreiche Strategien. Eine beispielhafte Sammlung von Strategien zeigt Kasten 27.

**Kasten 27:** Gruppenergebnis zu Bewältigungsmöglichkeiten von innerer Unruhe

- Bewegung (Spaziergang, Sport, Hausarbeit)
- sich gut zureden, „positives" Denken, nicht katastrophisieren
- Beruhigungstee (Baldrian, Hopfen)
- Hund streicheln, sich mit einem Haustier beschäftigen
- wiederkehrende Tätigkeiten (im Kreis laufen, schaukeln)
- beruhigende Musik hören (je nach Geschmack)
- Gespräch suchen, wenn die Ursache unklar ist
- bei einem Problem versuchen, es zu lösen, wenn nötig mithilfe anderer
- meditieren, Qi Gong
- auf die Ernährung achten (Zucker, Glutamat!)

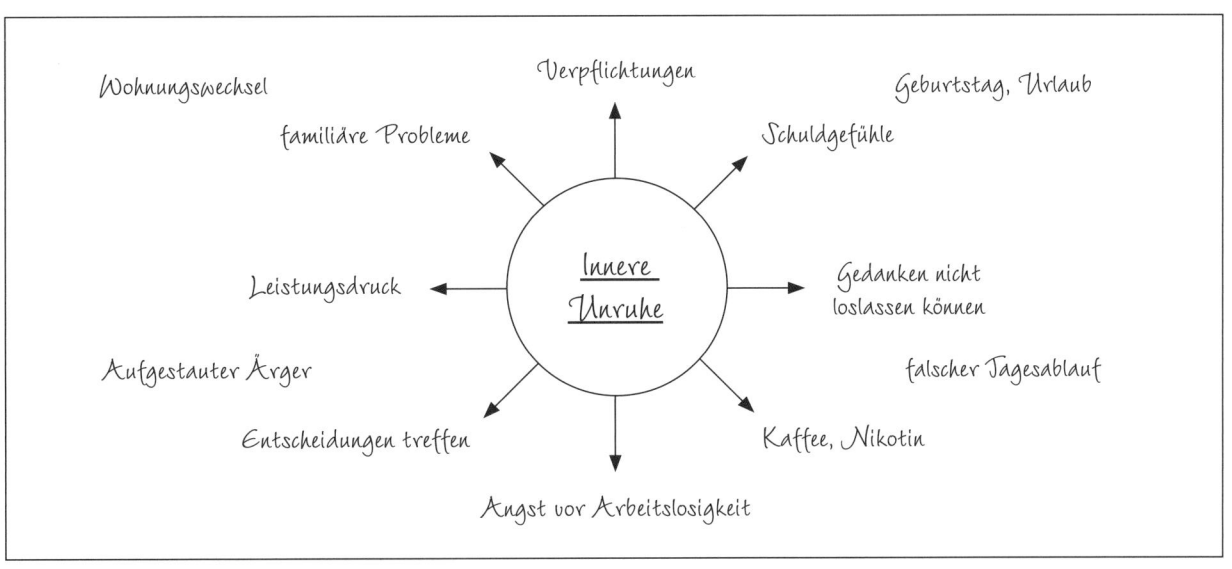

**Abbildung 15:** Gruppenergebnis zu Ursachen innerer Unruhe

## 7.5.4 Optionales Thema: Beeinträchtigung der Sexualfunktion

### Hintergrund

Libido und Potenz schwanken auch ohne manifestierte psychische Erkrankung, je nach seelischen, körperlichen und psychosozialem Belastungsgrad. Die Lebenszeitprävalenz, an einer sexuellen Funktionsstörung zu erkranken, liegt bei ca. 20 % (Weig, 2006). Noch gehäufter treten sexualbezogene Störungsbilder bei Menschen mit definierten psychiatrischen Erkrankungen auf (Kockott & Fahrner, 2004).

Als substanzinduzierte sexuelle Störung wird beim Mann am häufigsten die Impotenz, bei der Frau die Amenorrhoe oder seltener die Orgasmusunfähigkeit genannt. Hierbei handelt es sich zumeist um verschwiegene Probleme. Einige Betroffene sprechen das Problem offen an, für die meisten ist es noch immer ein Tabuthema. Insgesamt sind sexuelle Nebenwirkungen in den letzten Jahren jedoch mehr in den Blick von Behandlern und Sexualmedizin gerückt.

Praktisch können viele Psychopharmaka, je nach Präparat, eine unerwünschte Wirkung auf die Sexualfunktion haben (vgl. Weig, 2006, sowie Assem-Hilger & Kasper, 2005). Fakt ist zudem, dass durch Neuroleptika bedingte Libido- und Potenzstörungen vorübergehender Natur sind, solange das Medikament eingenommen wird. So ist diese Nebenwirkung auch ein großer Risikofaktor, der zum Absetzen der Medikation führen kann, dies zumeist ohne es mit dem Arzt abzusprechen, da wie oben schon erwähnt, sexuelle Störungen im Arztgespräch aus Gründen der Scham selten thematisiert werden.

Für die Durchführung in der Gruppe ist darauf zu achten, ob sich mittlerweile eine ausreichende Vertrautheit und Akzeptanz entwickelt hat, um dieses Thema im Gruppenkontext behandeln zu können. Sollte diese Grundbedingung nicht erfüllt sein, ist es besser, die Abhilfe- oder Bewältigungsmöglichkeiten jeweils im Einzelkontakt zu besprechen. Dies gilt auch für den Fall, dass nur einzelne Gruppenmitglieder von dem Problem betroffen sind. Es ist sehr wichtig, dass die Gruppenleiter mit dieser Nebenwirkung offen und wertfrei umgehen, sowie bei Fragen die verfügbaren Informationen im Sinne eines Experteninputs zur Verfügung stellen.

### Erfahrungsaustausch

Die Teilnehmer tauschen sich in Dreiergruppen über mögliche Erfahrungen einer gestörten Sexualfunktion unter Medikamenteneinnahme aus. Als Arbeitsgrundlage bieten sich folgende Fragen an:
- Welche Erfahrungen habe ich mit einer Beeinträchtigung der Sexualfunktion bei der Einnahme von Medikamenten?
- Unter welchem Medikament trat eine Störung auf?
- Führt ein Medikament immer zu einer gestörten Sexualfunktion?
- Welche Maßnahmen habe ich ins Auge gefasst?
- Wie habe ich auf die Nebenwirkung reagiert?

### Alternative Erklärungen und Bewältigungsmöglichkeiten

Auch bei dieser Nebenwirkung lässt sich der bewährte Schritt anschließen, der Frage nachzugehen, ob es alternative Erklärungen für die Sexualstörungen gibt. Hier kommen Belastungen jeglicher Art, Ängste oder sekundär auftretende dysfunktionale Kognitionen in Frage. Folglich lassen sich daran anschließend wiederum Bewältigungsmöglichkeiten finden (besseres Stressmanagement, partnerschaftliche Kommunikation, Entspannung etc.).

## 7.6 Arztgespräch

Die Ziele dieses Modulteils sind:
- Erweiterung der Gesprächskompetenz bezüglich der Schilderung von Nebenwirkungen gegenüber dem Arzt,
- Verbesserung des Patient-Arzt-Verhältnisses in der Auseinandersetzung um Nebenwirkungen,
- Erhöhung der Selbsteffizienz speziell im Kontakt mit dem behandelnden Arzt.

### Hintergrund

Schon im Modul „Frühsymptome" ist auf die Notwendigkeit einer ausreichend guten Beziehung zwischen Arzt und Betroffenem hingewiesen worden (vgl. Kapitel 6.7). Dies gilt in gleichem Maße bei auftretenden Nebenwirkungen im Rahmen der psychopharmakologischen Behandlung. Im optimalen Fall sollte der Betroffene bei beeinträchtigenden Nebenwirkungen das Gespräch mit dem Arzt suchen und mit diesem zusammen nach einer akzeptablen Lösung suchen. Dazu ist es zunächst wichtig, einen Arzt zur Hand zu haben, der die grundlegenden Regeln eines vertrauensvollen Verhältnisses beherzigt (sich ausreichend Zeit nehmen, den Patienten ernst nehmen, gemeinsame Suche nach einer Lösung etc.). Darüber hinaus kann auch der Patient durch sein Verhalten den Verlauf des Gespräches möglichst in seinem Sinne beeinflussen. Dazu gehören u. a. folgende grundlegende Voraussetzungen:

- Der Betroffene hat sich schon im Vorfeld Gedanken gemacht, wie er seine Beschwerden nachvollziehbar beschreiben kann.
- Der Betroffene redet deutlich und hält Blickkontakt. Er äußert klar sein Anliegen.
- Der Betroffene kann Angaben zu Häufigkeit, Dauer und Schwankungen der Nebenwirkung machen.
- Der Betroffene hat schon einige Bewältigungsmöglichkeiten ausprobiert, die nicht durchgreifend geholfen haben.
- Der Betroffene hat alternative Erklärungsmöglichkeiten abgeklärt.

## Wünsche und Befürchtungen

Grundlage für das Gruppengespräch sind zunächst sowohl die Befürchtungen als auch die Wünsche der Teilnehmer, welche z. B. bei vorhandenen Nebenwirkungen bzgl. des Arztverhaltens auftauchen können. Jeder Gruppenteilnehmer bekommt im Rahmen einer Einzelarbeit die Möglichkeit, auf verschiedenfarbigen Karteikarten entsprechende Begriffe zu notieren. Die Ergebnisse werden an einer Stellwand festgehalten (vgl. Kasten 28). Sie dienen als Material für ein Rollenspiel und ein daran anschließendes Verhaltensexperiment.

## Rollenspiel

Ein initiales Rollenspiel wird von den Therapeuten übernommen, wobei jeder entsprechend einen Part als Arzt sowie als Patient übernimmt. Um Tipps für ein gelungenes Arztgespräch ableiten zu können, wird zunächst ein Negativmodell vorgespielt, in dem möglichst viele der genannten Befürchtungen zum Tragen kommen. Bei der Reflektion wird nachfolgend nach alternativen Verhaltensweisen auf Seiten des Patienten geschaut. Das Ergebnis der Reflektion sollte eine handlungsorientierte Liste sein, die jeder Gruppenteilnehmer als Grundlage für ein eigenes Gespräch verwenden kann (vgl. folgenden Kasten).

---

**Tipps für ein Arztgespräch**

- Schon im Vorfeld sich über den eigenen Wunsch klar werden.
- Gute Vorbereitung: Was habe ich? Seit wann?
- Dem Arzt genau die Beschwerden beschreiben.
- Beginn, Dauer, Intensität beschreiben.
- Dem Arzt Zeit für Nachfragen oder Erklärungen geben.
- Im Vorfeld schon über mögliche Alternativen nachdenken.
- Bisherige Bewältigungsversuche schildern.
- Befürchtungen (wie etwa Einweisung etc.) offen ansprechen.
- Den Arzt als Diskussionspartner sehen (weder Gott in Weiß noch der Erzfeind).

---

**Kasten 28:** Wünsche und Befürchtungen für einen Arztbesuch

| Wünsche, Bedürfnisse: | Befürchtungen: |
| --- | --- |
| • angenommen werden | • Einweisung ins Krankenhaus |
| • Arzt soll sachlich und aufmerksam zuhören | • Arzt lässt kein offenes Gespräch zu |
| • niedrige Dosierung der Medikamente | • keine Verbesserungsvorschläge |
| • Geduld, Offenheit, Ehrlichkeit | • Arzt geht nicht auf Wunsch ein |
| • Flexibilität | • „besser Nebenwirkungen als krank sein" |
| • Mut zu teureren Medikamenten | • Arzt handelt nicht |
| • Tipps geben | • „Da müssen Sie jetzt durch" |
| • Interesse an Reduzierung der Dosis | • Überheblichkeit, Starrheit |
| • Vertrauen auf meine Beobachtungen | • nicht ernst genommen werden |
| • Offenheit für Alternativen | • falsches Einschätzen |
| • Verständnis | • überredet werden |
| | • kein Vertrauen, keine Zeit nehmen |
| | • Nebenwirkungen herunterspielen |

Nachdem diese Liste zusammengestellt wurde, bekommen die Teilnehmer in einem Rollenspiel die Möglichkeit, die vorgeschlagenen Verhaltensweisen selbst auszuprobieren. Dafür eignen sich Dreier- oder Vierergruppen. Jeweils zwei Teilnehmer übernehmen die Rollen des Patienten und des Arztes, der Rest fungiert als Beobachter, der zum Ende des Rollenspiels Feedback gibt. Es ist hilfreich, wenn die Gruppenleiter als Coach zur Verfügung stehen. Sie sollten darauf achten, dass die Arztrolle konstruktiv gespielt wird. Der Fokus für die Rückmeldung sollte auf dem Verhalten des Patienten liegen. Die Erläuterung und Einhaltung der Feedbackregeln übernehmen ebenfalls die Gruppenleiter.

Zum Schluss werden alle Teilnehmer ermuntert, in der Zeit bis zur nächsten Gruppe bzw. innerhalb eines abgesprochenen Zeitraums mit ihrem behandelnden Arzt ein Gespräch zu führen und verschiedene Punkte der Liste auszuprobieren.

## 7.7 Durchführung des Moduls in Form von Tagesseminaren

Ähnlich wie bei den vorhergehenden Modulen soll im Folgenden eine Übersicht der Inhalte und Zeiträume unter Berücksichtigung der Durchführung als Tagesseminar gegeben werden (vgl. Tab. 23). Inhaltlich sollte darauf geachtet werden, dass nicht zu schnell nur über Nebenwirkungen und negative Aspekte der Medikation gesprochen wird. Hier hat es sich bewährt, grundsätzlich auf den zweiten Tag zu verweisen.

**Tabelle 23:** Beispielhafte Durchführung des Moduls „Medikamente" als zweitägiges Kompaktseminar

| Tag 1 | | |
|---|---|---|
| **Zeiten** | **Inhalte** | **Materialien** |
| **8.15 bis 09.45 Uhr** | **Erfassung des Wissensstands und Psychoedukation 1** | |
| 15 Min. | Tagesübersicht, Fragen, Wissenstest | Evaluationsbogen 4.1, Präsentationsmaterial M4, Flipchart |
| 10 Min. | Sammlung von Fragen zu Medikamenten in der Gruppe | Flipchart |
| 20 Min. | Sammlung bekannter Medikamente am Flipchart (im Plenum), Erfassung des Wissensstands in Kleingruppen zu einem jeweils ausgewählten Medikament | Flipchart, Arbeitsblatt M4 |
| 45 Min. | Experteninput: Psychopharmakagruppen, Neuroleptika, Wirkung und Dosierung, Abhängigkeit, Absetzerscheinungen, vor dem Input jeweils Bezugnahme auf die Ergebnisse aus der Gruppe | Präsentationsmaterial M4 |
| 15 Min. Pause | | |
| **10.00 bis 11.30 Uhr** | **Psychoedukation 2** | |
| 15 Min. | offene Fragen | |
| 45 Min. | Experteninput: Dopamin-Hypothese, Rückfallhäufigkeit, Dauer der Einnahme, alternative Behandlungsmethoden, Wechselwirkungen Alkohol/Nikotin (kurz) | Präsentationsmaterial M4 Infoblätter 4.1 bis 4.10 |

**Tabelle 23:**  (Fortsetzung)

| Tag 1 | | |
|---|---|---|
| **Zeiten** | **Inhalte** | **Materialien** |
| 30 Min. | weitere Fragen und Diskussion | -- |
| 90 Min. Mittagspause | | |
| **13.00 bis 14.30 Uhr** | **Einstellungen und Vorurteile** | |
| 10 Min. | Aktivierungsübung, Fragen | -- |
| 15 Min. | Videosequenz zur Einstellung zu Medikamenten | Videoausschnitt aus dem Spielfilm „Das weiße Rauschen" |
| 20 Min. | Sammlung und Austausch von Erfahrungen und Einstellungen in Paararbeit (Akut- vs. Nachbehandlung) | Karteikarten |
| 40 Min. | Kategorisierung der Ergebnisse, Diskussion, Modulation der Einstellungen (Hilfen zur Einstellungsänderung bzw. Differenzierung im Plenum) | Stellwand, Tisch |
| 05 Min. | Tagesevaluation | Evaluationsbogen „Tagesbewertung" |
| Tag 2 | | |
| **Zeiten** | **Inhalte** | **Materialien** |
| **8.15 bis 9.45 Uhr** | **Erkennen von Nebenwirkungen** | |
| 10 Min. | Fragen, Zusammenfassung des erster Tages, Tagesübersicht für den zweiten Tag | |
| 40 Min. | Sammlung von Nebenwirkungen in Paararbeit, Vorstellung und Abgrenzung im Plenum | Karteikarten |
| 40 Min. | Experteninput | Präsentationsmaterial M4, Infoblätter 4.11 bis 4.13 |
| 15 Min. Pause | | |
| **10.00 bis 11.30 Uhr** | **Arztgespräch, Bewältigung von Nebenwirkungen 1** | |
| 50 Min. | Sammlung von Wünschen und Befürchtungen, optional: Rollenspiel | Stellwand |
| 40 Min. | Auswahl einer Nebenwirkung (mittels Rangreihe) und Erstellen eines Plakats in Dreiergruppen (eine Nebenwirkung pro Dreiergruppe), das nachfolgend im Plenum besprochen wird | Flipchart-Papier für jede Gruppe |
| 90 Min. Mittagspause | | |
| **13.00 bis 14.15** | **Bewältigung von Nebenwirkungen 2** | |
| 15 Min. | Aktivierungsübung, offene Fragen | |

**Tabelle 23:** (Fortsetzung)

| Tag 2 | | |
|---|---|---|
| **Zeiten** | **Inhalte** | **Materialien** |
| 45 Min. | Auswahl einer Nebenwirkung (aus der Rangreihe) und Suche nach Bewältigungsstrategien in Kleingruppen (eine Nebenwirkung pro Dreiergruppe, Erstellen von Plakaten) | Flipchart-Papier |
| 15 Min. | Abschluss und Feedbackrunde, Evaluation | Evaluationsbogen „Tagesbewertung", Evaluationsbögen 4.2 und 4.3 |

# Kapitel 8

## Modul 5: Körperliche und geistige Fitness

---

**Übersicht über die Bestandteile des Moduls „Körperliche und geistige Fitness"**

- Einführung in das Thema
- Achtsamkeit, Genuss und Entspannung
- Ernährung
    - Einführung in das Thema
    - Essen als Bewältigungsstrategie
    - Grundlagenwissen zur Ernährung
    - Unausgewogene Ernährung: Fastfood und Zucker
    - Grundlagen einer gesunden Ernährung
- Bewegung und Sport
- Geistige Fitness

Für die Bearbeitung der genannten Inhalte werden etwa 19 bis 20 Einheiten à 90 Minuten benötigt zuzüglich 4 Praxiseinheiten in der Lehrküche.

---

## 8.1 Hintergrund

Mit dem Fitnessmodul wird das Thema Gesundheit als Komplementärelement zu Krankheit, wie es im ersten Modul eingeführt wurde, wieder aufgegriffen und vertieft.

Die intensive Auseinandersetzung mit der psychotischen Erkrankung führt in der Regel zu einem erhöhten Grad an Belastung bei den Betroffenen. Das Ausmaß der Erkrankung und der daraus resultierenden Beeinträchtigungen wirkt bedrohlich. Neben Stigmatisierungserfahrungen etikettieren sich auch die Betroffenen im Rahmen ihrer subjektiven, zumeist eindimensionalen Krankheitsmodelle selbst häufig als ausschließlich krank, da sie Medikamente nehmen müssen und sich in ihrer Leistungsfähigkeit im Vergleich zu dem Zeitpunkt vor der Erkrankung eingeschränkt sehen. Die Konfrontation mit diesen Aspekten kann zu Angst und Überforderung führen oder gar zu Abwehr bis hin zur Verleugnung der Erkrankung. Durch die einseitige Auseinandersetzung mit pathologischen Aspekten der Erkrankung lässt sich nur schwer eine konstruktive, bewältigungsorientierte Haltung bei den Betroffenen etablieren.

Haben Psychose-Betroffene schon mehr als eine Krankheitsphase erlebt, wird in der Regel eine mehrjährige, u. U. sogar lebenslange Medikation empfohlen. Dies bedeutet gleichfalls eine langfristige Konfrontation mit unerwünschten Nebeneffekten. Viele Betroffene merken, dass sie ihren Alltag nicht mehr so leben können, wie zu der Zeit vor der Erkrankung bzw. der Medikamenteneinnahme. Insbesondere bei Gabe atypischer Antipsychotika ist es notwendig, eine bewusste Alltagsgestaltung sicherzustellen, um die Nebenwirkungen (z. B. Gewichtszunahme) in ihren Effekten klein zu halten. Häufig werden von den Betroffenen dysfunktionale Strategien wie Reduktion oder gar Absetzen der Medikamente favorisiert.

Die Gruppenleiter sollten an diesem Punkt klar Stellung beziehen und noch einmal die Auswirkungen derartiger Maßnahmen auf die Vulnerabilität verdeutlichen. Hilfreich ist die Sensibilisierung für jegliches gesundheitsförderliche Verhalten, welches nach unseren Erfahrungen bei Psychose-Betroffenen jedoch gering ausgeprägt ist (entweder krankheitsbedingt oder es wurde bisher keine Notwendigkeit gesehen) oder nicht ausreichend praktiziert wird. Neben der zur Verbesserung der Krankheitsbewältigung (hier v. a. Nebenwirkungen der Medikation) beitragenden Wirkung körperlicher und mentaler Fitness ist deren Ausbau und Unterstützung auch im Rahmen des Prinzips der Normalisierung von Bedeutung. Genauso wie bei Nichtbetroffenen sollten demnach körperliche und

geistige Betätigung sowie eine ausgewogene Ernährung als Möglichkeiten zur Förderung von Gesundheit und Lebensqualität (vgl. hierzu die Ausführungen zum Recovery-Konzept in Kap. 1.3.3)
gesehen werden.

In diesem Modul sollen die Teilnehmer für ihr gegenwärtig praktiziertes Gesundheitsverhalten anhand von Selbsterfahrungsübungen sensibilisiert
werden. Ein Schwerpunkt liegt hierbei in der Fest-
stellung des Ist-Zustandes und dessen Abgleich
mit derzeit allgemein gültigen Empfehlungen.
Durch psychoedukative Einheiten zu den im obenstehenden Kasten genannten Einheiten wird das
gesundheitsbezogene Wissens der Teilnehmer aus-
gebaut. Anhand von praktischen Übungen werden
sie zum Ausbau des individuellen Gesundheitsver-
haltens befähigt.

Wir möchten an dieser Stelle darauf hinweisen,
dass das Modul „Fitness" aus unserer Sicht auch
für weitere Störungsbilder (Angsterkrankungen,
Depression, Persönlichkeitsstörungen etc.) in
Frage kommt, da die Inhalte und Übungen nicht
zwingend einen ausschließlichen Bezug zu dem
Thema Psychosen aufweisen.

## 8.2 Einführung in das Thema

Die Teilnehmer werden mithilfe von folgenden In-
halten in das Thema „Fitness" eingeführt:
- Einführung der Bergsteiger-Metapher und der
  Akronyme „Handicap" bzw. „Gesund",
- Psychoedukation zum Dreieck der Fitness mit
  Ableiten des Curriculums für den weiteren Mo-
  dulverlauf (Submodule Genuss, Achtsamkeit
  und Entspannung; Ernährung; Bewegung und
  Sport, geistige Fitness).

Zur Vorbereitung für die Einführung in das Thema
sollten folgende Arbeitsmaterialien von der beiliegenden DVD ausgedruckt werden: „Bergsteiger"
(Arbeitsmaterial 5.1), „Rucksäcke" (Arbeitsmaterial 5.2, ein größerer und ein kleinerer Rucksack,
diese sollten beide ausgeschnitten werden), „Luftballon" (Arbeitsmaterial 5.3) in sechsfacher Aus-
fertigung. Die Vorlagen für die „Akronyme-Kärt-
chen" (Arbeitsmaterial 5.4) sollten ausgedruckt
und die einzelnen Kärtchen auseinandergeschnit-
ten werden. Es ist darauf zu achten, dass die Luftballons groß genug ausgedruckt werden, dass in
einen Luftballon ein Akronym-Kärtchen geheftet
werden kann.

### Bergsteiger-Metapher

Zunächst soll den Gruppenteilnehmern noch einmal das komplementäre Zusammenspiel von Gesundheit und Krankheit visualisiert werden. Während im Modul „Krankheit und Gesundheit" mit
der Waage-Metapher gearbeitet wurde, wird an dieser Stelle das Bild eines Bergsteigers eingeführt,
welches das Zusammenspiel von Belastungen bzw.
Beeinträchtigungen einerseits und gesundheitsbezogenen Verhaltensweisen bzw. Ressourcen andererseits veranschaulichen soll. Als stiller Impuls
wird zunächst auf der Stellwand das Plakat „Bergsteiger" aufgehängt, an den Rücken des Bergsteigers wird der kleinere Rucksack geheftet. Nun werden Assoziationen aus der Gruppe erfragt, z. B.
„Was hat diese Abbildung mit dem Thema Psychose zu tun?"

Der Bergsteiger steht für den Menschen in seiner
Alltagsumgebung, in der er sich Tag für Tag bestimmten Anforderungen zu stellen hat. Der Rucksack symbolisiert die Belastungen und Beeinträchtigungen. Zur Überleitung zum Thema Psychose
wird nun der kleinere Rucksack gegen den größeren Rucksack ausgetauscht. Dieser steht für die
verstärkte Vulnerabilität bzw. die erhöhte Belastung
der Psychose-Erfahrenen im Vergleich zu Nichter-
krankten (erstere haben ein „größeres Päckchen zu
tragen").

Nachfolgend werden im Plenum Faktoren gesammelt, die die individuelle Vulnerabilität ausmachen
können. Die Beiträge der Teilnehmer sollten unter den acht verschiedenen Stichworten subsumiert
werden, die in der linken Spalte in Tabelle 24 genannten sind. Die Anfangsbuchstaben dieser
Stichworte ergeben das Akronym „Handicap". Jeder Buchstabe steht für einen Ausprägungsaspekt
der psychotischen Vulnerabilität und die daraus
resultierenden Einschränkungen in den Aktivitäten, die zur Teilhabe am Sozial- oder Arbeitsleben
notwendig sind. Auch die medikamentösen Nebenwirkungen finden hier als eigenständiger Begriff ihre Berücksichtigung. Die Kärtchen mit diesen Stichworten werden im Halbkreis um den
Rucksack herum an der Stellwand befestigt.

Danach wird die Frage in den Raum gestellt, welche Möglichkeiten es gibt, dem Bergsteiger seine
Aufgabe leichter zu machen. Eine Überlegung
geht sicher in die Richtung der Belastungsreduk-
tion (Dinge aus dem Rucksack zu entfernen), wobei an dieser Stelle auf das nachfolgende Modul

**Tabelle 24:** Akronyme „Handicap" und „Gesund"

| Der Rucksack als Handicap | Der Luftballon als Ressource |
|---|---|
| *H*ohe Rückzugsneigung | *G*enuss und Entspannung |
| *A*ntriebsstörung | *E*rnährung mit Weitblick |
| *N*ebenwirkungen der Medikamente | *S*port und Aktivität |
| *D*ünnhäutigkeit | *U*nterstützendes Umfeld |
| *I*rritierbarkeit | *N*ahrung für den Geist |
| *C*haos im Kopf – Denkstörungen | *D*urchdachter Tag |
| *A*ngeschlagenes Selbstbild | |
| *P*robleme mit Tagesstruktur | |

(Belastungsbewältigung) verwiesen werden sollte. Die weiter zu verfolgende Alternative soll die Erleichterung durch ergänzende ressourcenorientierte Verhaltensweisen sein. Als Hilfestellung werden die sechs Luftballon-Vorlagen über dem Bergsteiger an der Stellwand befestigt. Die Gruppe

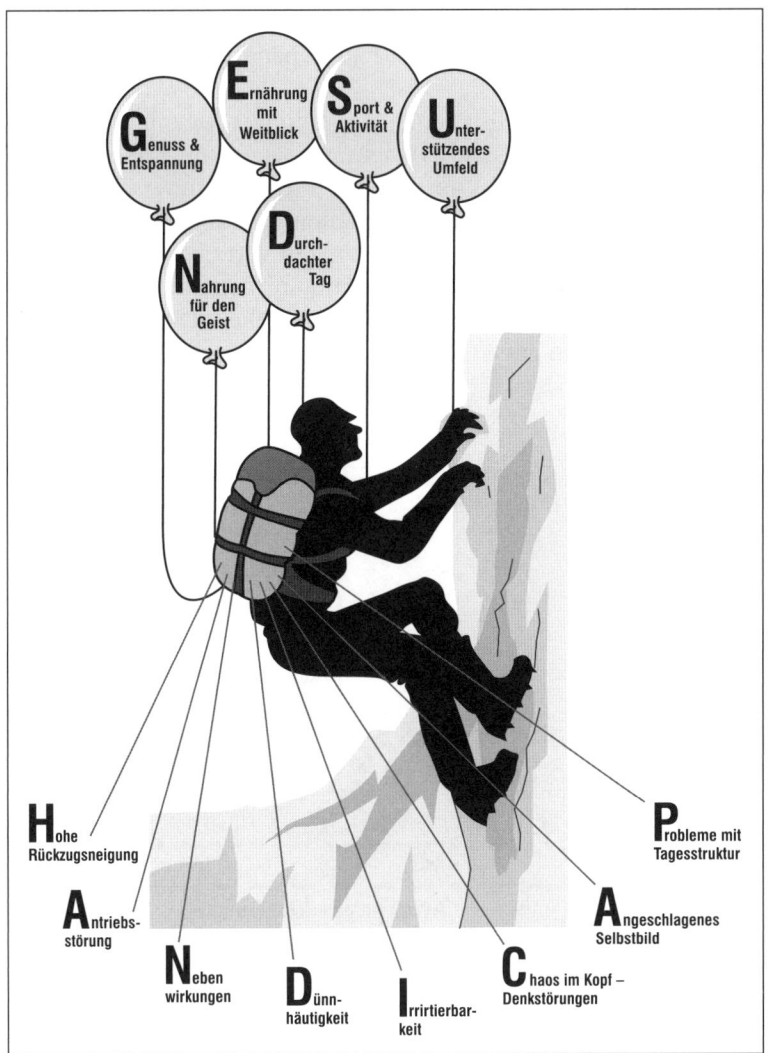

**Abbildung 16:** Bergsteiger

soll weiterführend dazu angeregt werden, gesundheitsorientiert zu denken und kreative Ideen zu diesem Thema zu entwickeln. Als Überbegriffe für diese Ideen werden die sechs übrigen Kärtchen in den Ballons befestigt. Jedes Kärtchen nennt einen essenziellen Bereich des gesunden Lebensstils, die Anfangsbuchstaben ergeben hier das Akronym „Gesund" (vgl. die rechte Spalte in Tab. 24).

Die Gruppenbeiträge werden im Rahmen einer Plenumsrunde durch Zuruf gesammelt und auf einem Flipchart notiert. Nachfolgend wird geschaut, welchem der sechs Leitbegriffe des Akronyms „Gesund" der jeweilige Beitrag zugeordnet werden kann. Auf diese Weise gewinnen die Luftballons inhaltlich an Gestalt, indem die konkreten und verhaltensbezogenen Ausgestaltungen der Überschriften deutlich werden. Das vollständige Schaubild vom Bergsteiger mit Rucksack und Luftballons (vgl. Abb. 16) wird den Teilnehmern in Form von Infoblatt 5.1 ausgehändigt.

## Das Dreieck der Fitness

Das Zusammenspiel der einzelnen Gesundheitsaspekte aus der Bergsteiger-Metapher ist in Abbildung 17 dargestellt. Die drei zentralen Säulen der aktiven Gesundheit bilden die Ernährung, die Bewegung (Aktivität und Sport) und die geistige Fitness („Nahrung für den Geist", Konzentration und Gedächtnis). Alle drei Bereiche stehen in engem Zusammenhang zur Tagesstruktur („durchdachter Tag"; vgl. linker Teil der Abbildung). Einerseits

wird die Berücksichtigung bzw. Umsetzung durch eine vorhandene Tagesstruktur leichter (im Idealfall haben sich Gewohnheiten oder Rituale herausgebildet), andererseits ist das fitnessorientierte Verhalten selbst Tagesbestandteil und fördert damit den Aufbau einer geregelten Tagesstruktur, indem Langeweile und Leerlauf verhindert werden. Das gestrichelte äußere Dreieck soll als Rahmen die soziale Unterstützung durch andere (Motivation und Austausch, positive Konkurrenz im Sinne von Ansporn etc.) symbolisieren. Im rechten Teil der Abbildung sind die komplementären erholungsbezogenen Gesundheitsaspekte eingefügt. Dazu zählen Genuss, Achtsamkeit (Kabat-Zinn, 1999) und Entspannung. Sie gehen in der Grafik ineinander über, was verdeutlichen soll, dass sie nicht als unabhängig voneinander zu betrachten sind. So ist Genuss nur mithilfe achtsamen Verhaltens möglich und Entspannung beinhaltet immer gleichermaßen kognitive und motorische Elemente. Dieser Zusammenhang wird den Kursteilnehmern erklärt (vgl. Arbeitsmaterial 5.5, vgl. auch Präsentationsmaterial M5 auf der DVD) und anschließend in Form des Infoblattes 5.2 ausgehändigt.

In den folgenden Kapiteln werden inhaltliche und didaktische Erwägungen zu den einzelnen Aspekten des „Dreiecks der Fitness" umrissen und ein Überblick zu möglichen Übungen und Materialien gegeben. Zur weiteren Vertiefung werden zum Abschluss jedes Submoduls Literaturhinweise angeführt. Um eine Nachhaltigkeit des Gelernten bis hin zur Ausbildung neuer Gewohnheiten und eine

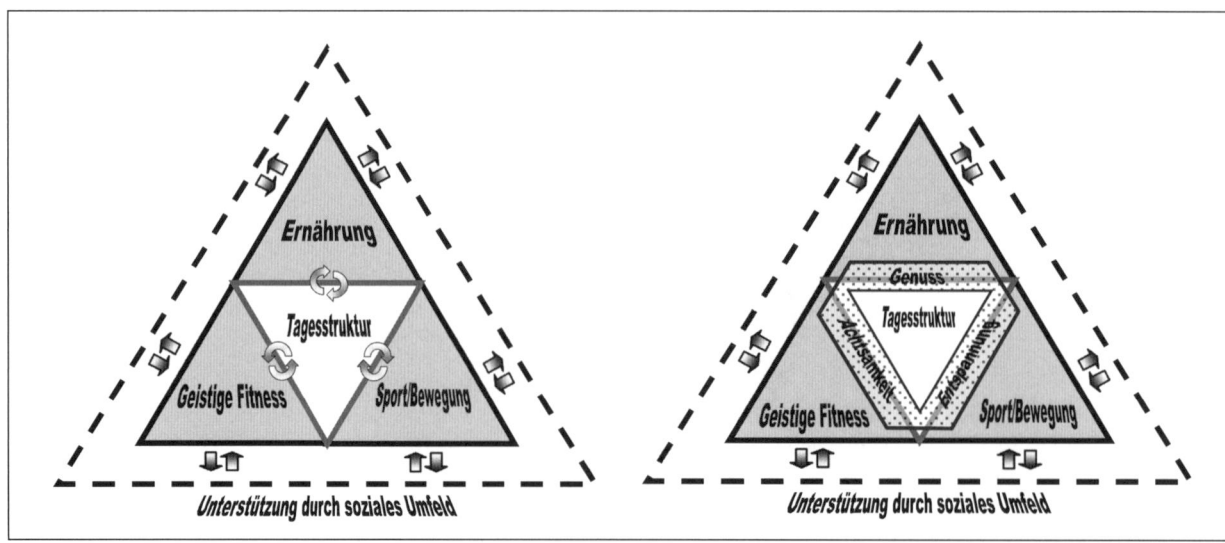

**Abbildung 17:** Das „Dreieck der Fitness". Das linke Dreieck zeigt den Zusammenhang der drei zentralen Säulen geistige Fitness, Ernährung und Bewegung/Sport mit der Tagesstruktur. Im rechten Dreieck sind die erholungsbezogenen Gesundheitsaspekte Achtsamkeit, Genuss und Entspannung ergänzt.

kontinuierliche Verstärkung zu gewährleisten, hat es sich aus unserer Sicht bewährt, die Inhalte und Erkenntnisse im Rahmen von Einzelkontakten nachzubearbeiten und über die Gruppenebene hinaus zu individualisieren.

## 8.3 Achtsamkeit, Genuss und Entspannung

Dieser Modulteil beinhaltet folgende Inhalte:
* Hinführung zur Notwendigkeit von Erholung mittels einer Akku-Metapher,
* individuelle Operationalisierung von entspannenden Tätigkeiten und Kategorisierung der Tätigkeiten,
* Übungen zur Achtsamkeit,
* Kennenlernen von „Genussregeln" und Übungen zum Genuss,
* Übungen zur geistigen und körperbetonten Entspannung (optional: Schnupperangebote zu verschiedenen Entspannungsverfahren, wie z. B. Autogenes Training, Yoga, Tai Chi, je nach Kapazitäten und Ausstattung).

Jede Person, die eine psychiatrische Störung am eigenen Leibe erfährt, wird aus ihrem seelischen Gleichgewicht herauskatapultiert. Eine Psychose wirkt sich in besonderer Weise verheerend aus. Psychotisch bedingte Ängste resultieren in lang anhaltenden Stresszuständen, die Energie und Ressourcen rauben. Eine Selbstfürsorge ist in den meisten Fällen akuter Psychosen so gut wie unmöglich. Nach der Entaktualisierung erfolgt in der Regel eine Erschöpfungsphase mit depressiver Verstimmung. Die Betroffenen ziehen sich zurück, müssen sich mit der Situation an einer „Psychose" zu leiden und Medikamente zu nehmen auseinandersetzen, ohne eine ausreichende Krankheitseinsicht entwickelt zu haben. Negativsymptome schränken die Bewältigungsfähigkeiten zusätzlich ein. Zudem können Schamgefühle hinzukommen, die sich auf Verhaltensweisen beziehen, die der Betroffene sich während der Akutphase „so geleistet hat". Ohne den weiteren Einfluss von Wahngedanken wirken viele Handlungen in der Rückschau peinlich und merkwürdig. Insgesamt resultieren sowohl in wie auch nach der akuten Psychose eine große Verunsicherung und ein labilisiertes Selbstbild.

Das Hauptziel besteht für viele Erkrankte darin, ins alte Leben zurückzukehren und wieder so leistungsfähig zu sein wie vor der Erkrankung. Viele Erwartungen drehen sich um Aktivität, Leistung, Erfolg, Anerkennung – kurz gesagt: die als gesund wahrgenommene Normalität. Das heißt, die Bemühungen beziehen sich z. B. auf die Rückkehr in die Arbeitstätigkeit oder das Wiederaufnehmen einer Ausbildung. Daher stehen Genuss und Entspannung im Alltag in der Regel nicht auf der Tagesordnung. Nicht selten wird sogar Verhalten, das noch vor der Erkrankung als gesundheitsförderlich angesehen wurde (z. B. Ruhe und Entspannung), nach dem Erleben der Psychose als krankheitswertig im Sinne der Negativsymptomatik interpretiert und damit als unerwünscht deklariert. Da der Ausbruch einer Psychose meist einer länger anhaltenden Überlastung folgt, ist davon auszugehen, dass bei den meisten Betroffenen auch schon vor Erkrankungsbeginn ein Ungleichgewicht durch hohe Erwartungen und eine die eigenen Grenzen negierende Leistungsorientierung vorliegt, die Genuss und Entspannung keinen ausreichenden Platz einräumen. Dieses Untermodul soll in erster Linie den Blickwinkel der Teilnehmer erweitern und für die Wichtigkeit bzw. komplementäre Funktion von Genuss, Entspannung und Achtsamkeit sensibilisieren.

### 8.3.1 Einführung in das Thema

#### Einstieg: Wenn der Akku leer ist …

Als Einstieg eignet sich das Arbeitsmaterial „Akku" (Arbeitsmaterial 5.6, vgl. Abb. 18), das als Großkopie (z. B. DIN A3) auf der Stellwand aufgehängt wird. Zunächst soll die Gruppe die Metapher des Akkus erkennen und das Prinzip nachvollziehen können. Es soll deutlich werden, dass jeder Mensch über eine begrenzte Menge an Ressourcen verfügt, die er je nach Intensität der Anforderungen unterschiedlich schnell aufbraucht. Jeder Akku ist irgendwann einmal leer. Der Vulnerabilitätsbegriff wird nochmals wiederholt, in dem darauf hingewiesen wird, dass der Akku bei Psychose-Betroffenen nur eingeschränkt funktioniert. Über eine Plenumsdiskussion können die Möglichkeiten der Einschränkungen diskutiert werden. Beispiele für eine beeinträchtigte Funktion können folgende Punkte sein:
* die maximale Ladekapazität ist begrenzt (z. B. nur 80 %),
* der Akku entlädt sich schneller (höhere Erschöpfbarkeit),
* der Akku ist nicht immer verfügbar (Antriebsstörung).

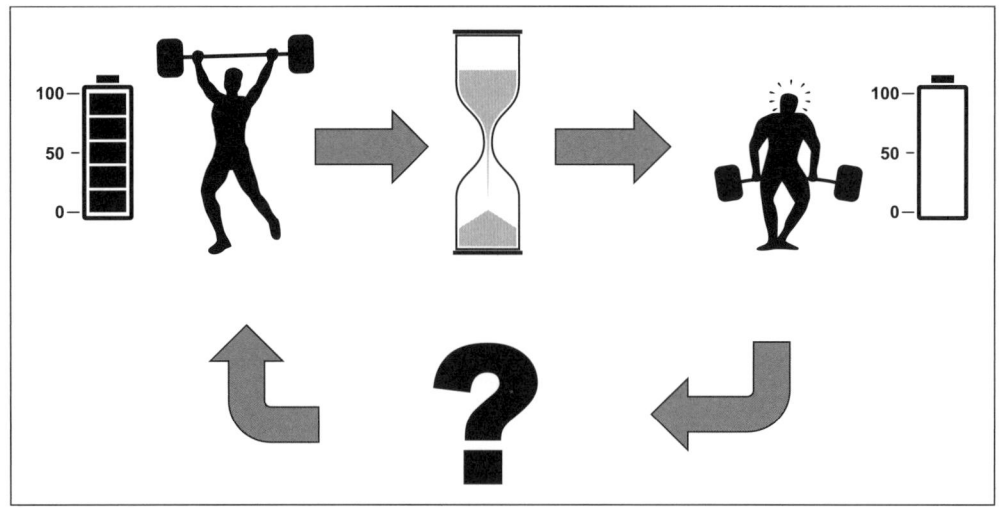

**Abbildung 18:**
Akku-Metapher

Die Stelle des Fragezeichens in der Abbildung wird nachfolgend erörtert. Die Teilnehmer sollen Lösungen vorschlagen, die notwendig bzw. hilfreich sind, um den angedeuteten Kreislauf zu schließen. Passende Begriffe sollten von den Gruppenleitern (auf Kärtchen geschrieben) anstelle des Fragezeichens auf der Stellwand positioniert werden. Folgende Aufzählung kann als Orientierung dienen:

• Erholung, Entspannung,
• sich Ruhe gönnen,
• auftanken, relaxen,
• Pause machen, nichts tun,
• etwas Sinnloses tun,
• achtsam wahrnehmen,
• Seele baumeln lassen,
• etwas genießen.

Alternativ kann auch die Abbildung der „Relax-Situation" (Arbeitsmaterial 5.7) an die Stelle des Fragezeichens geheftet werden.

### Relaxen, aber wie?

In der folgenden Übung soll der Frage nachgegangen werden, wie Entspannung auf der Verhaltensebene operationalisiert werden kann. Im Rahmen eines Paar-Interviews sollen die Teilnehmer sich mit der Frage „Wie oder wodurch erhole ich mich?" auseinandersetzen und die Antworten auf Kärtchen notieren. Die Ergebnisse werden im Plenum zusammengetragen und bezüglich der Dimensionen Aufwand (gering bis hoch), Kosten (keine bis hohe) und Wirkungsgrad diskutiert. Bei der Diskussion ist wichtig, nicht in wertenden Kategorien zu denken, sondern die individuellen Einfälle als solches

erst einmal stehen zu lassen. Lediglich bei dem Vorschlag, Drogen zu konsumieren, sollte von den Gruppenleitern klar Stellung bezogen werden, in dem auf die kurzfristige Wirkung und die gesundheitsgefährdenden bzw. die Vulnerabilität verstärkenden Auswirkungen hingewiesen wird. Zusätzlich sollten die allgemeinen Kriterien für entspannende Tätigkeiten herausgearbeitet werden.

---

**Allgemeine Kriterien für entspannende Tätigkeiten**

• Sich genügend Zeit nehmen (Erholung nicht als „Pflicht" sehen, die abgehakt werden muss).
• Der Sinn liegt in der Tätigkeit an sich, nicht im Ergebnis (Erholung sollte frei von Leistungsgedanken sein).
• Das, was hilft, immer wieder einsetzen und zur Gewohnheit machen (Es gibt nicht die Strategie schlechthin, sondern nur individuell zugeschnittene Lösungen).
• Erholung als ebenbürtigen Teil in den Tagesablauf einbauen, die Strategie vom jeweiligen Bedürfnis abhängig machen.
• Entspannung in Zeiten erhöhter Belastung *erst recht* anwenden, um einer Überlastung und damit evtl. Frühsymptomen vorzubeugen (Entspannung nicht unter Zeitdruck hinten herunterfallen lassen).

---

Ein mögliches unsortiertes Ergebnis einer Gruppenarbeit zeigt Kasten 29. Im Anschluss an die Übung werden die Inhalte über das Infoblatt 5.3 zur Verfügung gestellt.

**Kasten 29:** Ergebnis einer Gruppenarbeit zu allgemeinen entspannenden Tätigkeiten

- Massage
- Progressive Muskelentspannung
- Yoga/Mudras
- Musik machen (Gitarre spielen)
- PC-Spiel (Zocken)
- Qi Gong
- Sex/Selbstbefriedigung
- Fantasiereise
- Wannenbad
- Musik hören
- Sudoku/Kreuzworträtsel
- auf eine Wiese legen
- Spaziergang im Wald
- auf eine Bank setzen
- Gartenarbeit

- Aromalampe anmachen
- Postkarten anschauen
- ein Bild malen
- Comic lesen
- Mandala malen
- Handarbeit
- Körperübung
- Streicheln
- etwas Leckeres essen
- Schlafen
- auf das Bett legen
- Entspannungs-CD hören
- bummeln gehen
- mit Freunden quatschen
- …

In einem nächsten Schritt werden Überschriften gesucht, nach denen die gefundenen Karten sortiert werden können (Metaplantechnik). Orientierungspunkte können die Termini aus dem Dreieck der Fitness darstellen (vgl. Abb. 17, körperliche Entspannung, geistige Entspannung, Achtsamkeit, Genuss).

Im Folgenden wird eine Reihe von Übungen beschrieben, die optional je nach Zeitkontingent durchgeführt werden können. Praktische Selbsterfahrung ist aus unserer Sicht besonders hilfreich für die Betroffenen, insbesondere in Bezug auf die Vermittlung von Achtsamkeit und Genuss, weil ansonsten die Gefahr besteht, in der Theorie „stecken zu bleiben". Übungen und Literaturhinweise sollen die Teilnehmer animieren, selbst Dinge auszuprobieren und bereichernde Erfahrungen in Bezug auf Erholung zu machen.

### 8.3.2 Achtsamkeit

#### Einstiegsübung „Dalli-Klick"

Zum Einstieg in das Thema Achtsamkeit eignet sich die Übung „Dalli-Klick". Hierfür kann das Arbeitsmaterial 5.8 beispielsweise in eine Power-Point-Datei eingebunden und den Teilnehmern via Beamer oder Laptop präsentiert werden. Das Material besteht aus Bildern von unterschiedlichen Gegenständen (z. B. Kaffeebohnen, Auge), die zunächst durch eine schwarze Fläche größtenteils

verdeckt und somit nicht zu erkennen sind. Nach und nach wird ein größerer Ausschnitt des Bildes „freigelegt". Die Teilnehmer sollen versuchen zu erkennen, welcher Gegenstand auf dem Bild zu sehen ist.

#### Übung zur Achtsamkeit: Expeditionen ins Sinnesreich

Die Teilnehmer werden gebeten, sich in vier Kleingruppen aufzuteilen, da die Übung vier Stationen umfasst. Jede Station beschäftigt sich mit einem der Sinne und dessen achtsamer Umsetzung. Für die Übungen Hören, Riechen und Tasten werden 46 kleine undurchsichtige Kästchen oder Dosen sowie verschiedene Materialien, die von den Teilnehmern zugeordnet und erraten werden sollen (Materialien, die beim Schütteln unterschiedliche Geräusche verursachen, verschiedene Duftstoffe, Materialien, die ertastet werden sollen) benötigt. Übersichten, welche Materialen geeignet sind und wie diese in die Dosen gefüllt werden können, finden sich im Arbeitsmaterial 5.10. Die Übungsblätter „Expedition ins Sinnesreich" werden entsprechend den Aufgaben bzw. Sinnesbereichen an die vier Gruppen verteilt.

*Station 1: Sehen.* Diese Station besteht aus drei Teilaufgaben. Für die erste Aufgabe werden den Teilnehmern über das Arbeitsmaterial 5.9 (Sinnesübung Sehen, vgl. DVD) in einer Präsentation nacheinander zwei detailreiche Bilder präsentiert, die es sich für einige Minuten genau anzuschauen gilt. Im Anschluss werden zu jedem Bild Fragen gestellt (ebenfalls im Arbeitsmaterial 5.9 enthalten), die von den Teilnehmern beantwortet werden sollen. Die Antworten werden auf dem dafür vorgesehenen Arbeitsblatt 5.1 notiert. Das Ziel besteht nicht etwa darin, bei allen Fragen erfolgreich zu sein, sondern eine Sensibilisierung für achtsames Schauen zu erreichen. Der zweite Teil der Übung beinhaltet das Zählen von geometrischen Figuren (Vier- und Dreiecke; Arbeitsblatt 5.2). Arbeitsblatt 5.3 beinhaltet als letzter Teil der Übung einen Buchstabensalat, aus dem die Teilnehmer Begriffe heraussuchen sollen. Bei diesen Aufgaben geht es darum, seine Wahrnehmung zu fokussieren. Im Anschluss an die Bearbeitung der Aufgaben werden den Teilnehmern die entsprechenden Arbeitsblätter mit den richtigen Lösungen zur Verfügung gestellt.

Als alternative oder ergänzende Übungen zur visuellen Achtsamkeit lassen sich gut Bildpaare nach dem Prinzip „original und Fälschung" verwenden sowie japanische Zahlenquadrate (Sudoku) oder Labyrinthaufgaben. Diese fördern zugleich den Aspekt der geistigen Fitness.

*Station 2: Hören.* An dieser Stelle geht es um das achtsame Wahrnehmen akustischer Reize. Die Gruppe bekommt 20 identisch aussehende Kästchen ausgehändigt, die jeweils zwei Kästchen identisches Material (z. B. Reis, Büroklammern, Cornflakes) beinhalten. Nun besteht die Aufgabe darin, zunächst durch Schütteln herauszufinden, in welchen zwei Schachteln sich jeweils dasselbe Material befindet. Ist dieser Teil erledigt, sollen die Teilnehmer nachfolgend gemeinsam in der Gruppe raten, was sich in den einzelnen Behältnissen befindet. Dabei sollte sich die Gruppe Zeit nehmen und mehrere Alternativen diskutieren. Für jedes Paar können drei Vermutungen auf dem Arbeitsblatt 5.4 notiert und anschließend durch Öffnen der Kästchen überprüft werden. Auch hier sollte der Leistungsaspekt außen vor bleiben und der Spaß überwiegen.

Alternativ können über einen PC oder einen CD-Player verschiedene Geräusche dargeboten werden (geeignete Audiodateien oder Audio-CDs sollten bereitliegen). Die Teilnehmer hören sich über Kopfhörer die Ausschnitte an und versuchen zu identifizieren, was sich hinter den Geräuschen verbirgt. Darüber hinaus kann jeder für sich beurteilen, in wieweit das Geräusch (z. B. Meeresrauschen, Möwenrufe) eine entspannende Wirkung entfaltet.

*Station 3: Riechen.* Analog zur vorangegangenen Station werden der Gruppe 16 Kästchen ausgehändigt, in denen sich nun allerdings acht verschiedene Duftstoffe befinden. Die Kästchen sollten mit kleinen Löchern versehen sein, so dass man den Inhalt riechen, aber nicht erkennen kann. Reihum riechen die Teilnehmer nun an den Kästchen. Gemeinsam in der Gruppe wird auch hier versucht herauszufinden, welche zwei Schachteln denselben Inhaltsstoff aufweisen und welche Materialien sich in den Kästchen befinden. Die Vermutungen werden in der Gruppe diskutiert und auf dem Übungsblatt „Expedition ins Sinnesreich: Riechen" notiert. Anschließend werden die Vermutungen der Teilnehmer durch Öffnen der Behälter überprüft.

Ergänzend kann an dieser Stelle ein Input zur Wirkung und Anwendung ätherischer Öle gegeben und empfehlenswerte Öle zur Entspannung vorgestellt werden (z. B. Sandelholz, Zitrone etc.).

*Station 4: Tasten.* In dieser Teilübung geht es um das Erkennen von Gegenständen durch Betasten. 10 Schachteln mit verschiedenen Materialien, die ertastet werden sollen, liegen bereit. Einem Teilnehmer werden die Augen verbunden und diesem dann eine Schachtel ausgehändigt. Vorsichtig soll der Teilnehmer in der Schachtel durch Ertasten herausfinden, was für ein Gegenstand in der Schachtel liegt. Jeder Teilnehmer sollte jedes Material einmal erstastet haben. Die Vermutungen werden wieder in der Gruppe diskutiert und auf dem Arbeitsblatt 5.6 notiert. Danach werden die Inhalte der Schachteln überprüft. Zusätzlich sollen die Teilnehmer ihre Assoziationen berichten und beurteilen, wie angenehm sie den Gegenstand finden. Daraus lassen sich z. B. Hilfen für manuelle Entspannungsübungen ableiten.

### 8.3.3 Genuss

Das Ziel der Übungen zum Genuss besteht darin, die Prinzipien des Genießens (hedonistische Grundhaltung, Aufmerksamkeitsfokussierung, Ausblenden störender Reize, achtsames und sinnesübergreifende Wahrnehmen) zu verdeutlichen und einen individuellen Zugang zum Thema zu bekommen. Die Teilnehmer sollen nicht nur ihre Kreativität bezüglich der Spannbreite von Genussmöglichkeiten ausleben können, sondern auch die Gelegenheit bekommen, das Genießen in einer Selbsterfahrung zu trainieren.

## Experteninput

Im Vorfeld werden die allgemeinen Regeln des Genießens (vgl. Lutz, 1996) im Rahmen eines Experteninputs erläutert und als Handout ausgeteilt (Infoblatt 5.4: Anleitung für Genießer und die, die es werden wollen).

---

**Genussregeln nach Lutz (1996)**

**Was ist für ein genussvolles Verhalten wichtig?**

- Genuss braucht Zeit und Raum (keine Ablenkung).
- Genuss ist erlaubt („Du darfst.").
- Genuss sollte zum Alltag gehören.
- Genuss kann nur bewusst geschehen.
- Genuss ist individuell unterschiedlich.
- Weniger ist mehr.
- Genuss funktioniert nur in Kombination mit Verzicht.
- Erfahrung fördert die Genussfähigkeit.

**Welche Möglichkeiten des Genießens gibt es?**
- Etwas Leckeres essen/trinken
- Ein Bad in der Wanne
- Eine Aromalampe anmachen
- Eine Massage mit Massageöl
- Der Lieblingsmusik lauschen
- An das Meer fahren
- Ins Solarium gehen
- Auf einer Wiese liegen
- …

---

## Übung zum Genuss

Der nächste Schritt besteht in einer Selbsterfahrungsübung. Alle Teilnehmer bekommen das Arbeitsblatt 5.7 (Achtsamkeit als Basis für genussvolles Verhalten) und eine Süßigkeit (z. B. eine Sultanine, ein Stück Schokolade etc.) ausgehändigt. Die Aufgabe besteht nun darin, sich fünf Minuten Zeit zu nehmen, um den Verzehr zu „zelebrieren". Dazu wird die Süßigkeit zunächst betrachtet und befühlt und der Geruch registriert. Die Sinneseindrücke sollen ihre volle Wirkung entfalten, bevor das Objekt in den Mund genommen wird. Auch jetzt sollten die Gruppenleiter immer wieder dazu animieren, sich Zeit zu lassen, auch im Mund zunächst nur mit der Zunge zu fühlen, bevor man sich auf den Geschmack konzentriert. Zudem sollen die Teilnehmer für Nuancen des Geschmacks bzw. dessen Veränderungen sensibilisiert werden. Alle Eindrücke und

Erfahrungen können dann auf dem Blatt festgehalten werden. In einer folgenden Plenumsrunde werden diese zusammengetragen.

## Collage zum Thema Genuss

Mit dieser Übung wird noch einmal der individuelle Aspekt des Genießens fokussiert. Die Gruppenteilnehmer bekommen jeder für sich die Möglichkeit, eine Collage zum Thema Genuss zu gestalten (Dokumentation). Als Material sollten ausreichend Zeitschriften aus den Bereichen Essen, Sport, Wellness, Fitness etc. bereitgehalten werden. Als Endresultat sollte jeder eine eigene auf ihn zugeschnittene Genussanregung in den Händen halten. Die Collage kann dann für den einzelnen Teilnehmer, gut sichtbar zu Hause aufgehängt, eine dauerhafte Anregung zu genussvollem Verhalten sein.

## 8.3.4 Entspannung

### Übung zur geistigen Entspannung: Mein Lieblingsfoto/Die Fantasiereise

*Variante „Lieblingsfoto".* Diese Übung soll die Kraft der Visualisierung verdeutlichen und dazu anregen, die Fantasie als Ressource in den Alltag einzubauen, mithilfe eines „Lieblingsfotos" als Einstieg in die mentale Entspannung. Der erste Schritt besteht in der Suche nach einem als angenehm erlebten Motiv in der inneren Vorstellung. Dies kann eine bildhafte Erinnerung an ein schönes Kindheitserlebnis, einen vergangenen Urlaub oder ein fantasierter Ort sein. Entscheidend ist die positive Konnotation des Bildes. Zur Inspiration sollte visuelles Material (z. B. Postkarten mit entsprechenden Motiven) bereitgehalten werden, aus dem sich die Gruppenteilnehmer passende Bilder aussuchen können. Im nächsten Schritt geht es um das möglichst detaillierte Einprägen bzw. Aktualisieren des mentalen Bildes. Dazu werden die Teilnehmer nach einer Ruhetönung gebeten, sich das Bild mit geschlossenen Augen zu vergegenwärtigen und möglichst plastisch auszumalen. Sie sollen es in allen Einzelheiten wahrnehmen und den Anblick genießen. Instruktionen für das Durchführen der Entspannungsübung „Lieblingsfoto" sowie für das Anleiten der Ruhetönung enthält das Arbeitsmaterial 5.11 auf der beiligenden DVD.

*Variante „Fantasiereise".* Bei der Fantasiereise wird dieses Prinzip erweitert, indem die Teilnehmer dazu angeleitet werden, vor ihrem inneren Auge einen regelrechten Film mit entspannender Wirkung entstehen zu lassen. Bei der Durchführung lassen sich offene, eher nicht direktive von klar motivgeleiteten und direktiven Übungen unterscheiden. Bei unserer Arbeit mit Psychose-Betroffenen haben wir mit dem diesem Übungstyp gute Erfahrungen gemacht. Als stärkendes und zugleich entspannendes Motiv hat sich der Baum bewährt. Er ist in der Regel nicht mit Bewertungen überfrachtet und löst keine Ängste aus. Auch tritt er im Rahmen akuter psychotischer Erkrankungen eher selten als Bild auf. Die Instruktion zu dieser Fantasiereise findet sich ebenfalls im Arbeitsmaterial 5.11 (modifiziert nach Drexler, 2006). Der Nachbesprechung der Wirkung dieser Übung sollte wie üblich ausreichend Platz eingeräumt werden.

## Übung zur körperbezogenen Entspannung: Reise durch den Körper

Neben dem aktiven Pol der Bewegung und Aktivität kommt der komplementären Seite der körperbezogenen Entspannung ebenfalls eine wichtige Bedeutung für die Aufrechterhaltung der Gesundheit zu. Stress und Belastungen manifestieren sich häufig in Form körperlich spürbarer Anspannungen. Diese werden jedoch vielfach nicht ausreichend wahrgenommen und daher auch keine weiteren Schritte zur Lockerung oder Entspannung eingeleitet. Wir sind mit Drexler (2006) einer Meinung, dass es nicht ausreicht, lediglich die technische Durchführung einer Entspannungsform zu lehren und einfach davon auszugehen, dass der Patient/Klient die Methode schon im passenden Sinne anwenden wird. Ähnlich wie im Bereich Genuss muss zunächst sichergestellt werden, dass die Fähigkeit zur achtsamen Wahrnehmung körperlicher Stimuli ausreichend geschult ist. Der Teilnehmer muss einen Zugang zu seinem eigenen körperlichen Erleben finden, seine Verspannungen bemerken und lokalisieren können. Bei unseren Übungen orientieren wir uns daher an dem Integrierten Stressbewältigungsprogramm ISP von Drexler (2006), welches gelenkte Wahrnehmung (sensory awareness) und Elemente der Progressiven Muskelentspannung miteinander kombiniert (Drexler, 2006, S. 81 ff.).

Die „Reise durch den Körper" bietet eine gute Einstiegsmöglichkeit. Bei dieser Übung ist es wichtig, die Gruppenteilnehmer im Vorfeld darauf hinzuweisen, dass es anfangs noch nicht darum geht sich zu entspannen, sondern darum, dem Körper zuzuhören und wichtige Signale, wie flache Atmung oder Verspannungen, zu registrieren. Es sollte auch darauf aufmerksam gemacht werden, dass während der Reise durch den Körper nicht nur positive Reize auftreten können. Hilfreich ist es zudem, einige Entspannungsphänomene (z. B. vermehrtes Schlucken, Magen- und Darmgeräusche oder Lidflattern) schon einmal anzukündigen, damit die Teilnehmer sie entsprechend einordnen können und nicht auf die Idee kommen, dass sie irgendetwas falsch machen. Der Leistungsgedanke wird noch einmal explizit ausgeschlossen und der reine Erfahrungsaspekt in den Vordergrund gestellt. Es geht nicht um Erfolg oder Misserfolg, sondern um die Schulung der körperbezogenen Achtsamkeit, d. h. die klare Trennung von Wahrnehmen und Bewerten.

**Merke**

Bei Teilnehmern mit vorausgegangenen oder auch noch in Form von Restsymptomen vorhandenen Coenästhesien sollte vor den folgenden Übungen mit dem behandelnden Arzt und dem Betroffenen selbst im Einzelfall geklärt werden, ob eine Kontraindikation vorliegt. Auch bei Teilnehmern mit einem erhöhten Autonomie- bzw. Distanzbedürfnis sollte überprüft werden, ob nicht die Durchführung im Einzelkontakt sinnvoller ist.

Beim Setting für die Übungen sollten die Gruppenleiter darauf achten, dass Störvariablen ausgeschlossen sind, wie z. B.:

- zu kleiner Raum (jeder Teilnehmer sollte bequem Platz finden können und sich nicht eingeengt fühlen),
- „Konferenzatmosphäre" (es sollten keine Tische zwischen den Teilnehmern stehen, ideal ist eine kreisförmige Anordnung der Stühle),
- spontane Störreize wie Telefon, Pieper, Handy etc.,
- ungebetene Besucher (an der Tür sollte gut sichtbar ein Schild angebracht werden, dass nicht gestört werden darf),
- Sitzordnung hintereinander (jeder Teilnehmer sollte sich in seinem Rücken geschützt fühlen, d. h. auch die Gruppenleitung sollte sich in den Kreis einreihen).

**Kasten 30:** Beispielhaftes Ergebnis einer Gruppenarbeit zu Entspannungsanzeichen

| Anzeichen für Anspannung/Belastung: | Anzeichen für Entspannung/Lockerung: |
|---|---|
| • Schmerzen | • tiefes Atmen |
| • Ziehen in den Muskeln | • langsamer Herzschlag/Puls |
| • Druckempfindungen | • Wärmegefühl |
| • flaches Atmen | • Schweregefühl |
| • motorische Unruhe | • Speichelfluss |
| • Kloß im Hals | • Bilder vor dem inneren Auge |
| • Zähne knirschen/liegen aufeinander | • Kinn sackt nach unten |
| • Stirn in Falten | • Schultern hängen |
| • Nervosität (z. B. Lidzucken) | • Gefühl, in den Boden einzusinken |
| • Bein- oder Fußwippen | • sich wohl fühlen |
| • … | • … |

Stattdessen sollten folgende Prinzipien Berücksichtigung finden:
• Prinzip der möglichst nondirektiven Führung (offene Vorgaben, die die Teilnehmer umsetzen können, aber nicht müssen; zum Beispiel Augen schließen),
• ausreichend Zeit nehmen für die Nachbesprechung der Übungen (wichtig zur Berücksichtigung von Unsicherheit oder Missempfindungen),
• Prinzip der Freiwilligkeit (um Reaktanzverhalten oder Hilflosigkeitsbefürchtungen entgegenzuwirken, wird darauf hingewiesen, dass sich jeder Teilnehmer nur soweit auf die Übungen einlässt, wie er oder sie möchte. Es besteht zu jedem Moment die Möglichkeit auszusteigen. Dann sollten die jeweiligen Teilnehmer sich jedoch möglichst ruhig verhalten, um nicht den Rest der Gruppe zu stören).

Haben alle Teilnehmer eine für sie bequeme Sitzposition gefunden, wird die Reise durch den Körper durch den Gruppenleiter standardisiert angeleitet (für die Instruktion siehe Drexler, 2006, S. 83 ff.). Der Co-Therapeut sollte an der Übung ebenfalls aktiv teilnehmen, damit sich die Gruppe nicht beobachtet fühlt. Auch auf eine ausreichende „Rücknahme" am Ende der Wahrnehmungsübung sollte hingewiesen werden.

## Erfahrungsaustausch und Diskussion

Im Anschluss an diese Teilübung werden am Flipchart die Erfahrungen zusammengetragen. Die einzelnen Beobachtungen sollen danach sortiert werden, ob sie ein Zeichen für Anspannung/Belastung darstellen oder eher für Entspannung/Lockerung sprechen (vgl. Kasten 30).

## Relaxometer

Nach dem Abschluss der Sammlung und Kategorisierung hat jeder Teilnehmer die Möglichkeit, mithilfe eines Klebepunktes sein momentanes Ausmaß an Anspannung bzw. Entspannung auf dem „Relaxometer" einzuschätzen (vgl. Abb. 19). Hierzu wird Arbeitsmaterial 5.12 (vgl. DVD) im Großformt ausgedruckt und an der Stellwand befestigt. Die Infoblätter 5.5 (Ich stehe ganz schön unter Strom …) und 5.6 (Woran merke ich, dass ich entspannt bin?) werden den Teilnehmern ausgehändigt.

## Überblick über körperbezogene Entspannungsverfahren

Die Gruppenleiter stellen in einem Überblick die Möglichkeiten zur körperbezogenen Entspannung vor (vgl. Infoblatt 5.7: Welche Entspannungsver-

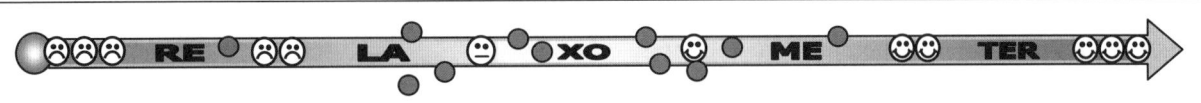

**Abbildung 19:** Ergebnis einer Gruppenarbeit auf dem Relaxometer (die runden Punkte stellen durch die Teilnehmer aufgeklebte Klebepunkte dar)

fahren gibt es?). Als exemplarisches Verfahren, das anschließend exemplarisch vorgestellt und durchgeführt werden kann, bietet sich die Progressive Muskelentspannung (PMR) als eingängiges Verfahren an. Die Bewegungsabfolgen sind einfach und der Entspannungseffekt ist unmittelbar erfahrbar. Zudem gibt es keinen ideologischen Überbau, der bei Psychose-Betroffenen zu Irritationen führen kann. Zum genauen Ablauf sei auf das Stressbewältigungstraini g (SBT) für psychisch kranke Menschen von Hammer (2009) verwiesen.

Andere Verfahren wie Tai Chi, Qi Gong oder Yoga haben auch einen körperorientierten Schwerpunkt, können aber etwas befremdend wirken, weil sie aus einer anderen Kultur stammen. Das Prinzip der Meridiane und das Konzept der Energie inklusive des antagonistischen Zusammenspiels von Yin und Yang sind für viele Psychose-Betroffene nur bedingt nachvollziehbar. Die Forschungsergebnisse zu deren Indikation bei Psychosen sind zudem uneinheitlich. Aus diesem Grund sind diese Verfahren nur bedingt empfehlenswert.

Infoblatt 5.7 wird den Teilnehmern anschließend zur Verfügung gestellt. Im Idealfall sollten „Schnupperangebote" für die einzelnen Verfahren angeboten werden, damit interessierte Teilnehmer die Methoden auch in der Praxis kennenlernen und bei Gefallen vertiefen können. Ist dies in Eigenregie nicht möglich, sollten dennoch Informationen zu Kontaktstellen bereitgehalten werden, die entsprechende Kurse anbieten. Die Implementierung einer Entspannungstechnik in den Alltag sollte auf jeden Fall nach Kräften unterstützt und verstärkt werden.

## Übung: Der persönliche Wellness-Plan

Anhand des Arbeitsblattes 5.8 (Mein persönlicher Wellness-Plan „Tu dir was Gutes", vgl. Abb. 20) bekommen die Teilnehmer die Möglichkeit, die Aktivitäten zu operationalisieren, die für sie entspannend sind und die sie auch gerne ausführen. Die Teilnehmer formulieren explizit, welche Dinge sie z. B. in ihren Alltagsablauf einbauen möchten, durch die sie mehr Entspannung erlangen können. Fragen nach positiven Aktivitäten und Hobbies, nach Dingen, die einen zum Lachen bringen und ablenkenden Tätigkeiten fördern die Auseinandersetzung mit diesem Thema und regen dazu an, individuelle Entspannungsmöglichkeiten zu finden und diese im Alltag umzusetzen. Der Wellness-Plan kann zu Hause griffbereit aufbewahrt werden, damit bei Bedarf darauf zurückgegriffen werden kann, wenn es einmal schwerfällt, entspannende, positive Aktivitäten im Alltag einzubinden. Der Plan soll so als Schutzmaßnahme dienen, um eventuelle Belastungen des Alltags abzufedern. Der Schwerpunkt liegt auf den Bereichen Genuss und Entspannung.

**Mein persönlicher Wellness-Plan „Tu dir was Gutes"**

Die folgenden Anregungen geben Ihnen die Möglichkeit, sich einen individuellen, nur für Sie gültigen Wohlfühlplan zu erstellen. Beantworten Sie die einzelnen Punkte und schreiben Sie die Dinge und Tätigkeiten auf, bei denen Sie sich wohlfühlen und die bei Ihnen zu Genuss und Entspannung führen. Den Plan können Sie an einem bestimmten Ort ablegen und zu Hilfe nehmen, um sich Inhalte noch einmal ins Gedächtnis zu rufen und sie kontinuierlich im Alltag umzusetzen.

**Folgende Dinge kann ich morgen tun, um es mir gutgehen zu lassen:**

Bereich Genuss: ____

Bereich körperliche Entspannung: ____

Bereich geistige Entspannung: ____

Sonstiges: ____

**Folgende Dinge möchte ich langfristig regelmäßig in meinen Alltag einbauen, um es mir gutgehen zu lassen:**

Bereich Genuss: ____

Bereich körperliche Entspannung: ____

Bereich geistige Entspannung: ____

Sonstiges: ____

**Welche positiven Aktivitäten/Hobbies kann ich in meinen Alltag einbauen?**

**Wer oder was bringt mich zum Lachen?**

**Wodurch kann ich gut abschalten oder mich ablenken?**

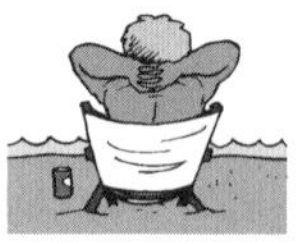

**Abbildung 20:** Arbeitsblatt „Mein persönlicher Wellness-Plan"

## Literatur zur Vertiefung


Sammer, U. (2011). *Entspannung erfolgreich vermitteln. Progressive Muskelentspannung und andere Verfahren* (3. Aufl.). Stuttgart: Klett-Cotta.

Hofmann, E. (2012). *Progressive Muskelentspannung. Ein Trainingsprogramm* (3. Aufl). Göttingen: Hogrefe.

Kabat-Zinn, J. (1999). *Stressbewältigung durch die Praxis der Achtsamkeit.* Freiamt im Schwarzwald: Arbor.

## 8.4 Ernährung

Das Submodul zur Ernährung umfasst folgende Themen und Ziele:

- Erstellung eines persönlichen Risikoprofils,
- Gefahrenquellen für Übergewicht kennenlernen,
- Essen als Bewältigungsstrategie,
- Grundlagen zu Energie und Nährstoffen,
- unausgewogene Ernährung,
- Kennenlernen der Risikofaktoren Fastfood und Zucker,
- Grundlagen einer gesunden Ernährung,
- Richtlinien für eine gesunde Ernährung (Lebensmittelpyramide) kennenlernen und Sicherheit im Umgang damit erlangen,
- Überprüfung des eigenen Ernährungsverhaltens (mittels eines Ernährungsprotokolls),
- Erstellung eines Tagesmenüs unter Berücksichtigung von Ernährungsrichtlinien.

Wie schon in Kapitel 7.4.2 ausgeführt wurde, ist die Gewichtszunahme eine mittlerweile weit verbreitete Nebenwirkung moderner Neuroleptika (hier allen voran Clozapin und Olanzapin). Psychose-Betroffene sehen sich mit einem zum Teil rapiden Gewichtsanstieg konfrontiert. Dadurch erhöht sich der Leidensdruck und das Selbstbild verändert sich negativ. Mit jedem Kilogramm Gewicht, das hinzukommt, wächst der Wunsch, das Medikament, welches als Ursache für die Gewichtsentwicklung ausgemacht wird, abzusetzen. Oft erfahren die Betroffenen Zuspruch vom besorgten Umfeld. Bei der Abhandlung der medikamentenbedingten Nebenwirkungen wurde jedoch auch deutlich, dass eine Gewichtszunahme niemals nur durch einen Faktor verursacht wird. Weitere Auslöser können z. B. krankheitsbedingte Aktivitätseinschränkungen (Negativsymptome), mangelndes Wissen oder Essen als neu entdeckter Bewältigungsstil beispielsweise negativer Affekte sein. Nicht zuletzt stellt Übergewicht bis hin zur Adipositas ein generelles gesellschaftliches Problem dar, das an Bedeutung weiter zunehmen wird. Laut Kinder- und Jugendgesundheitssurvey (KiGGS, Kurth & Schaffrath, 2007) sind die Prävalenzzahlen für Übergewicht in den Jahren 2003 bis 2006 im Vergleich zu den Jahren 1985 bis 1999 um 50 % gestiegen. Die Häufigkeit von Adipositas hat sich sogar verdoppelt (auf Basis der Referenzdaten von 1985 bis 1999). Experten erwarten auch zukünftig eine weitere Ausbreitung. Schätzungen des WHO-Regionalbüros für Europa zufolge ist in den nächsten 5 Jahren mit einer Steigerung der Prävalenz um durchschnittlich 2,4 % bei Frauen und 2,2 % bei Männern zu rechnen (Deutsche Gesellschaft für Ernährung, 2006). Umso relevanter werden präventive Maßnahmen.

Die im Modul „Medikamente" eingeleitete Differenzierung in Bezug auf die Ursachenzuschreibung einer Gewichtszunahme wird in diesem Modulteil weiter vertieft. Die Teilnehmer sollen dazu angeleitet werden, einen Zugang zu den individuellen Bedingungen ihres Essverhaltens zu finden. Hauptziele sind das Aufspüren notwendiger Verhaltensanpassungen und der Ausbau des ernährungsbezogenen Wissens sowie der Kompetenzen (z. B. Planung und Zubereitung von Speisen). Neben praktischen und informationsbezogenen Anteilen wird auch auf die psychologischen Aspekte des Essens (Funktion, Motivation, operante Zusammenhänge) Bezug genommen. Zum Einsatz kommen Selbstbeobachtungsinstrumente, verhaltensanalytische Methoden sowie psychoedukative Elemente (quantitative und qualitative Ernährungsgestaltung). Auch in diesem Bereich ist es aus unserer Sicht unabdingbar, ein ausgeglichenes Verhältnis zwischen Theorie und Praxis zu erreichen. Im Idealfall sollte eine Lehrküche zur Verfügung stehen, in der das theoretisch erworbene Wissen in der praktischen Anwendung erprobt werden kann.

### 8.4.1 Einführung in das Thema

Checkliste zum Ernährungs- und Bewegungsverhalten und Risikoprofil

Der Einstieg in das Thema Ernährung lässt sich aus unserer Sicht gut mithilfe eines themenbezogenen Selbstbeurteilungsbogens realisieren. Jeder Gruppenteilnehmer bekommt das Arbeitsblatt 5.9 (Checkliste zum Ernährungs- und Bewegungsverhalten) ausgehändigt, den jeder in Einzelarbeit ausfüllt. Die Checkliste deckt vier für eine gesunde Ernährung relevante Bereiche ab:

1. Essen als Hilfsmittel (Emotionsregulierung; 20 Fragen),
2. ungünstige Essgewohnheiten (20 Fragen),
3. unausgewogene Ernährung (20 Fragen),
4. Bewegungsmangel (18 Fragen).

Auch die Auswertung der Checkliste sollte von den Teilnehmern selbst vorgenommen werden. Dazu setzen sich die Teilnehmer jeweils paarweise zusammen und werten den Bogen des Gegenübers mithilfe der dafür vorgesehenen Auswertungsvorlage (Arbeitsmaterial 5.13) aus. Hierfür sollte die Vorlage auf Folienpapier ausgedruckt sein, alternativ kann das Auswertungsschema auch auf normalem Papier ausgedruckt und direkt neben die von den Teilnehmern ausgefüllten Fragen gelegt werden, um so die Antworten abgleichen zu können. Den Antworten wird jeweils ein Wert zwischen 0 und 2 zugeordnet (bzw. 0 und 4 bei Fragen 77 und 78) und sie werden für jeden der vier Bereiche aufsummiert. Es resultieren vier Summenwerte (der Maximalwert jeder Skala liegt bei 40). Nach der Ermittlung dieser Werte werden die Bögen wieder ausgetauscht. Jeder Teilnehmer bekommt anschließend das Arbeitsblatt 5.10 (Mein Risikoprofil, vgl. Abb. 21) ausgehändigt, auf dem er die Ergebnisse in den vier Bereichen in ein Koordinatensystem übertragen kann. Die Punkte

werden miteinander verbunden, so dass ein Viereck entsteht. (Ein beispielhaftes Risikoprofil findet sich zudem im Präsentationsmaterial M5.) Die Größe der entstehenden Fläche korrespondiert mit der Notwendigkeit von Verhaltensänderungen: Je größer die Fläche, desto größer die Notwendigkeit, das gesundheitsbezogene Verhalten zu ändern. Auf diese Weise wird die individuelle Bedeutsamkeit der verschiedenen Bereiche visualisiert und es entsteht ein individuelles Risikoprofil für jeden Teilnehmer.

### Experteninput

Im Anschluss an diese Selbsteinschätzung wird eine Präsentation (Vorlagen hierfür finden sich auf der DVD) ein Experteninput zu den allgemeinen Risiken für Übergewicht gegeben. Auf der Basis der Profile werden die vier Risikofaktoren (siehe oben) vertieft und mit Beispielen angereichert. Darüber hinaus werden zehn Gewohnheiten, die zu Übergewicht führen können, vorgestellt und im Rahmen des Plenums zur Diskussion gestellt. Diese Informationen werden den Teilnehmern auf den Infoblättern 5.8 und 5.9 zur Verfügung gestellt.

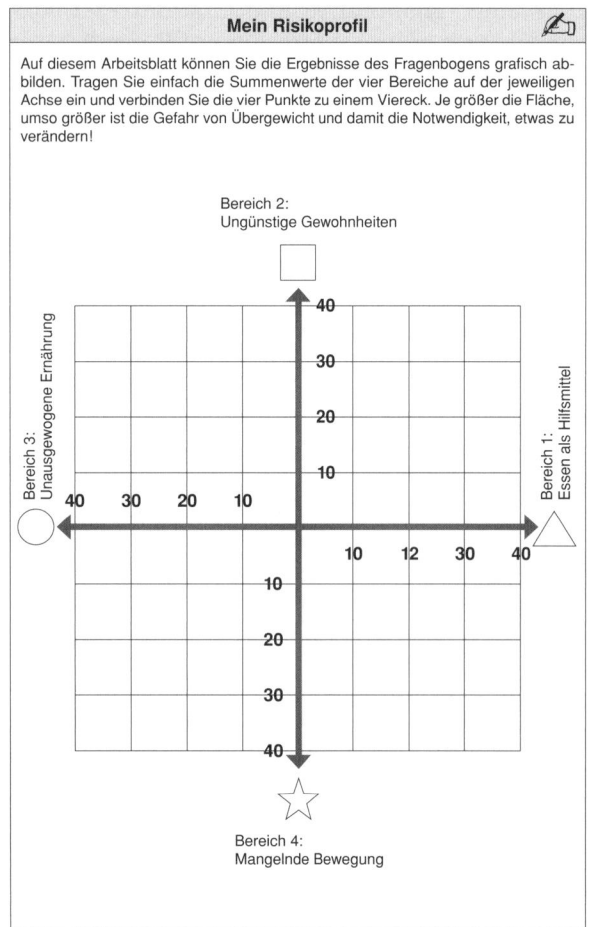

**Abbildung 21:** Arbeitsblatt zur Erstellung eines persönlichen Risikoprofils

---

### 10 Gewohnheiten, die zu Übergewicht führen können

1. Häufiger Konsum von Fastfood-Artikeln oder Essen bestellen (z. B. Pizzadienst) bzw. Fertiggerichte kaufen.
2. Keine ausreichende Zeit zum Essen nehmen (Das Erstbeste essen. Ziel ist es nur den Hunger zu stillen, egal wie.).
3. Fett- oder zuckerhaltige Zwischenmahlzeiten am Tag oder nächtliches Essen (Snacks).
4. Essen als begleitende Tätigkeit (beim Lesen, PC spielen oder TV).
5. Große Mengen essen (Spar-Menü, XXL-Portionen, „aufessen").
6. Sich den Alltag „versüßen" (Süßigkeiten als Hauptmahlzeit, gesüßte Speisen und Getränke).
7. Unreflektiertes Essen und Trinken am Abend (alkoholische Getränke, fette Snacks, zuckerlastige Süßwaren).
8. Ausschließlich kostenorientiertes Einkaufen im Discounter.
9. Zu schnelles Essen (Sättigungsgefühl braucht Zeit).
10. Gezügeltes Essen oder Diäten (Gefahr von Heißhungerattacken).

Ziel ist es an dieser Stelle, den Fokus von der einseitigen Betrachtung von Kalorien und den daraus häufig resultierenden Diät-Projekten auf das eigene Verhalten zu lenken, indem die Teilnehmer für die eigenen Gewohnheiten sensibilisiert werden. Gerade im Bereich der Ernährung lassen sich häufig stark ritualisierte Verhaltensweisen beobachten, die in der Regel nicht mehr hinterfragt werden, sich aber bedeutend auf die Gewichtsentwicklung auswirken können. Darüber hinaus verlangen durch Krankheitssymptome oder -folgen bedingte veränderte Rahmenbedingungen eine Überprüfung des ernährungsbezogenen Verhaltens. Beispielsweise hat ein Psychose-Betroffener, der vor der Erkrankung mehrmals wöchentlich sportlich sehr aktiv war, einen gänzlich anderen Energiebedarf als zum Zeitpunkt während oder nach der Erkrankung, wenn Negativsymptome (Rückzugsverhalten, Anhedonie etc.) und depressive Nachschwankung den Aktionsradius sehr klein halten. Im weiteren Verlauf des Modulteils „Ernährung" werden die drei Bereiche Essen als Hilfsmittel, ungünstige Essgewohnheiten, (un-)ausgewogene Ernährung sukzessive durchlaufen bzw. bearbeitet. Der Bewegungsaspekt wird im separaten Modulteil „Sport und Bewegung" behandelt.

## 8.4.2 Essen als Bewältigungsstrategie

Der Coping-Aspekt des Essens ist an Bedeutung nicht zu unterschätzen. Das Erleben einer psychischen Erkrankung und die Konfrontation mit den damit möglicherweise verbundenen Beeinträchtigungen potenziert das Auftreten negativer Affekte wie Angst, Ärger, Frustrationen, Hilflosigkeit etc. Diese müssen bewältigt werden. Nicht selten entdeckt der Betroffene das Essen als eine effektive Kompensationsmethode. Negative Effekte sind anfangs nicht spürbar. Kommt es mittel- und langfristig zu einer Gewichtssteigerung, ist das Verhaltensmuster schon so etabliert, dass man nicht einfach davon ablassen kann, zumal der kurzfristig entlastende Effekt im Sinne einer operant wirksamen positiven Verstärkung verlässlich eintritt. Dieser Belohnungsaspekt verdrängt das Problembewusstsein und verhindert ein Umdenken. Die folgende Übung soll die Zusammenhänge bewusst machen und das Ziel verfolgen, neue alternative Verhaltensweisen kennenzuler-

nen, die sich gleichermaßen als Coping-Strategien eignen, ohne jedoch „Bumerang"-Effekte nach sich zu ziehen.

### Übung: Essen als stiller Helfer

Zunächst sollten die verschiedenen Funktionen des Essens herausgearbeitet werden. Im Rahmen einer Plenumsrunde werden per Zuruf alle Funktionen, die über den normalen Hunger hinausgehen, auf Kärtchen gesammelt und auf der linken Seite der Stellwand angeordnet. Kasten 31 veranschaulicht die Vielzahl möglicher Funktionen des Essens als „Hilfsmittel". Alternativ können die Gründe, über den normalen Hunger hinaus zu essen, auch in Kleingruppenarbeit gesammelt und anschließend im Plenum zusammengetragen werden.

**Kasten 31:** Ergebnis einer Gruppenarbeit zu den Funktionen des Essens

- Frustessen, Bewältigung von Ärger oder Enttäuschung durch Betäuben
- Dann bin ich beschäftigt/habe keine Langeweile mehr.
- Fühle mich nicht so alleine.
- Um mich zu beruhigen/gegen Anspannung.
- Die Unruhe soll weg, also esse ich.
- Süßigkeiten als Trostspender.
- Eine Tafel Schokolade, und meine depressiven Gefühle gehen weg.
- Ich kann einfach nichts wegschmeißen.
- Wenn ich Angst habe und etwas esse, geht es mir gleich besser.

In der Gruppe werden die Ergebnisse nach Kategorien geordnet, z. B. Essen aus Frust, Langeweile, Angst etc. Die Kategorien werden auf Kärtchen notiert und an der Stellwand befestigt. Daran schließt sich eine Kleingruppenübung (etwa zwei bis vier Teilnehmer, ebenfalls mit der Kärtchentechnik) an. Im Rahmen dieser Gruppen suchen sich die Teilnehmer eine bestimmte Funktion heraus, überlegen sich alternative Handlungsmöglichkeiten und diskutieren mögliche Konsequenzen. Ein Ergebnis einer Gruppenarbeit für die Funktion „Frustessen" zeigt Kasten 32. Bezüglich der Funktion „Essen gegen Langeweile" kann von den Gruppenleitern als Impuls die Liste positiver Aktivitäten (Hautzinger, 2003) eingeführt werden.

**Kasten 32:** Ergebnis einer Gruppenarbeit zu Alternativen bei Frust und Ärger

- Nach der Ursache suchen, warum ich ärgerlich bin
- Versuchen, das Problem zu beschreiben und in Angriff zu nehmen
- Mir Luft machen (den Ärger ausdrücken)
- Einen Gesprächspartner suchen und mit ihm darüber reden
- Trotzdem versuchen, mir etwas zu gönnen, damit der Ärger verraucht
- Mir verzeihen, wenn ich mich über mich selbst ärgere. Fehler dürfen passieren.
- Ziele überdenken, wenn man frustriert ist, etwas nicht geschafft zu haben.
- Mir passende Etappen stecken, um ein Ziel zu erreichen
- Sport treiben/sich bewegen
- Mich entspannen oder meditieren/Atemübung
- Mir die Konsequenzen/Kosten des Essens vor Augen führen
- Ein Gespräch mit demjenigen suchen, über den ich mich geärgert habe

### 8.4.3  Grundlagenwissen zur Ernährung

#### Experteninput: Energie und Nährstoffe

Als Hinführung zu diesem Teilaspekt hat es sich bewährt, zunächst einige Grundbegriffe aus der Ernährungslehre einzuführen, um sicherzustellen, dass alle Gruppenteilnehmer auf demselben Stand sind und Missverständnisse vermieden werden. Dies kann z. B. über einen mediengestützten Experteninput (via PowerPoint) mithilfe des Präsentationsmaterials M5 geschehen. Die Gruppenteilnehmer können über entsprechende Fragen mit eingebunden werden.

Am Anfang steht die Frage, was sich hinter dem Begriff „Energie" verbirgt. Hier bietet sich die Metapher des Autos an der Tankstelle an, um die Bedeutung und Notwendigkeit von Energie darzustellen. Daraus lässt sich eine Parallele zum menschlichen Alltag ziehen. So muss ein Sportler vor seinem Training genügend Nährstoffe zugeführt haben, um ausreichend „Sprit" für seinen „Motor" zur Verfügung zu haben. Weiterführend wird der Frage nachgegangen, welche Nährstoffe es gibt und welches Energiepotenzial diese jeweils besitzen. Die Nährstoffe lassen sich bezüglich ih-

res Energiepotenzials und ihrer Lebensnotwendigkeit in drei Gruppen einteilen (lebensnotwendige Energielieferanten wie Fett und Zucker, lebensnotwendige Nährstoffe, die jedoch keine Energie liefern wie Wasser, Vitamine und Mineralstoffe, und gesundheitsfördernde, aber nicht Energie liefernde Nährstoffe, wie Ballaststoffe etc.). Die Nährstoffe werden anschließend hinsichtlich ihres Risikos für eine Gewichtszunahme beurteilt, wobei Stärke, Zucker und Fett als potenziell gefährdend eingestuft werden (vgl. aid infodienst, 2005).

In einem kleinen Exkurs wird auch der Alkohol als „Nahrungsmittel" betrachtet. Es wird klargestellt, dass Alkohol an sich ein Zellgift darstellt und demnach als gesundheitsschädlich einzustufen ist. Darüber hinaus gilt Alkohol aber auch als Energielieferant. Als relevante Gruppen zur Energielieferung werden Kohlenhydrate (in dieser Gruppe werden Stärke und Zucker zusammengefasst), Proteine, Fette/Öle und Alkohol betrachtet. Um die unterschiedlichen Potenziale dieser einzelnen Gruppen zu verdeutlichen, wird die Bezugsgröße der Energie (Kilojoule bzw. Kilokalorie) eingeführt.

Daran schließt sich die Frage an, wie viel Energie ein Mensch am Tag benötigt. Es geht an dieser Stelle um die Einführung des Grundumsatzes in Abhängigkeit von Geschlecht und Alter, sowie die Veränderungen des Bedarfs durch körperliche Aktivität (physical activity level, kurz: PAL). Die Informationen werden der Gruppe als Handout zur Verfügung gestellt (Infoblätter 5.9 bis 5.12).

#### Individueller Energiebedarf

Daran kann sich die Übung anschließen, seinen eigenen Tagesbedarf an Kilokalorien unter Berücksichtigung folgender Variablen zu ermitteln (vgl. Infoblätter 5.11 und 5.12):
- Geschlecht,
- Alter,
- PAL-Level,
- Ausmaß sportlicher Aktivität.

Jeder Teilnehmer stellt sein Ergebnis kurz im Plenum vor. Nach den bisherigen Ausführungen sollte den Teilnehmern nun klar sein, dass jeder Mensch in Abhängigkeit von den individuellen Rahmenbedingungen einen unterschiedlich hohen Energiebedarf hat.

## Experteninput: Zusammenhang zwischen Energie und Übergewicht

Ungeklärt ist noch die Frage nach dem Zusammenspiel zwischen Energie und Übergewicht. In einem weiteren Experteninput wird dieser Punkt aufgegriffen und zur Diskussion gestellt. Der Gruppe wird es nicht schwer fallen, das Risiko von Übergewicht mit der Menge an zugeführter Energie in Zusammenhang zu bringen. Dennoch sollte die weitere Differenzierung eines möglichen Energieüberschusses hinsichtlich folgender Gesichtspunkte angeregt werden (vgl. auch Infoblatt 5.13):

- zu hoher Energiegehalt (hoher Fett- und/oder Zuckeranteil),
- zu hohe Energiedichte der Nahrung (viele Kalorien relativ zum Gewicht),
- zu hohe Energiemenge (große Portionen, XXL-Menüs, Snacks),
- zu schnelle Energieaufnahme (hastiges Essen, Zeitdruck).

Während die ersten beiden Aspekte Ergebnis einer unausgewogenen Ernährung sind, spiegeln sich in den letzten beiden eher ungünstige Gewohnheiten wider. Deswegen sollten sie im Folgenden auf individueller Ebene der Gruppenteilnehmer weiter vertieft werden.

## Übung: Meine Lieblingsgerichte

Die Gruppe wird in Dreier-Teams aufgeteilt und bekommt die Aufgabe, ein Plakat zu erstellen. Getrennt nach Hauptmahlzeiten und evtl. Zwischen- oder Zusatzmahlzeiten sollen Lieblingsspeisen gesammelt und notiert werden. Der Fertigstellung der Plakate schließt sich eine Klebepunktrunde an, in der nun alle genannten Lebensmittel unter Berücksichtigung des Risikos für eine evtl. Gewichtszunahme mit einem Klebepunkt versehen werden. Es werden rote, gelbe und grüne Punkte ausgehändigt, wobei rot für eine hohe, gelb für eine mittlere und grün für eine niedrige Gefahr steht.

## Experteninput: Nährstoffempfehlungen

Der Übung folgt ein Experteninput bezüglich der allgemeinen Nährstoffempfehlungen, wie sie von der Deutschen Gesellschaft für Ernährung (DGE) genannt werden (vgl. hierfür aid, 2009b; vgl. Präsentationsmaterial M5). Es werden grammbezogene Maximalwerte einzelner Nährstoffe (Prote-ine/Eiweiße, Fett/Cholesterol, Kohlehydrate und Ballaststoffe), die ein Mensch täglich zu sich nehmen sollte, vorgestellt. Um diese Grammangaben alltagsnäher zu veranschaulichen, wird den Teilnehmern eine umgerechnete Mengenverteilung der Nährstoffe auf verschiedene Lebensmittel vorgestellt (Fröleke, 2005). Dies erleichtert die Zusammenstellung eines Tagesplans und den daraus resultierenden Einkauf. Gemäß den Empfehlungen der britischen Lebensmittelbehörde Food Standards Agency (2007) wird an dieser Stelle bereits auf das „Ampelmodell" eingegangen, das eine Einteilung von Lebensmitteln gemäß ihrem Gehalt an Fett, gesättigten Fettsäuren, Zucker und Salz vorsieht. Als weiterer Punkt wird näher auf die Gruppe der Fette eingegangen und erläutert, was für verschiedene Arten von Fetten es gibt. Auf den Infoblättern 5.14 bis 5.17 sind diese Informationen ebenfalls dargestellt.

## Ampelcheck und Bewertung der Lieblingsgerichte

Der nächste Schritt besteht in der Einführung des „Ampelchecks" als Orientierungshilfe für die Beurteilung von Lebensmitteln hinsichtlich der DGE-Vorgaben. Die sogenannten „Ampelcheck-Karten" sind kostenlos bei der Verbraucherzentrale erhältlich und können auch auf der Internetseite http://verbraucherzentrale-ampelcheck.de heruntergeladen werden. Jeder Teilnehmer bekommt zunächst eine solche Karte ausgehändigt. Diese verdeutlicht allgemein gültige Grenzwerte für die Bestandteile Fett (die Unterkategorie der gesättigten Fettsäuren wird extra betrachtet), Zucker und Salz (Natrium). Die gelben Werte sind als bedenklich, die roten als gesundheitsschädlich anzusehen. Anschließend sucht sich jeder Teilnehmer ein bis zwei Lebensmittel aus dem Plakat mit seinen Lieblingsgerichten heraus und überprüft mithilfe einer zur Verfügung gestellten Nährwerttabelle (z. B. Fröleke, 2005) die Fett- und Zuckeranteile. Wo notwendig, sollten die Klebepunkte entsprechend korrigiert werden.

### 8.4.4 Unausgewogene Ernährung: Fastfood und Zucker

Fastfood ist nicht nur ein Phänomen moderner Esskultur, sondern auch einer der zentralen Trigger für das zunehmende Auftreten von Übergewicht. Die Behandlung dieser Thematik soll zum einen dafür sensibilisieren, dass Fastfood nicht nur Hamburger oder Döner umfasst, sondern im Prinzip den gesamten Nahrungsmittelsektor industriell hergestellter Fertiggerichte beinhaltet. Zum anderen soll der Aspekt der Energiedichte noch einmal plastisch veranschaulicht werden.

## Einstieg in das Thema „Fastfood"

In Form einer Plenumsrunde werden Fastfood-Artikel gesammelt und auf dem Flipchart festgehalten. Wenn sich die Gruppe nur auf die klassischen Produkte beschränkt, sollten die Gruppenleiter Ergänzungen vornehmen, um das ganze Spektrum des Fastfoods zu berücksichtigen. Kasten 33 veranschaulicht ein mögliches Ergebnis der Abfrage.

**Kasten 33:** Ergebnis einer Gruppenarbeit
zum Thema „Fastfood"

- Definition: Mahlzeiten, die auf schnellem Wege zubereitet und verzehrt werden können (wenig Aufwand und Wartezeit). Der Erwerb geschieht an Fastfood-typischen Stellen (Restaurant)
- klassische Produkte wie Hamburger, Pommes Frites, Döner, Fischbrötchen etc.
- Fertiggerichte (Suppen, Tellergerichte, Tiefkühlprodukte, z. B. Pizza)
- Bäckereiartikel, die fertig zum Verkauf angeboten werden (Sandwiches etc., fett- und zuckerreiches Gebäck wie Amerikaner, Berliner etc.)
- zuckerhaltige Produkte (Eis am Stiel, Softdrinks, Milchshakes, einzeln abgepackte Schokoladenartikel etc.)

## Experteninput und Fastfood-Quiz

Nach einem kurzen Experteninput zu den Vor- und Nachteilen von Fastfood (vgl. Präsentationsmaterial M5) wird ein kleines Fastfood-Quiz durchgeführt (vgl. Arbeitsmaterial 5.14 „Fastfood-Quiz" auf der DVD), das ebenfalls über eine Präsentation durchgeführt wird. Das Quiz besteht zunächst aus verschiedenen Schätzfragen, die (in Form einer Präsentation) der Reihe nach abgearbeitet werden. Ein Beispiel ist die Frage danach, wie viele Kalorien im Schnitt ein Fastfood-Gericht im Schnellimbiss hat.

Eine weitere Aufgabe des Quiz ist, wie viel man an Tomaten, Kohlrabi bzw. Vollkornreis essen müsste, um den Energiegehalt eines Hamburger

Royal (205 g Gewicht, 500 kcal) zu sich zu nehmen. Die Teilnehmer können hier gebeten werden, die Mengen zunächst für sich einzuschätzen. Die Schätzungen werden dann auf Kärtchen notiert und an die Stellwand geheftet. Danach geben die Gruppenleiter die Auflösung bekannt (1,7 kg Kohlrabi; 2,5 kg Tomaten und 600 g Vollkornreis). Im Idealfall sollte die jeweilige Menge der Lebensmittel bereitgehalten und auf dem Tisch platziert werden. Dies hat eine sehr plastische Wirkung. Jedem Teilnehmer wird nun klar sein, dass solche Mengen nicht einfach zu vertilgen sind, im Gegensatz zum Hamburger, der in weniger als fünf Minuten den Weg in den Magen findet.

Das Quiz wird abgeschlossen mit der Vorstellung eines Tagesmenüs, das ausschließlich aus Fastfood-Artikeln besteht. Die Aufgabe der Teilnehmer besteht darin, jeweils zu schätzen, inwieweit die für die betreffende Mahlzeit empfohlene Kalorienmenge überschritten wird. Am Ende sollte darauf hingewiesen werden, dass Fastfood als solches nicht verteufelt werden, sondern mit einer angemessenen Portion Achtsamkeit betrachtet werden sollte. Es ist durchaus möglich, sich ein Menü zusammenzustellen, welches die Gesamtempfehlung für eine Hauptmahlzeit nicht überschreitet. Die Inhalte des Experteninputs und des Quiz finden sich auch auf dem Infoblatt 5.18. Passend zu dem Thema kann auch ein Ausschnitt aus dem Film „Supersize Me" (2004, CIC Video/Paramount Home Ent.) gezeigt werden.

Optional lässt sich noch eine Kleingruppenarbeit anschließen, die der Frage auf den Grund geht, was Fastfood im Alltag so interessant macht. An diese Stelle sollte in der Zusammenschau im Plenum herausgearbeitet werden, dass es vor allem die kurzfristigen Konsequenzen sind, die uns immer wieder zu Fastfood-Artikeln greifen lassen (wenig zeitlicher Aufwand, schnelle Verfügbarkeit, viele Optionen zur Auswahl, keine unmittelbaren negativen Folgen wie Abwasch, Saubermachen etc.).

## Experteninput: Zucker

Die Teilnehmer sollen für das Problem der übermäßigen Zuckerzufuhr sensibilisiert werden. Zunächst einmal geht es darum, ihnen zu verdeutlichen, dass Zucker in vielerlei Gestalt in Lebensmitteln auftauchen kann. Über einen kurzen Experteninput werden die Unterschiede zwischen Einfach-, Doppel- und komplexen Zuckern mit den jeweiligen Auswirkungen auf den Insulinspiegel, sowie die verschiedenen Bezeichnungen (z. B. Glukosesirup, Maltodextrin, Saccharose) erläutert (vgl. Präsentationsmaterial M5, Infoblatt 5.19).

## Übung: Der Zucker-Tisch

Für diese Übung sollte ein Tisch vorbereitet werden, der verschiedene Lebensmittel mit unterschiedlichem Zuckergehalt enthält. Arbeitsmaterial 5.15 („Zucker-Tisch – Vorbereitung" vgl. DVD) enthält eine Auflistung der Lebensmittel, die für den „Zucker-Tisch" verwendet werden sollten (u. a. eine Flasche Ketchup, eine Tafel Schokolade etc.). Die Gruppe wird in zwei Untergruppen gegliedert. Jede Untergruppe bekommt dann die Aufgabe, sich von dem vorbereiteten Tisch fünf Artikel auszusuchen. (Um die Dauer der Übung zu begrenzen, wird die Anzahl der Produkte auf fünf pro Gruppe beschränkt. In der nachfolgenden Besprechung werden dann aber alle Produkte in ihrem Zuckergehalt abgehandelt.) Gemeinsam soll diskutiert und abgeschätzt werden, wie viele Stücke Zucker (Höhe des Gesamtzuckergehalts) in dem jeweiligen Lebensmittel enthalten sind. Hat sich die Gruppe auf ein Ergebnis geeinigt, wird dem Artikel die entsprechende Anzahl Holzwürfel (es können auch richtige Zuckerwürfel oder Würfel aus einem anderen Material verwendet werden) zugeordnet. Wenn für jedes Lebensmittel der Zuckergehalt geschätzt wurde, wird die Gesamtzahl an Würfeln ermittelt und gut leserlich auf einer DIN-A5-Karteikarte notiert.

Die Ergebnisse der Teilgruppen werden im Plenum zusammengetragen. Anschließend geben die Gruppenleiter die Auflösung, wie viele Zuckerstücke in den Lebensmitteln enthalten sind. Arbeitsmaterial 5.16 enthält die Lösungen der Übung, die in eine (PowerPoint-)Präsentation eingebunden und so anschaulich präsentiert werden können. Über alle 14 Lebensmittel kommt man auf eine Gesamtanzahl von 639 Zuckerstücken. Dies entspricht bei 2,5 g pro Zuckerstück einem Gesamtgewicht von knapp 1600 g Zucker. An dieser Stelle hat es sich bewährt, die entsprechende Menge an Zuckerstücken für jedes Lebensmittel bereitzuhalten. Vor den Augen der Teilnehmer kann diese nach und nach in ein großes Gefäß zusammengeschüttet werden, so dass die Menge begreifbarer wird.

## 8.4.5 Grundlagen einer gesunden Ernährung

### Übungen: Barrieren und Abhilfemöglichkeiten herausfinden

Nachdem die Thematik der ungesunden Ernährung mit dem Schwerpunkt auf Fastfood und Zucker behandelt worden ist, werden die Teilnehmer langsam zum Thema der gesunden Ernährung hingeführt. Trotz des Wissens um die Nachteile von Fastfood ist es im Alltag oft schwierig, sich gesund zu ernähren. An dieser Stelle geht es um das Kennenlernen eigener Barrieren in der Praxis eines gesunden Ernährungsverhaltens mit dem Ziel, die auch schon im Rahmen des Frühsymptom-Managements beschriebene Verhaltensintentionslücke (vgl. Schwarzer & Knoll, 2003) nachhaltig schließen zu können. Im Plenum werden daher zunächst Gründe sowohl für den Konsum von Fastfood als auch Hindernisse für eine gesunde und ausgewogene Ernährung gesammelt und am Flipchart notiert. Die Teilnehmer bekommen so in einem ersten Schritt darüber Klarheit, was es für konkrete Aspekte geben kann, die den inneren Schweinehund dazu bewegen, sich für Fastfood zu entscheiden. Kasten 34 gibt einen Überblick zu einem möglichen Gruppenergebnis.

**Kasten 34:** Beispielhafte Sammlung von Antworten zur Frage nach der Attraktivität von Fastfood

- Fastfood kriegt man an jeder Ecke
- gesund heißt nicht immer gut schmeckend
- habe keine Zeit zum Kochen
- gesundes Essen muss man erst einmal bezahlen können
- für eine Person lohnt sich gesundes Essen gar nicht, es bleibt zu viel über
- habe keine Lust auf Kalorienzählerei

In einer anschließenden Kleingruppenarbeit werden die Teilnehmer aufgefordert, nach geeigneten Gegenargumenten zu suchen, um die zuvor gesammelten Statements (Barrieren) entkräften zu können (z. B. geeignete Informationsquellen für gesunde Ernährung, Rezepte, Nennung von konkreten Einkaufsmöglichkeiten, Vorratshaltung etc.). Die Gruppenleiter können hier modellhaft unterstützend eingreifen.

## Übung: Kriterien für eine gesunde Ernährung

Die Hinführung zu den Empfehlungen für eine gesundheitsförderliche Ernährung geschieht über das Sammeln von Aspekten, die eine gesunde Ernährung ausmachen. Hierzu werden Bilder oder Fotos von unterschiedlichen Lebensmitteln ausgeteilt. Aufgrund der guten didaktischen Aufarbeitung eignen sich die Fotokarten aus dem „Wandsystem" zur Ernährungspyramide vom aid infodienst (2011a). Das Konzept der Ernährungspyramide wird aber an dieser Stelle noch nicht eingeführt. Es sollten insgesamt etwa fünf Karten pro Gruppenmitglied gerechnet werden. Kasten 35 zeigt ein mögliches Gruppenergebnis.

**Kasten 35:** Ergebnis einer Gruppenarbeit zu den Kriterien für gesunde Lebensmittel

- geringer Fettgehalt
- hoher Anteil an ungesättigten Fettsäuren
- geringer Zuckeranteil
- hoher Anteil an Ballaststoffen
- möglichst geringer Verarbeitungsgrad
- möglichst keine Zusatzstoffe
- geringe Energiedichte
- bei Mehlprodukten Vollkorn bevorzugen
- ungesüßte Getränke
- geringer Salzgehalt
- ...

## Übung: Kategorisierung von Lebensmitteln

Die bereits verteilten Lebensmittelkarten sollen nun danach geordnet werden, in wieweit sie für eine gesunde Ernährung geeignet sind. Hierfür sollten drei Tische zur Verfügung stehen, die für die Kategorien „empfehlenswert", „eingeschränkt empfehlenswert" und „nicht empfehlenswert" stehen. Die Tische sollten entsprechend dieser Begriffe z. B. über große Tischkarten gekennzeichnet sein. Die Teilnehmer werden in zwei Großgruppen aufgeteilt und ordnen ihre Lebensmittelkarten den drei Kategorien zu. Die Karten bleiben auf den Tischen liegen, da die vorgenommene Kategorisierung die Grundlage für die Übung „Die Ernährungspyramide in der Praxis" (siehe unten) darstellt.

## Aktivierungsübung: Lebensmittel-ABC

Bei einer Durchführung des Programms in Form von Tagesseminaren empfiehlt es sich, zu Beginn einer Einheit mit einer Aktivierungsübung zu starten. Bei der Behandlung des Submoduls „Ernährung" eignet sich zum Einstieg, z. B. nach der Mittagspause, besonders die Übung „Lebensmittel-ABC": Beginnend bei einem beliebigen Buchstaben des Alphabets nennt jeder Teilnehmer reihum jeweils ein ihm bekanntes Lebensmittel mit dem entsprechenden Anfangsbuchstaben. Dies kann in der üblichen Vorwärtsabfolge (ABC …) geschehen oder etwas erschwert rückwärts (CBA …). Eine weitere Variation besteht darin, dass der jeweilige Begriff auf dem Buchstaben endet oder aber bestimmte Buchstabenkombinationen oder Silben enthält.

## Experteninput: Regeln der gesunden Ernährung

Als Pendant zu dem Gruppenergebnis werden im Rahmen eines Experteninputs (mithilfe des Präsentationsmaterials M5, vgl. auch Infoblatt 5.20) die 10 Regeln der Deutschen Gesellschaft für Ernährung (DGE, aid, 2005, 2009b) der Reihe nach vorgestellt. Zur Verdeutlichung der ersten Regel (vielseitig essen) werden das Konzept der Ernährungspyramide und das Ampelprinzip herangezogen (Infoblätter 5.21 und 5.22). Zur Veranschaulichung kann das Schulungsmodell der dreidimensionalen Lebensmittelpyramide der DGE eingesetzt werden (erhältlich beim DGE-Medienservice, www.dge-medienservice.de). Die Lebensmittelpyramide der DGE verbindet auf eine einfache Art qualitative und quantitative Aussagen zur Ernährung und visualisiert dies auf eine ansprechende und leicht verständliche Art. Sie kommt ohne akribische Kalorienempfehlungen aus und enthält Empfehlungen zur Mengenverteilung der einzelnen Lebensmittelgruppen. Jedes Segment entspricht dem prozentualen Anteil an der Gesamternährung. Die sechs Pyramidenstufen verdeutlichen zusätzlich die qualitative Einordnung einzelner Lebensmittel innerhalb von sechs Hauptgruppen (Getränke, Obst und Gemüse, Getreideprodukte, tierische Lebensmittel, Fette und Öle, Süßigkeiten, Fastfood und Alkohol). Zusätzlich bedient man sich der Logik einer Verkehrsampel. Die breite Basis der Pyramide umfasst die empfohlenen Lebensmittel, die eine hohe Nährstoff- und eine niedrige Energiedichte haben (grün heißt erwünscht). Je weiter man die Pyramide nach oben verfolgt, umso problematischer werden die Lebensmittel beurteilt und sollten entsprechend nur selten gegessen werden. An der Spitze stehen z. B. Energy-Drinks, Limonaden, Speck, Chips, Kuchen oder Fastfood (die Farbe Rot bedeutet eine bewusste Portionierung im Sinn eines seltenen Konsumierens). Die einzelnen Stufen der Pyramide werden mit der folgenden Übung im Detail verdeutlicht.

## Übung: Die Ernährungspyramide in der Praxis

Der erste Teil dieser Übung wird an den drei Tischen mit den bereits kategorisierten Lebensmittelkarten (siehe oben) durchgeführt. Die Überschriftenkarten „empfehlenswert", „eingeschränkt empfehlenswert" und „nicht empfehlenswert" werden nun gegen Karten in den entsprechenden Pyramiden- bzw. Ampelfarben (grün, gelb, rot) ausgetauscht. Nun überprüfen die Teilnehmer, ob die zuvor sortierten Karten alle an der richtigen Stelle liegen. Falsch zugeordnete Karten werden korrigiert.

Für den zweiten Teil dieser Übung werden weitere Fotokarten mit typischen Fertig- bzw. Fastfood-Gerichten ausgeteilt. Es handelt sich hier in der Regel um zusammengesetzte Lebensmittel, die vor der Zuordnung in ihre Bestandteile zerlegt werden müssen, die getrennt voneinander sortiert werden (Einzelheiten dazu finden sich in der Broschüre „Die aid-Ernährungspyramide – Richtig essen lehren und lernen"; aid infodienst, 2009a). Erfahrungsgemäß haben viele Gruppenteilnehmer an dieser Stelle Schwierigkeiten, da sich viele noch nie die Frage gestellt haben, aus was genau eigentlich Fastfood besteht. Modellhaft können auch die Gruppenleiter mit der Analyse und Zuordnung beginnen. Diese Übung kann auch in Kleingruppen durchgeführt werden; hierfür ist es hilfreich, jeder Kleingruppe ein dreidimensionales Pyramidenmodell (Modelle für Kursteilnehmer sind ebenfalls über den DGE-Medienservice erhältlich) auszuhändigen.

## Experteninput: Mengenempfehlungen

Die Regeln 2 bis 7 der DGE (vgl. Infoblatt 5.20) befassen sich mit der quantitativen Verteilung der einzelnen Lebensmittelgruppen. Mengenempfehlungen bezüglich des täglichen Verzehrs verschiedener Lebensmittelgruppen liegen vom aid infodienst (2005) vor (vgl. Präsentationsmaterial M5, Infoblatt 5.23). Da konkrete Mengenangaben in Gramm für die Umsetzung im Alltag jedoch etwas unpraktisch sind, da man seine Mahlzeiten nicht immer nach Grammangaben plant oder die Lebensmittel vor dem Verzehr auswiegt, wird die Ernährungspyramide des aid infodienstes (2009a) als Orientierungshilfe eingeführt (vgl. Abb. 22). Die Übertragung der

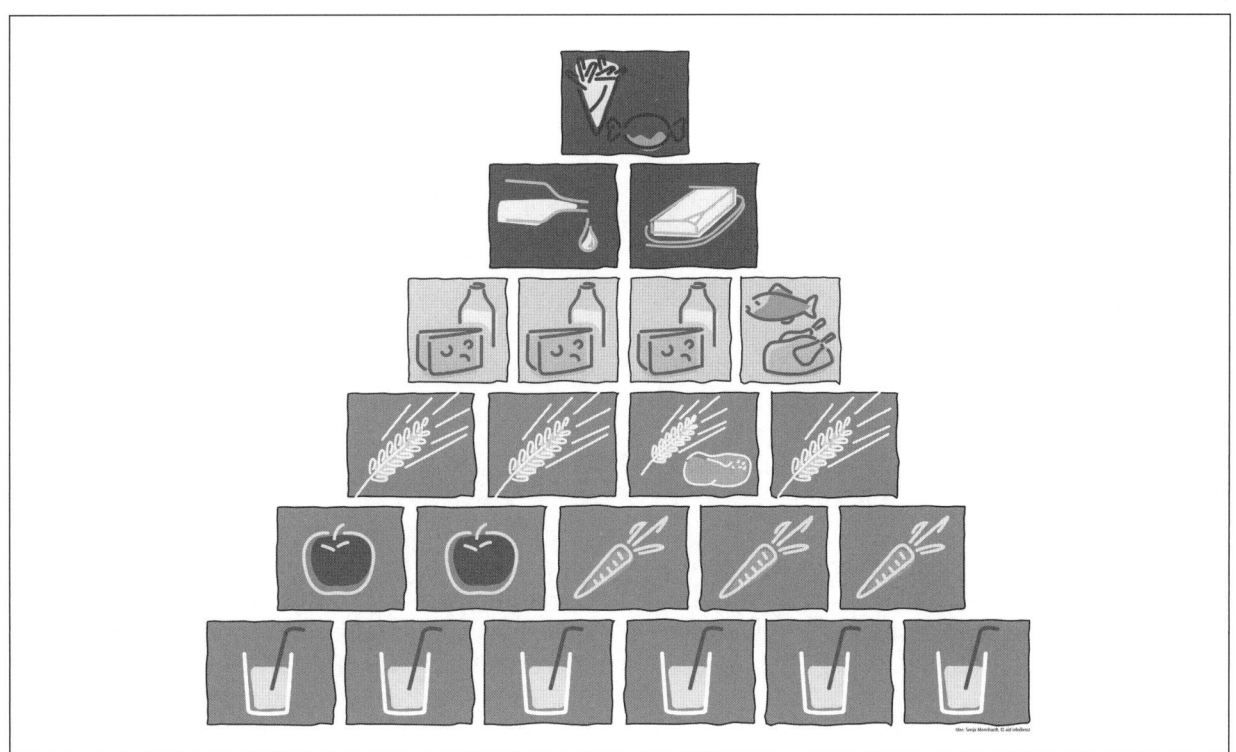

**Abbildung 22:** Die aid-Ernährungspyramide (© aid infodienst, Idee: S. Mannhardt)

Mengenangaben erfolgt hier in Einzelportionen über den Tag verteilt und wird auch als „6–5–4–3–2–1-Countdown" bezeichnet. Jeder Tag besteht demnach aus 22 Portionseinheiten, die entsprechend der Gewichtung gestaltet werden sollten. In Bezug auf den gelben und roten Bereich handelt es sich um Maximalempfehlungen. Die grünen Kategorien sind dagegen Mindestangaben, vor allem bei erhöhter Aktivität dürfen auch mehr als die angegebenen Portionen gegessen werden. Den Teilnehmern werden diese Informationen zunächst in Form eines Experteninputs vermittelt (vgl. Präsentationsmaterial M5, Infoblätter 5.23 und 5.24).

### Ernährungscheck

Auf der Basis des „6–5–4–3–2–1-Countdowns" wird nun das Selbstbeobachtungsinstrument „Mein Ernährungscheck" eingeführt (Arbeitsblatt 5.12, vgl. Abb. 23). Jeder Teilnehmer bekommt die Möglichkeit, für einen Zeitraum von einer Woche sein eigenes Ernährungsverhalten zu protokollieren (hierfür sollte das Arbeitsblatt 5.12 für jeden Teilnehmer fünfmal ausgedruckt werden). Orientierungspunkt dabei sind die 22 Portionen der Pyramide (vgl. Abb. 22). Über vier Spalten hinweg wird notiert, was wann und wie viel gegessen bzw. getrunken wurde. Darüber hinaus wird der Grund erörtert und das Gefühl danach über eine Smiley-Skala eingestuft. So hat der Teilnehmer die Möglichkeit, für sich Zusammenhänge bezüglich der Funktionalität des Essens zu erkennen. Für jede Mahlzeit wird ein Symbol in der Pyramide durchgestrichen. Bei halben Portionen wird anstatt eines ganzen Kreuzes nur ein Schrägstrich gemacht. Bei Lebensmitteln, die mehrere Nährstoffgruppen umfassen, werden alle zugehörigen Kästchen angekreuzt. Über das Feld „Zusatzportionen" wird erkennbar, an welchen Stellen die Vorgaben des gelben und roten Bereiches zum Nachteil hin überschritten werden. Ebenso wird anhand nicht durchgestrichener Felder im grünen Bereich der Pyramide klar, wo die Mindestempfehlungen nicht erfüllt wurden. Beide Elemente verdeutlichen das Verbesserungspotenzial des Teilnehmers.

Zur weiteren Orientierung werden den Teilnehmern ausführliche Informationen zum Portionsbegriff vermittelt (das sog. „Handmaß", vgl. Präsentationsmaterial M5, Infoblatt 5.25).

Nach Ablauf der Woche kommt die Gruppe wieder zusammen und jeder Teilnehmer kann das Ergebnis von einem Tag seiner Wahl im Plenum vor-

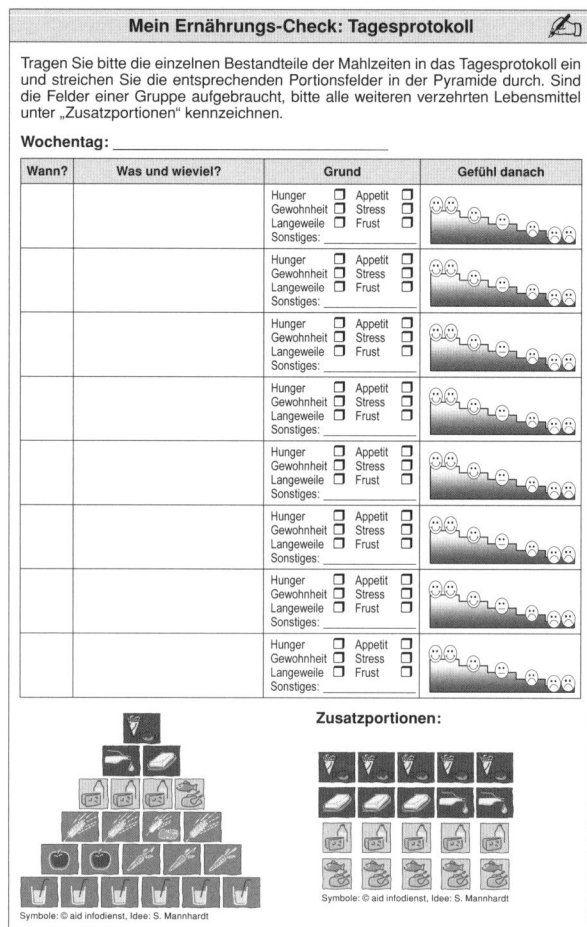

**Abbildung 23:** Arbeitsblatt: Mein Ernährungscheck

stellen. Es sollte jedoch jedem grundsätzlich freigestellt werden, ob er seine Ergebnisse vor der Gruppe berichten möchte. Alternativ können die Ergebnisse der Protokollierung auch im Rahmen des Einzelkontaktes mit dem Therapeuten besprochen werden. Sollte in der Reflexion deutlich werden, dass es dem Teilnehmer an Ideen bezüglich der Umsetzung der Empfehlungen mangelt, ist die folgende Übung hilfreich.

### Übung: Erstellen eines Tagesmenüs

Zunächst bekommen die Teilnehmer im Rahmen einer Kleingruppe ein Miniatur-Faltmodell der Lebensmittelpyramide ausgehändigt, die es zusammenzubauen gilt (aid infodienst, 2009b). Zusätzlich erhält jeder eine Karte im Taschenformat, auf der alle wichtigen Informationen zur Lebensmittelpyramide und zur optimalen Ernährung zusammengefasst sind (aid infodienst, 2011b; beides kann über den aid infodienst bezogen werden).

Die Aufgabe besteht nun darin, ein individuelles Tagesmenü unter Berücksichtigung der gelernten Informationen und Vorgaben zu gestalten und in der Gruppe vorzustellen. Dabei soll eine Orientierung an den sogenannten „Tellerregeln" (aid infodienst, 2005) erfolgen (vgl. folgender Kasten). Die Tellerregeln sollten für die Teilnehmer im Raum präsent sein; hierfür wird Arbeitsmaterial 5.17 gut sichtbar an der Stellwand aufgehängt (vgl. auch Präsentationsmaterial M5, Infoblatt 5.25).

---

### Die Tellerregeln

1. Regelmäßig zu festen Zeiten essen, möglichst drei Haupt- und bis zu zwei Zwischenmahlzeiten
2. Zu jeder Mahlzeit gehört ein Getränk.
3. Hauptmahlzeiten sind überwiegend aus der grünen oder gelben Ebene.
4. Eine Hauptmahlzeit soll Lebensmittel aus mindestens drei verschiedenen Lebensmittelgruppen enthalten, zwei davon sollen aus den grünen Ebenen der Pyramide kommen.
5. Zwischenmahlzeiten sollten zwei verschiedene Lebensmittelgruppen abdecken. Mindestens die Hälfte des Tellers ist mit grünen Symbolen besetzt.
6. Zu den Hauptmahlzeiten gehört immer eine große sättigende Beilage.

---

Für diese Übung sollten Bildkärtchen verwendet werden, anhand derer der Portionsbegriff definiert wird, damit die Teilnehmer eine Vorstellung von der idealen Menge eines jeden Lebensmittels bekommen. Beispielsweise eigenen sich hierfür die Fotokarten des aid infodienstes (2011a). Zur Zusammenstellung des individuellen Tagesmenüs wird jedem Teilnehmer das Arbeitsmaterial 5.18 (Mein Tagesmenü; vgl. auch Abb. 24), ausgedruckt in Größe DIN A3, ausgehändigt. Auf dem Material sind fünf Teller abgebildet, die nun mit den Bildkärtchen gefüllt werden sollen. Diese Übung kann auch in Kleingruppen durchgeführt werden, bei der jeweils eine Gruppe einen Menüvorschlag erstellt.

Jeder Mahlzeit ist bereits ein Getränkefeld gemäß den Tellerregeln zugeordnet. Ein eigenes Feld ist sogenannten „Extras" vorbehalten, also Lebensmitteln aus dem roten Bereich, wie z. B. Süßigkeiten oder Alkohol. Auf der linken Seite der Vorlage ist die Gesamtzahl der zur Verfügung stehenden Lebensmittelportionen in Häufigkeiten angegeben. Die Teilnehmer haben nun die Aufgabe, die Teller mit Bildkärtchen zu füllen, so dass alle 22 Portionen auf die fünf zur Verfügung stehenden Mahlzeiten aufgeteilt werden. Für weitere Impulse oder Anregungen können Zeitschriften mit Rezepten oder Kochbücher zur Verfügung gestellt werden.

Bis zur nächsten Gruppensitzung trägt der Kursleiter die von den Teilnehmern erstellten Menüvorschläge auf einem DIN-A4-Blatt zusammen und stellt dieses den Teilnehmern zur Verfügung. Jeder Teilnehmer verpflichtet sich, im Laufe der nächsten Woche eines dieser Menüs auszuprobieren und

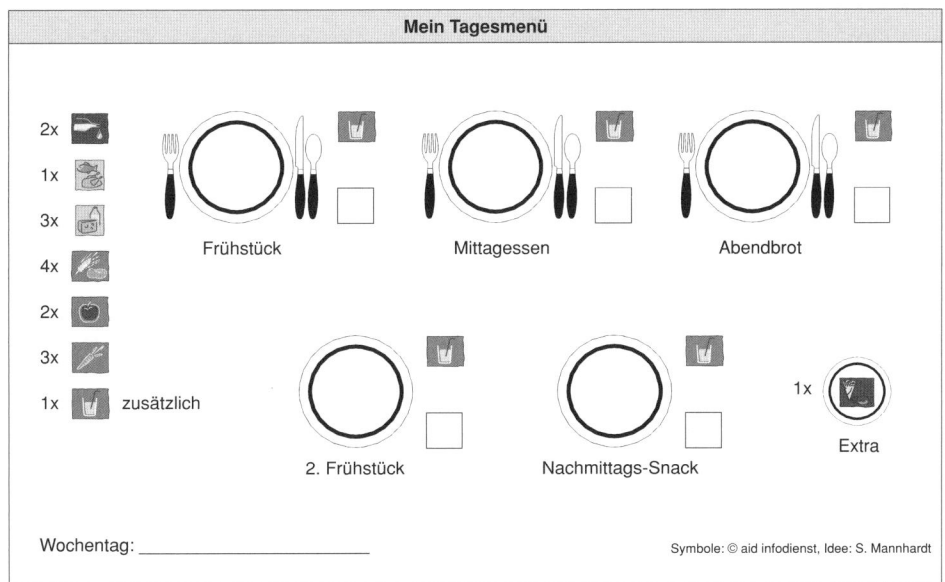

**Abbildung 24:** Arbeitsmaterial zur Erstellung eines Tagesmenüs

beim nächsten Treffen über seine Erfahrungen zu berichten. Zur Erleichterung der Umsetzung wird gemeinsam eine Einkaufsliste erstellt.

Optional können mehrere Gruppentermine dafür verwendet werden, einige der erstellten Rezepte auszuprobieren. Dies setzt voraus, dass eine Küche vorhanden ist und die Einkäufe im Vorfeld von den Teilnehmern erledigt werden. Das Wandsystem der Ernährungspyramide (aid infodienst, 2011a) sollte dann in der Küche an einer gut sichtbaren Stelle angebracht werden, damit die einzelnen Gerichte der Menüs anhand der schon bekannten Kategorien analysiert werden können.

### Literatur zur Vertiefung

aid infodienst (Hrsg.). (2009). *Die dreidimensionale Lebensmittelpyramide* (4., unveränd. Aufl.). Bonn: aid infodienst.

aid infodienst (Hrsg.). (2012). *Convenience in der Küche. Schnell – Bequem – Gesund?* Bonn: aid infodienst.

aid infodienst (Hrsg.). (2011). *Vollwertig essen und trinken nach den 10 Regeln der DGE* (24., veränderte Neuaufl.). Bonn: aid infodienst.

Weiner, C. (2006). *Keine Diät ist die beste Diät.* München: Knaur.

## 8.5 Bewegung und Sport

Der Modulteil „Bewegung und Sport" des Fitnessmoduls umfasst folgende Themen:
- Selbsteinschätzung und Selbsterfahrung anhand eines Bewegungstests,
- Analyse von Barrieren und Hürden und Umgang damit,
- Experteninput zu Arten der Bewegung und allgemeinen Empfehlungen,
- Sammlung von Bewegungsalternativen,
- Protokollierung des eigenen Bewegungsverhaltens,
- Übung „Die Bewegungspause" als niederschwelliges Angebot.

Bewegung und Sport stellen ein weiteres sehr wichtiges Standbein einer langfristig gesundheitsförderlichen Lebensführung dar (vgl. Ströhle, 2007, bzw. Hartmann & Pühse, 2009). Eine alleinige Ernährungsumstellung ohne jegliche Anpassung der Aktivitätsrate führt sicherlich nicht zu dem erwünschten Effekt einer ausbleibenden oder verringerten Gewichtszunahme, insbesondere unter Einfluss einer gewichtsfördernden Medikation.

Daher sollte auch für dieses Thema ausreichend Zeit investiert werden. Unseren Erfahrungen nach ist der „innere Schweinehund" in Bezug auf den Bewegungsaspekt besonders hartnäckig, zumal die Erkrankung an sich negative Effekte auf die Grundbewegungsrate hat. Deshalb ist es notwendig, jeden Betroffenen an der Stelle des Prozesses abzuholen, an der er sich gerade befindet – d. h. in erster Linie Motivationsarbeit zu leisten und die Auseinandersetzung mit Barrieren bzw. Schwellen zu unterstützen. Dabei sollten vor allem die Zieldefinitionen wie auch begleitende Kognitionen im Fokus stehen.

### Einstiegsübungen: Selbsteinschätzung und Selbsterfahrung

Die Teilnehmer sollen wie beim Fitnessaspekt „Ernährung" zunächst eine individuelle Baseline hinsichtlich ihrer Fitness ermitteln. Dazu werden die Teilnehmer gebeten, sich mit einem Klebepunkt auf einer Skala (von 0 bis 10) zu verorten. Hierfür kann eine einfache Skala z. B. an den Flipchart gezeichnet werden. Erfahrungsgemäß verteilen sich die Einschätzungen um den mittleren Bereich herum.

Nachfolgend wird mit der Gruppe ein Bewegungstest durchgeführt, über den jeder Teilnehmer seine subjektive Einschätzung bezüglich seiner Fitness überprüfen kann (Arbeitsblatt 5.13: Der Bewegungstest: Wie fit bin ich?). Es handelt sich dabei um eine Reihe von körperlichen Übungen, welche unterschiedliche Fitness-Aspekte erfassen (nach Froböse, 2007):
- Übung 1: Step-Test (Ausdauer und Belastungspuls),
- Übung 2: Finger an die Füße (Beweglichkeit),
- Übung 3: Bauchleseübung (Ausdauer der Muskelkraft),
- Übung 4: Stehauf-Test (Spontankraft),
- Übung 5: Flamingo-Übung (Körperbeherrschung).

Die Übungen werden nacheinander paarweise durchgeführt. Der Partner übernimmt jeweils die Messung und das Notieren des Ergebnisses. Nach Durchlaufen des Übungs-Parcours wird die Gesamtpunktzahl ermittelt (vgl. Arbeitsblatt 5.14). Je weniger Punkte erreicht werden, umso schlechter steht es um die körperliche Fitness. Als Abschluss wird die Klebepunktrunde noch einmal unter Berücksichtigung der Ergebnisse aus dem Bewegungstest wiederholt.

## Übung: Barrieren für Bewegung

Diese Übung setzt sich mit den Hemmnissen bzw. Barrieren auseinander, die häufig dazu führen, dass geplante Aktivitäten oder Sport nicht ins Handeln umgesetzt werden. Die Teilnehmer sollen dazu angeleitet werden, ihren eigenen Schweinehund kennenzulernen und Strategien entwickeln, wie man diesen überwinden oder entkräften kann. Eine große Bedeutung haben in diesem Zusammenhang sicherlich dysfunktionale Gedanken, die eine motivationsabträgliche Wirkung entfalten.

In Form einer Kleingruppenübung bekommen die Teilnehmer die Aufgabe, Faktoren auf Kärtchen zu notieren, die sie davon abhalten können, ihre Pläne in Bezug auf Bewegung umzusetzen. Die Ergebnisse werden an der Stellwand präsentiert und nach Möglichkeit kategorisiert. Kasten 36 verdeutlicht ein denkbares Resultat. Anhand einer solchen Sammlung lässt sich das Zusammenspiel von Gefühlen und Gedanken gut verdeutlichen.

**Kasten 36:** Mögliche Barrieren für körperliche Aktivitäten

<u>Gefühle:</u>
- Frust
- Depression
- Schamgefühl
- Ängste
- Enttäuschung

<u>Gedanken:</u>
- „Bringt doch eh nichts.", „Hat doch keinen Sinn."
- „Heute habe ich keine Lust, morgen ist auch noch ein Tag."
- „Wie ich aussehe — so gehe ich nicht raus."
- „Heute muss ich es unbedingt schaffen."
- „100 Meter und schon bin ich im Eimer, so ein Mist"
- „Alleine rumhampeln macht keinen Spaß."
- „Schon wieder zugenommen, da hat die Quälerei gestern ja echt was gebracht . . . "

<u>Sonstige Hürden:</u>
- zu hohe Ziele/Erwartungen
- kein Antrieb
- Müdigkeit
- habe mich schlapp gefühlt
- Medikamente
- keine Zeit
- . . .

## Übung: Dialog mit dem inneren Schweinehund

Der nächste Schritt besteht darin, nach funktionalen, d. h. motivierenden und positiv verstärkenden, Kognitionen zu suchen um die Umsetzung der Ziele zu erleichtern. Als Hilfestellung wird das Akronym „AKTIV" eingeführt, welches eine kurze und einprägsame Orientierung beinhaltet (vgl. Infoblatt 5.27, Präsentationsmaterial M5). Leitmotiv sollte das Prinzip der kleinen Schritte und der passenden Dosis sein. Es ist wichtig, dass die Betroffenen erste Erfolge in der Umsetzung erleben und Frust vermeiden. Auch die Bedeutung von Belohnung und Verstärkung sollte von den Gruppenleitern betont werden. Es muss zudem klargestellt werden, dass Bewegung oder Aktivität nicht mit Leistung gleichzusetzen ist. Regelmäßigkeit ist wichtiger als Quantität.

Im Idealfall sollte Bewegung Spaß machen und zu einem verbesserten Körpergefühl führen. Zur Erhöhung der Selbstverpflichtung kann auf die Möglichkeit gemeinsamer Aktivitäten mit Freunden hingewiesen werden, allerdings ohne Konkurrenzgedanken. Die in der vorangehenden Übung formulierten Kärtchen mit den Gedanken werden nun in den jeweiligen Kleingruppen auf Kartonpapier oder Flipchartbögen in einer Spalte angeordnet. Die nächste Aufgabe besteht darin, nach hilfreichen Gedanken bzw. Selbstinstruktionen zu suchen und diese den dysfunktionalen Kognitionen gegenüberzustellen (vgl. Kasten 37 und Infoblatt 5.28). Ein Teilnehmer erklärt sich bereit, die Ergebnisse auf DIN A4 zu übertragen, damit sie in der nächsten Sitzung als Handout zur Verfügung stehen.

## Experteninput

Über einen mediengestützten Input mithilfe des Präsentationsmaterials M5 werden der Gruppe wesentliche Empfehlungen für den Bereich der Bewegung bzw. Aktivität vorgestellt. Als Einstieg wird ein Zitat von Hippokrates aus dem Jahre 400 v. Chr. gewählt, um den Teilnehmern zu verdeutlichen, wie alt das Thema „Bewegung" schon ist:

> Alle Teile des Körpers, die eine Funktion haben, werden gesund und gut entwickelt und altern langsamer, wenn sie in Maßen gebraucht und durch gewohnte Arbeit geübt werden. Wenn sie hingegen nicht gebraucht werden und träge sind, werden sie anfällig für Krankheiten, bleiben minderwüchsig und altern vorzeitig. (zitiert nach Ströhle, 2007)

**Kasten 37:** Beispielhaftes Ergebnis für den „Dialog mit dem inneren Schweinehund"

| Hinderliche Gedanken: | Hilfreiche Gedanken: |
|---|---|
| „Bringt doch eh nichts". „Hat doch keinen Sinn." | „Aller Anfang ist schwer. Aber auch mit kleinen Schritten komme ich vorwärts. Ich muss halt Geduld haben." |
| „Heute habe ich keinen Bock, morgen ist auch noch ein Tag." | „Natürlich ist morgen auch noch ein Tag. Aber Morgen heißt Aufschieben, denn genau denselben Satz wirst du morgen wieder sagen. Versuch lieber noch heute, eine Bewegungseinheit in den Tag einzubauen. Dann fühlst du dich besser." |
| „Wie ich aussehe — so gehe ich nicht raus." | Wenn ich nicht rausgehe, laufe ich Gefahr, mich weiter zurückzuziehen, das frustriert mich dann und ich esse noch mehr. Lass die anderen doch denken was sie wollen. Und wenn sie sich lustig machen, werde ich mich wehren. |
| „Heute muss ich es unbedingt schaffen." | „Du sollst keine Medaille gewinnen, sondern dich locker und regelmäßig bewegen. Du wirst das Mögliche möglich machen. Das reicht." |
| „100 Meter und schon bin ich im Eimer, so ein Mist" | „Fang in kleinen Schritten an, damit du nicht frustriert bist. Die Hauptsache ist, du bist aktiv. Regelmäßigkeit ist wichtiger als Leistung. |
| . . . | . . . |

Zur Veranschaulichung können einige Daten zur Aktivität in der Bevölkerung gezeigt werden (vgl. Präsentationsmaterial M5). Anschließend werden stichpunktartig die positiven Effekte von Aktivität resümiert (vgl. folgender Kasten, Infoblatt 5.29).

---

**Positive Effekte von Aktivität**

- Verhütung von Stoffwechselkrankheiten:
  - Herz-Kreislauf-Krankheiten,
  - Zuckerkrankheit (nicht insulinabhängiger Diabetes),
  - Übergewicht,
  - Gallensteine,
- Verbesserte Immunabwehr,
- Verhütung von Krebserkrankungen (z. B. Dickdarm- oder Brustkrebs),
- Funktionserhaltung des Bewegungsapparats:
  - Verhütung von Osteoporose,
  - Erhaltung der Unabhängigkeit im Alter,
  - Weniger Rückenbeschwerden,
- Positive Effekte auf das Erleben und die Psyche:
  - stimmungsaufhellende und antidepressive Wirkung,
  - Erhöhte Stresstoleranz,
  - Ausgeglichenes Körpergefühl,
  - löst Zufriedenheit aus (Entspannung und Glücksgefühle),
  - führt zu einer angenehmen Müdigkeit,
  - ermöglicht Naturerlebnisse,
  - bringt Abwechslung in den Tag,
  - soziale Kontakte und Begegnungen,
  - körperliche Fortschritte (Trainingseffekt).

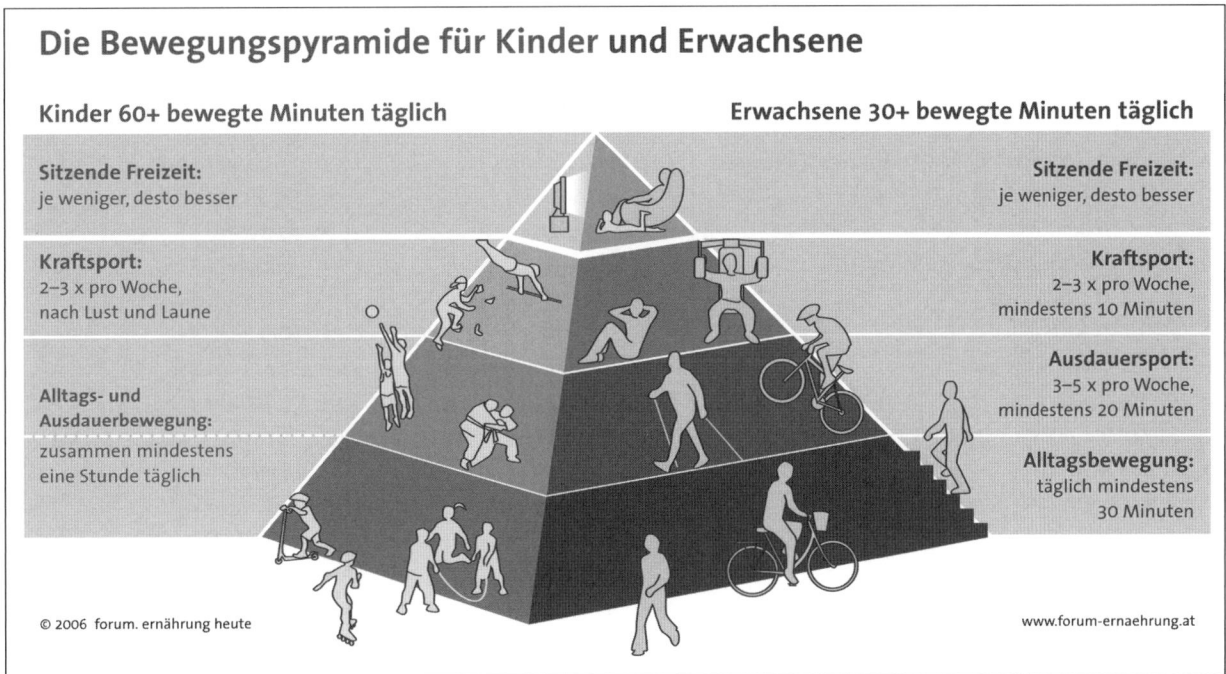

**Abbildung 25:** Die Bewegungspyramide (Forum Ernährung Heute, 2006, Abdruck erfolgt mit freundlicher Genehmigung)

Ähnlich dem Ernährungsbereich wird für die Empfehlungen auch an dieser Stelle eine Pyramide als Visualisierungshilfe eingeführt (Forum Ernährung Heute, 2006; vgl. Abb. 25). Darin lassen sich vier Ebenen unterscheiden, denen man die jeweilige Aktivität zuordnen kann (vgl. auch Infoblatt 5.30):
1. Alltagsbewegung (Beweglichkeit),
2. Ausdauersport (Kondition),
3. Kraftsport,
4. Inaktivität (z. B. sitzende Freizeit).

Die sitzende Freizeit sollte im Idealfall den kleinsten Anteil annehmen. Es wird aber auch ersichtlich, dass nicht der Sport, sondern die Alltagsbewegung den größten Teil der Tagesaktivität ausmacht. Für jede Ebene der Pyramide werden nachfolgend die entsprechenden Empfehlungen und die Grundsätze besprochen (Forum Ernährung Heute, 2006). Sie lassen sich wie folgt zusammenfassen (vgl. auch Infoblatt 5.30):
1. Erwachsene sollten sich mindestens 30 Minuten an fünf Tagen (besser an jedem Tag) in der Woche mit mittelmäßiger Intensität bewegen. Dies muss nicht im Block geschehen. In untrainiertem Zustand sollte man mit einigen Minuten beginnen und sich allmählich auf 30 Minuten steigern. Ist das Ziel eine Gewichtsabnahme, sollte die Zeitvorgabe auf 60 bis 90 Minuten täglich ausgedehnt werden und darauf geachtet werden,

dass der Puls nicht über 120/130 Schläge pro Minute ansteigt.
2. Für eine Extraportion Gesundheit und Wohlbefinden eignen sich anstrengende körperliche Aktivitäten. Ausdauersport wird drei- bis fünfmal die Woche à jeweils 20 Minuten und Kraftsport mit zwei- bis dreimal die Woche à jeweils 10 Minuten empfohlen.
3. Die sitzende oder passive Tätigkeit sollte nicht länger als 30 Minuten am Stück praktiziert werden. Bewegungspausen schaffen hier Abhilfe (s. u.).
4. Man sollte sich grundsätzlich den Nutzen von Aktivität für das eigene Wohlbefinden vor Augen führen und nicht an Unbehagen oder Schwierigkeiten denken.

## Übung: Sammeln von Bewegungsalternativen

In der folgenden Übung sollen die Teilnehmer mithilfe eines Brainstormings mögliche Umsetzungen bzw. Beispiele für die ersten drei Aktivitätsebenen (Alltagsbewegung, Ausdauersport, Kraftsport) sammeln. Dazu werden Gruppen von drei bis vier Teilnehmern gebildet. Jede Gruppe bekommt Karteikarten einer bestimmten Farbe. Auf diesen Karten werden dann die Begriffe notiert und unter der passenden Rubrik angeheftet (Stellwand). Diese

**Kasten 38:** Bewegungsalternativen

| Alltagsbewegung: | Ausdauersport: | Kraftsport: |
|---|---|---|
| • Treppen steigen | • Walking | • Turnen |
| • Bushaltestelle früher aussteigen und zu Fuß weiter gehen | • Nordic Walking | • Fitnessstudio |
| • Mit Fahrrad oder zu Fuß zur Arbeit | • Wandern | • Rudern/Kanu |
| • Bewegungspausen am Arbeitsplatz | • Schwimmen | • Klettern |
| • Zu Fuß einkaufen | • Fußball | • Hochseilgarten |
| • Abendspaziergang | • Basket-/Volleyball | • Bergsteigen |
| • Im Haushalt arbeiten | • Badminton/Federball | • Wandern |
| • Gartenarbeit | • Inline skaten | • Karate |
| • Draußen spielen | • Jogging | • Schwimmen |
| • Freunde treffen | • Tischtennis/Tennis | • Reiten |
| • Drachen steigen lassen | • Skateboard fahren | • Liegestütz |
| • Schlittschuh laufen | • Ergometer nutzen | • Kniebeugen |
| • Minigolf spielen | • Ski fahren | • Klimmzüge |
| • Dart spielen | • Tanzen | • Hanteltraining |
| • Springen | • Bowling/Kegeln | • Tai Bo |
| • ... | • Radtouren fahren | • Tai Chi/Qi Gong |
| | • Langlauf | • Gymnastik |
| | • ... | • Golf spielen |
| | | • Mountainbiken |
| | | • ... |

Liste soll als Anregung und Inspiration für die tägliche Planung der Aktivitäten dienen. Sie wird von einem oder mehreren Teilnehmern kopiert und als Handout zur Verfügung gestellt. Ein mögliches Gruppenergebnis zeigt Kasten 38.

## Übung: Der Bewegungs-Check und das Mobilometer

Der letzte Teil dieses Modulteils besteht in der Einführung des „Bewegungs-Checks" und des „Mobilometers". Die Übung „Bewegungs-Check" bietet jedem Teilnehmer, ähnlich wie im Ernährungsbereich, die Möglichkeit, für den Zeitraum von sieben Tagen einen Aktivitätsplan zu erstellen und zu überprüfen, in welchem Ausmaß körperliche Aktivitäten tatsächlich umgesetzt wurden. Auf dem Arbeitsblatt 5.16 (Mein Bewegungs-Check, vgl. Abb. 26) werden im Voraus geplante Aktivitäten für jeden Wochentag in einer Tabelle eingetragen. Alternativ können tatsächlich durchgeführte, nicht geplante Aktivitäten eingetragen werden. Für jede Aktivität wird die Dauer in 10-Minuten-Blöcken angegeben und bei geplanten Aktivitäten wird gekennzeichnet, ob sie auch umgesetzt wurden und ggf. warum nicht. Die drei „aktiven" Bewegungsbereiche Alltagsbewegung, Ausdauersport, Kraftsport sind anhand von Symbolen in Form einer Py-

ramide dargestellt. Entsprechend der Empfehlungen des Forum Ernährung Heute (2006) beinhaltet jede „Bewegungsebene" eine bestimmte Anzahl von „Bewegungseinheiten" (Alltagsaktivität=täglich, Ausdauer=drei- bis fünfmal pro Woche, Kraft= zwei- bis dreimal wöchentlich). Wie bei der Ernährungspyramide werden die durchgeführten „10-Minuten-Aktivitätsblöcke" durchgestrichen. Zur Orientierung sind die jeweiligen Idealwerte angegeben.

Am Ende der Woche werden die Punkte zu den drei Bereichen errechnet. Während im Alltagsbereich 10 Minuten einem Punkt entsprechen, dürfen in den anderen beiden Bereichen zwei Punkte vergeben werden. Damit wird der größeren Anstrengung Rechnung getragen. Die Gesamtpunktzahl wird unter „Gesamt" notiert und der Wert entsprechend auf dem „Mobilometer" angekreuzt (vgl. Abb. 26). Wird der Bewegungs-Check über einen längeren Zeitraum durchgeführt, lässt sich der Fortschritt von Woche zu Woche visualisieren und verstärken. Je mehr Punkte der Teilnehmer erzielt, umso mehr kommt er in den grünen und damit erwünschten Teil der Skala.

Im Plenum kann zusätzlich nach Möglichkeiten der Belohnung gesucht werden, wenn man sein definiertes Ziel erfolgreich hat umsetzen können.

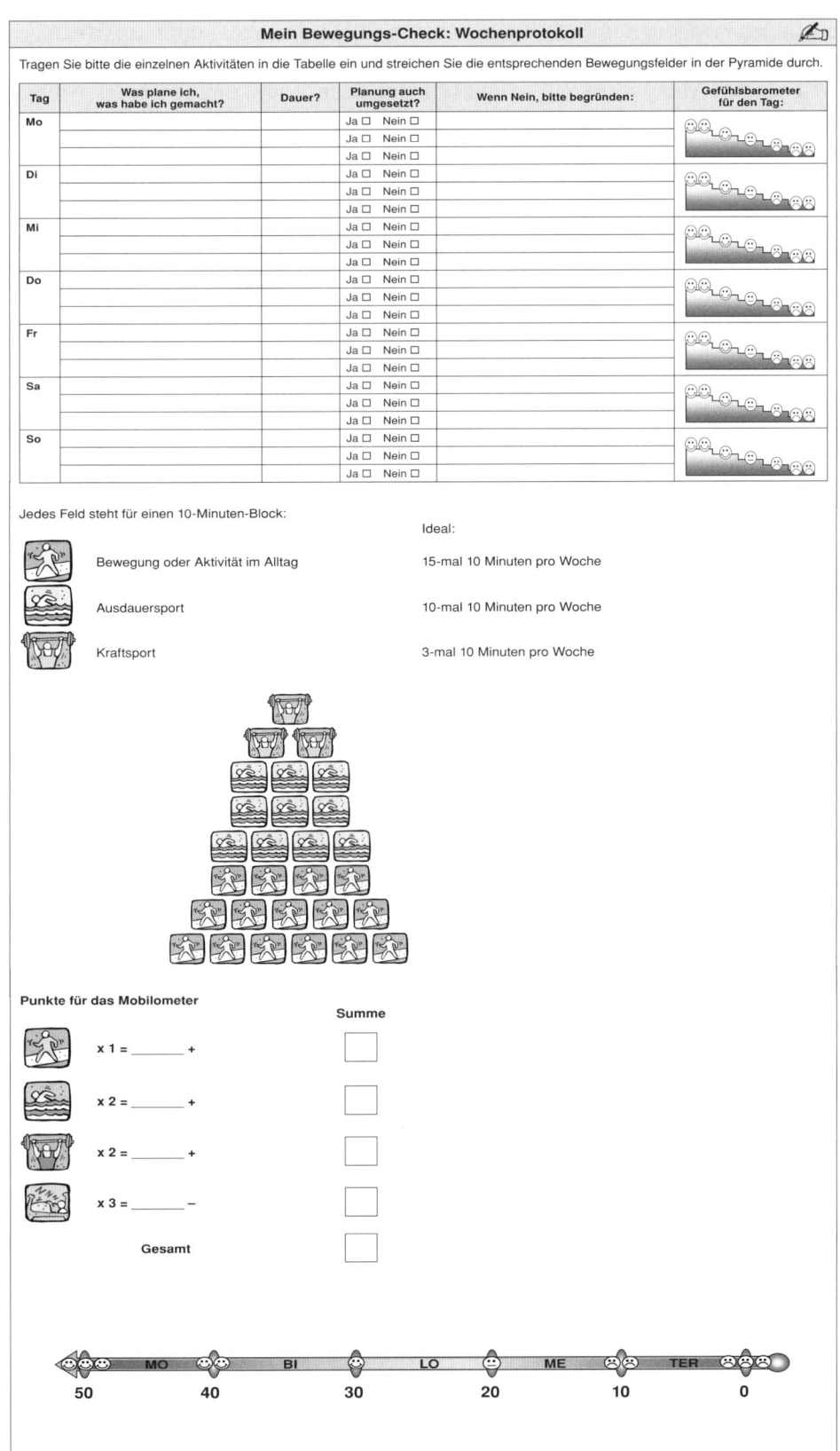

**Abbildung 26:**
Bewegungs-Check und Mobilometer

Einen zusätzlichen Motivationseffekt haben Prämien, die für eine bestimmte Punktzahl vom Behandlungsteam überreicht werden können (Token-Prinzip; ideal sind Produkte aus dem sog. „Wellness-Bereich"). Zudem hat es sich bewährt, den Teilnehmern über „Schnupperangebote" diverse

Bewegungsmöglichkeiten nahe zu bringen, durch die sie „auf den Geschmack kommen" und Motivation aufbauen, diese in den eigenen Alltag zu integrieren und zu Gewohnheiten werden zu lassen.

### Übung: Die Bewegungspause

In den Empfehlungen der österreichischen Internetplattform „forum. ernährung heute" (http://www. forum-ernaehrung.at/) zu Aktivitäten und Bewegung wird klar formuliert, dass Zeiten ausschließlicher und anhaltender Passivität (d. h. länger als 30 Minuten) möglichst vermieden werden sollten. Vor allem Psychose-Betroffene, die unter Negativsymptomen leiden, laufen Gefahr, in einen negativen Kreislauf eines zunehmenden Rückzugs und einer sich zuspitzenden Inaktivität zu geraten. Gleichzeitig ist bei diesen Fällen häufig die Schwelle zur Nutzung von Sportangeboten unüberwindbar hoch. Daher bedarf es hier eines niederschwelligen Angebotes, das ohne große Ressourcen, an jedem Ort und von der zeitlichen Dauer her ansprechend anwendbar ist. Unter dem Begriff „Bewegungspause" werden hier Aktivierungsübungen subsummiert, die den obigen Ansprüchen genügen. Sie dauern maximal 2 Minuten und sind an Ort und Stelle ohne Hilfsmittel durchführbar. Sie werden den Gruppenteilnehmern in Form des Arbeitsblattes 5.17 (Die Bewegungspause) zur Verfügung gestellt, damit sie bei Bedarf darauf zurückgreifen können. Exemplarisch sollten einige Teilübungen auch in der Praxis durchgeführt werden. Die Übungen eignen sich im Übrigen ebenfalls gut als Aktivierungsblock (z. B. nach der Mittagspause) bei der Durchführung des Gruppenprogramms als Tagesseminar.

## 8.6  Geistige Fitness

Der letzte Teil des Moduls „Körperliche und geistige Fitness" beinhaltet folgende Inhalte:
• Selbsteinschätzung,
• Sammlung von Trainingsmöglichkeiten,
• allgemeine Übungen aus dem Bereich des sogenannten „Brain-Joggings".

Dieser Bereich hat in Anbetracht der immer wieder berichteten kognitiven Beeinträchtigungen bei Psychose-Erkrankten eine nicht minder große Bedeutung wie die zuvor abgehandelten Aspekte. Die Betroffenen sind in der Informationsverarbeitung häufig deutlich verlangsamt, die Konzentrationsdauer ist beeinträchtigt und die Gedächtnisleistung

reduziert (vor allem in Bezug auf das Arbeitsgedächtnis). Diese Einschränkungen wirken sich weiterführend negativ auf komplexere Aktivitäten des Alltags aus (z. B. problemlösendes Handeln, soziale Wahrnehmung). Einen guten Überblick zu den vielfältigen Beeinträchtigungsformen bietet die Publikation von Hoff und Kremen (2003). Das Trainieren der kognitiven Funktionen macht jedoch auch dann Sinn, wenn keine Beeinträchtigungen vorliegen. In diesem Fall dient es der Erhaltung der kognitiven Gesundheit bzw. Flexibilität. Im Rahmen dieses Untermoduls soll nach Möglichkeiten gesucht werden, wie die Betroffen entsprechende Übungen in ihren Alltag einbauen können. Dabei sind zweierlei Dinge wichtig:

1. Zunächst ist der jeweilige individuelle Beeinträchtigungsgrad zu berücksichtigen. Das heißt, dass der Schwierigkeitsgrad, die Komplexität der Aufgaben sowie der Anteil an sozialer Interaktion angepasst werden müssen. Je nach Ausgangslage der Teilnehmer kann in Hinblick auf die Komplexität eine der folgenden Strategien angewendet werden:
   – ein passendes Niveau auswählen bzw. das Level anpassen,
   – Bottom-up-Strategie (einfach anfangen, dann den Schwierigkeitslevel sukzessive steigern).
2. Zum Zweiten sollte der Unterhaltungs- bzw. Spaßfaktor im Vordergrund stehen. Es geht nicht um persönliche Bestzeiten oder Medaillenränge, sondern um den sukzessiven, eher spielerischen Ausbau der kognitiven Fitness. Jeder Gruppenteilnehmer hat dementsprechend einen persönlichen „Startpunkt" als Ausgangsniveau, an dem er seine Fortschritte messen kann. Die Gruppe soll dabei helfen, einen Ideenpool zu entwickeln, aus dem sich jeder Einzelne nach seinen Neigungen bedienen kann. Ein günstiger Nebeneffekt besteht im Kennenlernen weiterer Möglichkeiten zur Tagesstrukturierung und der Erleichterung sozialer Kontakte durch das Vorhandensein eines gemeinsamen Mediums. Darüber hinaus dienen spielerische Erfolge als positive Verstärker und verbessern Motivation und Antrieb auch in anderen Bereichen (Transfer).

### Einstiegsübung: Selbsteinschätzung

Bei der Durchführung dieses Submoduls wird zum Einstieg ähnlich wie in den vorangegangenen Modulteilen vorgegangen. Die Teilnehmer schätzen sich zunächst selbst in Hinblick auf ihre geistige Fitness auf einer Skala von 0 bis 10 mittels Klebepunkten ein.

**Tabelle 25:** Mögliche Übungen zum Training der geistigen Fitness in Abhängigkeit von der sozialen Anforderung

| Geringe soziale Anforderungen (alleine durchführbar) | Hohe soziale Anforderungen (Gruppenkontext) |
|---|---|
| – Brain-Jogging-Aufgaben<br>– Puzzle<br>– Kreuzworträtsel<br>– Sudoku<br>– PC-Spiele (Solitaire etc.)<br>– Konsolenspiele (z. B. Wii Fit)<br>– Geschicklichkeitsspiele<br>– Zauberwürfel<br>– Modellbau<br>– Lesen (vom Comic bis zum anspruchsvollen Klassiker)<br>– Problemlöseaufgaben (z. B. Turm von Hanoi, Logikrätsel) | – Strategiespiele<br>– Rollenspiele<br>– Memory-Spiele<br>– Schreibspiele (Stadt, Land, Fluss, Galgen-raten)<br>– Kreativspiele (Activity, Tabu)<br>– Online-Spiele<br>– Schach<br>– Kartenspiele (Skat, Doppelkopf, Canasta, Rommé etc.)<br>– Billard/Snooker<br>– Kegeln/Bowling<br>– Tischfußball |

### Übung: Sammlung von Trainings-möglichkeiten

In Kleingruppen suchen die Teilnehmer anschließend nach Möglichkeiten, wie die geistige Fitness trainiert werden kann und notieren diese auf Karteikarten. Im Plenum werden die Kärtchen an der Stellwand zusammengetragen und gemeinsam nach Kategorien bzw. Überschriften sortiert (z. B. nach Komplexität, sozialen Anforderungen, Aufwand).

### Übungsaufgaben zum Training der geistigen Fitness

Auch von Seiten der Gruppenleiter sollten verschiedene Möglichkeiten, die geistige Fitness zu trainieren, und entsprechende Materialien vorgestellt werden. Den Teilnehmern sollte genügend Zeit gegeben werden, die verschiedenen Angebote auszuprobieren, um eigene Präferenzen herauszufinden. Die Ideen aus der Gruppe sollten hierbei jedoch Vorrang haben. Bei unterschiedlichen Niveaus oder Interessen kann eine Binnendifferenzierung in homogenere Untergruppen vorgenommen werden. Tabelle 25 gibt eine Übersicht zu möglichen Spielen oder Methoden, die beliebig erweitert werden kann. Gute Anregungen lassen ebenfalls sich aus dem Bereich des sogenannten „Brain-Joggings" ableiten oder sind im Internet zu finden (z. B. http://www.mental-aktiv.de). Im Idealfall finden die Teilnehmer an einigen Vorschlägen Gefallen, und

es entwickelt sich eine Kontinuität in Form eines regelmäßigen und ritualisierten Bestandteils des eigenen Alltags, der langfristig einen wichtigen Fitnessanteil sicherstellt.

## 8.7 Durchführung des Moduls in Form von Tagesseminaren

Auch für dieses Modul soll im Folgenden exemplarisch eine Abfolge der einzelnen Übungskomplexe für ein Tagesseminar-Setting vorgestellt werden. Insgesamt muss man für die Durchführung aller Übungen einen zeitlichen Aufwand von 21 Einheiten à 90 Minuten rechnen, was in etwa sechs Seminartagen entspricht. Auf die einzelnen Untermodule teilen sich die Einheiten wie folgt auf:
- Einführung und Untermodul „Genuss, Entspannung und Achtsamkeit": 2 Tage,
- Untermodul „Ernährung": 3 Tage,
- Untermodul „Bewegung und Sport": 1 Tag,
- Untermodul „Geistige Fitness": ½ bis 1 Tag.

Alle Untermodule sollten von regelmäßigen Angeboten flankiert sein, die es den Teilnehmern erleichtern, das Gelernte in den eigenen Alltag integrieren und vertiefen zu können. Gut bewährt haben sich Frequenzen von zweimal wöchentlich bis alle 14 Tage. Tabelle 26 veranschaulicht die inhaltliche Umsetzung der einzelnen Untermodule mit einer detaillierten Zeitplanung.

**Tabelle 26:** Beispiel für die Umsetzung des Moduls „Körperliche und geistige Fitness"
in mehreren Tagesseminaren

| Tag 1 | | |
|---|---|---|
| **Zeiten** | **Inhalte** | **Materialien** |
| **8.00 bis 09.30 Uhr** | **Einführung in das Thema** | |
| 15 Min. | Tagesübersicht, offene Fragen | Flipchart |
| 15 Min. | Wissenstest | Evaluationsbogen 5.1 – Teil 1 |
| 30 Min. | Hinführung zum Thema Fitness über die Bergsteigerübung; Plenumsrunde (Zuruf von Beeinträchtigungen mit Subsummierung unter dem Akronym HANDICAP) | Stellwand, Arbeitsmaterialien 5.1, 5.2, 5.4 (nur Kärtchenvorlagen zum Akronym „Handicap") |
| 30 Min. | Gruppenübung zum Akronym GESUND, Sammeln und Suchen von Überschriften, Ableiten der Kategorien | Arbeitsmaterialien 5.3 und 5,4 (Kärtchenvorlagen zum Akronym „Gesund") |
| 30 Min. Pause | | |
| **10.00 bis 11.30 Uhr** | **Achtsamkeit, Genuss und Entspannung 1: Einstieg in das Thema** | |
| 15 Min. | Experteninput zum Dreieck der Fitness, Bereiche im einzelnen und deren Pole, Zusammenspiel und Auswirkungen auf Tagesstruktur | Präsentationsmaterial M5, Infoblatt 5.2 |
| 15 Min. | Einstiegsübung „Wenn der Akku leer ist …" (in Dreiergruppen versuchen, das Fragezeichen zu klären) | Stellwand, Arbeitsmaterial 5.6 |
| 15 Min. | Nachbesprechung im Plenum, Ableitung der allgemeinen Termini und Ergänzen des Akku-Plakats | Infoblatt 5.3 |
| 45 Min. | Übung: Relaxen, aber wie? (im Paar-Interview mit Kärtchen), anschließende Vorstellung anhand selbst gefundener Kategorien in zwei Großgruppen | Kärtchen, Stifte, Stellwand, ggf. Arbeitsmaterial 5.7 |
| 120 Min. Mittagspause | | |
| **13.30 bis 14.45 Uhr** | **Achtsamkeit, Genuss und Entspannung 2: Achtsamkeit** | |
| 10 Min. | Aktivierungsübung Dalli-Klick, Hinführen zum Thema Achtsamkeit | Arbeitsmaterial 5.8 |
| 50 Min. | Übung zur Achtsamkeit: Expeditionen ins Sinnesreich | Arbeitsblätter 5.1 bis 5.6, Arbeitsmaterial 5.9, Materialien für die Stationen Hören, Tasten, Riechen (vgl. Arbeitsmaterial 5.10) |
| 15 Min. | Experteninput zum Thema Achtsamkeit und Genuss (Genussregeln) | Infoblatt 5.4 |

**Tabelle 26:** (Fortsetzung)

| Tag 2 | | |
|---|---|---|
| **Zeiten** | **Inhalte** | **Materialien** |
| **8.00 bis 9.30 Uhr** | **Achtsamkeit, Genuss und Entspannung 3: Genuss und Entspannung** | |
| 10 Min. | Tagesübersicht, offene Fragen; kurze Wiederholung | Flipchart |
| 15 Min. | Übung zum Genuss | Arbeitsblatt 5.7, Süßigkeit |
| 25 Min. | Erstellen einer Collage zum Thema Genuss | Zeitschriften, Klebstoff, Scheren, Papierkarton |
| 20 Min. | Entspannungsübung: Reise durch den Körper mit anschließender Klebepunktrunde auf dem Relaxometer | Instruktion für die Entspannungsübung (Drexler, 2006, S. 83 ff.), Arbeitsmaterial 5.12, Klebepunkte |
| 20 Min. | Plenumsrunde: Welche Anzeichen für Anspannung oder Stress konnte ich bei mir feststellen? | Flipchart, Infoblatt 5.5 |
| 30 Min. Pause | | |
| **10.00 bis 11.30 Uhr** | **Achtsamkeit, Genuss und Entspannung 4: Entspannung** | |
| 40 Min. | Vorstellung der Prinzipien der Progressiven Muskelrelaxation (PMR), anschließend praktische Durchführung | Flipchart, Instruktion für PMR (z. B. Hammer, 2009) |
| 10 Min. | Reflexion des subjektiven Erlebens während der PMR-Übung im Plenum | -- |
| 25 Min. | Sammlung von Anzeichen für Entspannung im Plenum und Ergänzung der Aufzeichnungen aus der vorangegangenen Kurseinheit | Flipchart, Infoblatt 5.6 |
| 15 Min. | Übung zur geistigen Entspannung: Mein Lieblingsfoto | Arbeitsmaterial 5.11 |
| 120 Min. Mittagspause | | |
| **13.30 bis 15.00** | **Achtsamkeit, Genuss und Entspannung 5: Entspannung** | |
| 45 Min. | Übung zur geistigen Entspannung: Fantasiereise „Baum" mit anschließender gemeinsamer Reflexion im Plenum | Arbeitsmaterial 5.11 |
| 5 Min. | Klebepunktrunde auf dem Relaxometer | Arbeitsmaterial 5.12, Klebepunkte |
| 15 Min. | Zusammenfassung der bisher kennengelernten Entspannung und Nennung weiterer Verfahren (verpflichtende Entscheidung für *ein* hausinternes Angebot) | Infoblatt 5.7 |

**Tabelle 26:** (Fortsetzung)

| Tag 2 | | |
|---|---|---|
| **Zeiten** | **Inhalte** | **Materialien** |
| 10 Min. | Erstellung eines persönlichen Wellness-Plans | Arbeitsblatt 5.8 |
| 15 Min. | Feedbackrunde, Tagesevaluation, Wissenstest | Evaluationsbogen „Tagesbewertung", Evaluationsbogen 5.3 – Teil 1 |
| **Tag 3** | | |
| **Zeiten** | **Inhalte** | **Materialien** |
| **8.00 bis 9.30 Uhr** | **Ernährung 1: Einführung in das Thema** | |
| 5 Min. | Tagesübersicht, offene Fragen, kurze Wiederholung, Standortbestimmung im Dreieck der Fitness | Plakat „Dreieck der Fitness", Stellwand |
| 10 Min. | Wissenstest | Evaluationsbogen 5.1 – Teil 2 |
| 45 Min. | Checkliste zum Ernährungs- und Bewegungsverhalten, paarweise Auswertung und Erstellung eines Risikoprofils | Arbeitsblatt 5.9, Arbeitsmaterial 5.13, Arbeitsblatt 5.10 |
| 15 Min. | Experteninput zu Gefahrenquellen für Übergewicht | Präsentationsmaterial M5, Infoblatt 5.8 |
| 15 Min. | 10 Gewohnheiten, die zu Übergewicht führen (Plenumsdiskussion) | Präsentationsmaterial M5, Infoblatt 5.9 |
| 30 Min. Pause | | |
| **10.00 bis 11.30 Uhr** | **Ernährung 2: Essen als Bewältigungsstrategie** | |
| 20 Min. | Essen als stiller Helfer: Gründe, über den Hunger hinaus zu essen in Kleingruppenarbeit sammeln und im Plenum zusammentragen | Karteikarten |
| 10 Min. | Kategorisierung der Antworten | (größere) Karteikarten |
| 60 Min. | Kleingruppenarbeit: Suche nach alternativen Bewältigungsstrategien für eine Kategorie, Diskussion von Vor- und Nachteilen, Vorstellung der Ergebnisse im Plenum | Karteikarten, Flipchartvorlagen |
| 120 Min. Mittagspause | | |
| **13.30 bis 15.00** | **Ernährung 3: Grundlagenwissen zur Ernährung** | |
| 10 Min. | Aktivierungs- oder Entspannungsübung | |
| 15 Min. | Experteninput zum Thema Energie und Nährstoffe | Präsentationsmaterial M5, Infoblätter 5.10 bis 5.14 |

**Tabelle 26:** (Fortsetzung)

| Tag 3 | | |
|---|---|---|
| **Zeiten** | **Inhalte** | **Materialien** |
| 15 Min. | Übung: Meine Lieblingsgerichte (Erstellung von Plakaten in Dreier- oder Vierer-Gruppen) inklusive Klebepunktzuordnung bezüglich des Risikos für Gewichtszunahme | Zeitschriften, Klebstoff, Scheren, Papierkarton |
| 15 Min. | Experteninput zu allgemeinen Empfehlungen bezüglich der Nährstoffzusammensetzung | Präsentationsmaterial M5, Infoblätter 5.14 bis 5.17 |
| 35 Min. | Ampelcheck: Aushändigen der Ampelcheck-Karten und einer Nährwerttabelle. Exemplarische Überprüfung der Fett- und Zuckeranteile in Lebensmitteln, die als Lieblingsgerichte aufgeführt wurden. | Ampelcheck-Karten (zu beziehen über die Verbraucherzentrale), Nährwerttabelle (z. B. aus Fröleke, 2005), Plakate der Teilnehmer, Klebepunkte |
| **Tag 4** | | |
| **Zeiten** | **Inhalte** | **Materialien** |
| **8.00 bis 9.30 Uhr** | **Ernährung 4: Unausgewogene Ernährung: Fastfood und Zucker** | |
| 10 Min. | Tagesübersicht, offene Fragen, kurze Wiederholung | Flipchart |
| 20 Min. | Einstieg in das Thema „Fastfood": Sammlung von Fastfood-Artikeln im Plenum (Sensibilisierung für die weite Spannbreite) | Flipchart |
| 30 Min. | Experteninput (Vor- und Nachteile von Fastfood) und Fastfood-Quiz, Filmausschnitt | Präsentationsmaterial M5, Arbeitsmaterial 5.14, Spielfilm „Supersize Me", Infoblatt 5.18 |
| 10 Min. | Experteninput zum Thema Zucker | Präsentationsmaterial M5, Infoblatt 5.19 |
| 20 Min. | Übung: Der Zucker-Tisch | Lebensmittel (vgl. Arbeitsmaterial 5.15), Holz- oder Zuckerwürfel, Arbeitsmaterial 5.16 |
| 30 Min. Pause | | |
| **10.00 bis 11.30 Uhr** | **Ernährung 5: Grundlagen einer gesunden Ernährung** | |
| 10 Min. | Plenumsrunde: Was macht Fastfood so attraktiv? Sammlung von Barrieren am Flipchart | Flipchart |
| 30 Min. | Suche nach Abhilfemöglichkeiten in Kleingruppen | Flipchartblätter oder Karteikarten und Stellwand |

**Tabelle 26:**  (Fortsetzung)

| Tag 4 | | |
|---|---|---|
| **Zeiten** | **Inhalte** | **Materialien** |
| 15 Min. | Kleingruppenarbeit: Sammeln von Kriterien für eine gesunde Ernährung | Lebensmittelkarten, Karteikarten, Stellwand |
| 15 Min. | Kategorisierung von Lebensmitteln in zwei Großgruppen | drei Tische, Tischkarten für die drei Kategorien, Lebensmittelkarten |
| 20 Min. | Experteninput zu den 10 Regeln der DGE zur gesunden Ernährung | Präsentationsmaterial M5, Infoblatt 5.20 |
| 120 Min. Mittagspause | | |
| **13.30 bis 15.00** | **Ernährung 6: Grundlagen einer gesunden Ernährung** | |
| 10 Min. | Aktivierungsübung (Lebensmittel-ABC) | – |
| 25 Min. | Experteninput: Regeln der gesunden Ernährung | Präsentationsmaterial M5, Schulungsmodell der dreidimensionalen Lebensmittelpyramide (DGE), Infoblätter 5.21 und 5.22 |
| 10 Min. | Übung: Die Ernährungspyramide in der Praxis Teil 1: Neuzuordnung der Lebensmittelkarten nach dem Ampelsystem | Tischkärtchen in rot, gelb, grün |
| 20 Min. | Übung: Die Ernährungspyramide in der Praxis Teil 2: Zuordnung von Fastfood-Artikeln nach dem Ampelsystem (in Kleingruppen) | Lebensmittelkarten, dreidimensionale Lebensmittelpyramiden (DGE) |
| 25 Min. | Einführung des Ernährungs-Checks, Erklärung der Wochenprotokolle, Vorstellung des Handmaßes als Portionsorientierung (Experteninput), Aushändigen der Wochenprotokolle Hausaufgabe: Protokolle ausfüllen | Präsentationsmaterial M5, Arbeitsblätter 5.11 und 5.12 (je 5 Wochenprotokolle pro Teilnehmer), Infoblätter 5.23 bis 5.25 |
| Zwischen diesem und dem nächsten Tag sollte mindestens eine Woche liegen. | | |
| Tag 5 | | |
| **Zeiten** | **Inhalte** | **Materialien** |
| **8.00 bis 9.30 Uhr** | **Ernährung 7: Grundlagen einer gesunden Ernährung** | |
| 10 Min. | Tagesübersicht, offene Fragen | Flipchart |
| 15 Min. | Gruppenreflexion im Plenum zum Ernährungs-Check (Erfahrungen, Probleme, Fragen) | Ausgefüllte Wochenprotokolle (Arbeitsblatt 5.12) |

**Tabelle 26:** (Fortsetzung)

| Tag 5 | | |
|---|---|---|
| **Zeiten** | **Inhalte** | **Materialien** |
| 15 Min. | Erstellen eines Tagesmenüs Teil 1: Einführung der Tellerregeln | Miniatur-Faltmodell und DIN-A5-Karten zur Ernährungspyramide (beides aid infodienst), Infoblatt 5.26, Arbeitsmaterial 5.17 |
| 50 Min. | Erstellen eines Tagesmenüs Teil 2: Gestaltung der Vorlage für ein Tagesmenü in vier Kleingruppen | Arbeitsmaterial 5.18, Zeitschriften, Werbeprospekte (z. B. von Supermärkten), Klebstoff, Schere, Kochbücher, Lebensmittelkarten |
| 30 Min. Pause | | |
| **10.00 bis 11.30 Uhr** | **Ernährung 8: Grundlagen einer gesunden Ernährung** | |
| 30 Min. | Vorstellung der Menüvorschläge im Plenum und Überprüfung, ob die Tellerregeln erfüllt sind | Stellwand, von den Teilnehmern erstellte Menüvorschläge |
| 20 Min. | Erstellen einer Einkaufsliste zur Umsetzung der Menüvorschläge für die kommende Woche | Schreibmaterial |
| 20 Min. | Abstimmung in 3er- oder 4er-Gruppen, welche Gerichte in der Praxis (Lehrküche) ausprobiert werden sollen. Festlegen eines Termins und Klärung von Verantwortlichkeiten. | – |
| 20 Min. | Feedbackrunde, Tagesevaluation, Wissenstest | Evaluationsbogen „Tagesbewertung", Evaluationsbogen 5.3 – Teil 2 |
| **Nachfolgend ca. ein- bis zweimal pro Woche: Praxisblöcke in der Lehrküche** | | |
| Block 1 | Menüvorschlag 1 (Ergebnis der Übung „Erstellung eines Tagesmenüs") | Entsprechende Zutaten |
| Block 2 | Menüvorschlag 2 (Ergebnis der Übung „Erstellung eines Tagesmenüs") | Entsprechende Zutaten |
| Block 3 | Menüvorschlag 3 (Ergebnis der Übung „Erstellung eines Tagesmenüs") | Entsprechende Zutaten |
| Block 4 | Menüvorschlag 4 (Ergebnis der Übung „Erstellung eines Tagesmenüs") | Entsprechende Zutaten |

**Tabelle 26:** (Fortsetzung)

| Tag 6 | | |
|---|---|---|
| **Zeiten** | **Inhalte** | **Materialien** |
| **8.00 bis 9.30 Uhr** | **Bewegung und Sport 1** | |
| 10 Min. | Tagesübersicht, Standortbestimmung im Dreieck der Fitness, offene Fragen | Flipchart, Plakat „Dreieck der Fitness", Stellwand |
| 10 Min. | Wissenstest | Evaluationsbogen 5.1 – Teil 3 |
| 5 Min. | Einstiegsübung: Selbsteinschätzung der Fitness auf einer Skala von 0 bis 10 mit Klebepunkten | Flipchart, Klebepunkte |
| 30 Min. | Selbsteinschätzung: Bewegungstest | großer Raum, Arbeitsblätter 5.13 und 5.14, notwendige Materialien für die Übungen |
| 5 Min. | Erneute Klebepunktrunde nach den Erfahrungen des Bewegungstests | Flipchart, Klebepunkte |
| 30 Min. | Übung: Barrieren für Bewegung | Karteikarten, Stifte, Stellwand |
| 30 Min. Pause | | |
| **10.00 bis 11.30 Uhr** | **Bewegung und Sport 2** | |
| 10 Min. | Einführung des Akronyms „Aktiv" | Präsentationsmaterial M5, Infoblatt 5.27 |
| 45 Min. | Übung: Dialog mit dem inneren Schweinehund | Karteikarten mit den dysfunktionalen Gedanken aus der Übung „Barrieren für Bewegung", Kartonpapier oder Flipchartbögen |
| 15 Min. | Brainstorming im Plenum: Welche Empfehlungen kennen die Teilnehmer in Bezug auf Sport und Bewegung? | Flipchart |
| 20 Min. | Experteninput mit Empfehlungen für den Bereich Bewegung und Sport | Präsentationsmaterial M5, Infoblätter 5.28 bis 5.29 |
| 120 Min. Mittagspause | | |
| **13.30 bis 15.00 Uhr** | **Bewegung und Sport 3** | |
| 10 Min. | Einführung des Bewegungs-Checks Teil 1: Die Bewegungspyramide und die drei Bewegungsarten | Präsentationsmaterial M5, Arbeitsblatt 5.15, Infoblatt 5.30 |
| 10 Min. | Aktivierungsübung | – |

**Tabelle 26:** (Fortsetzung)

| Tag 6 | | |
|---|---|---|
| **Zeiten** | **Inhalte** | **Materialien** |
| 30 Min. | Sammeln von Bewegungsalternativen und Zuordnung zu den drei Kategorien Alltag, Ausdauer und Kraft | Karteikarten, Stifte, Stellwand |
| 15 Min. | Einführung des Bewegungs-Checks Teil 2: Die Planung der Woche und das „Mobilometer" | Arbeitsblatt 5.16 |
| 10 Min. | Vorstellung der Bewegungspause als niederschwelliges Angebot | Arbeitsblatt 5.17 |
| 15 Min. | Feedbackrunde, Evaluation | Evaluationsbogen „Tagesbewertung", Evaluationsbögen 5.2 und 5.3 – Teil 3 |

| Tag 7 | | |
|---|---|---|
| **Zeiten** | **Inhalte** | **Materialien** |
| **8.15 bis 9.30 Uhr** | **Geistige Fitness 1** | |
| 10 Min. | Tagesübersicht, Standortbestimmung im Dreieck der Fitness, offene Fragen | Flipchart, Plakat „Dreieck der Fitness", Stellwand |
| 5 Min. | Einstiegsübung: Selbsteinschätzung der geistigen Fitness auf einer Skala von 0 bis 10 mit Klebepunkten | Flipchart, Klebepunkte |
| 30 Min. | Kleingruppenübung: Sammlung von Möglichkeiten des geistigen Trainings | Karteikarten, Stellwand |
| 30 Min. | Kategorisierung und Finden von Überschriften im Plenum | größere Karteikarten, Stellwand |
| 30 Min. Pause | | |
| **10.00 bis 11.30 Uhr** | **Geistige Fitness 2** | |
| 90 Min. | Ausprobieren diverser Angebote zum Herausfinden von Präferenzen | verschiedene Angebote zum Training der geistigen Fitness, z.B. Spiele, Anregungen aus Büchern, Zeitschriften etc. |
| 120 Min. Mittagspause | | |
| **13.30 bis 15.00 Uhr** | **Geistige Fitness 3** | |
| 90 Min. | Ausprobieren diverser Angebote zum Herausfinden von Präferenzen | verschiedene Angebote zum Training der geistigen Fitness, z.B. Spiele, Anregungen aus Büchern, Zeitschriften etc. |

# Kapitel 9

# Modul 6: Belastungsbewältigung

---

**Übersicht über die Bestandteile des Moduls „Belastungsbewältigung"**

- Identifikation subjektiver Belastungsanzeichen
- Attribution von Belastungsmerkmalen
- Herausfinden von Barrieren
- Bewältigungsmöglichkeiten kennenlernen
- flankierendes Monitoring des Bewältigungsprozesses

Für die Bearbeitung der genannten Inhalte werden etwa 5 bis 6 Einheiten à 90 Minuten benötigt.

---

## 9.1 Hintergrund

Dieses Modul bildet den Abschluss der bewältigungsorientierten Gruppen- und Einzeltherapie. Es setzt an der Belastungsachse des Vulnerabilitäts-Stress-Modells an (vgl. das Modul „Ursachen und Auslöser", Kapitel 5). Nach der Logik dieses Ätiologiemodells besteht in dem Ausmaß erlebter Belastungen ein zweiter bedeutender Faktor, der im orthogonalen Zusammenspiel mit der Ausprägung der Verletzbarkeit darüber entscheidet, ob eine psychotische Symptomatik auftritt bzw. bestehen bleibt. Darüber hinaus kann ein effektives Belastungsmanagement über den krankheitsbezogenen Blickwinkel hinaus als wichtiger Bestandteil eines gesundheitsorientierten Verhaltens gesehen werden.

Während das Modul „Medikamente" (vgl. Kapitel 7) sich zum Ziel setzt, die Bewältigungskompetenz der Teilnehmer im Hinblick auf einen möglichst effektiven Umgang mit ihrer individuell ausgeprägten Vulnerabilität zu verbessern, will das abschließende Modul die vorhandenen Copingressourcen in Bezug auf Belastungen fördern. Die Teilnehmer sollen ein Verständnis für das Wesen und die Bedingungen von Belastungen bekommen, einen Zugang zu ihren individuellen Bewältigungsmöglichkeiten finden und, wo nötig, ihre Selbsthilfekompetenz im Umgang mit Stressoren verbessern. Dabei soll nicht ein bestimmtes optimales Bewältigungsverhalten propagiert, sondern Hilfswerkzeuge vermittelt werden, die als Heuristiken oder Verhaltensalternativen zur Handlungsregulation dienen sollen. Hierzu gehören v. a. die genaue Situations- und Verhaltensanalyse (einschließlich Emotionen, Kognitionen im Sinne von Bewertungsprozessen und Barrieren), sowie Interventionen wie z. B. Problemlösen, Ausbau sozialer Kompetenz oder Rollenspiele/Verhaltensexperimente. Ähnlich dem Krisenplan im Rahmen des Frühsymptom-Managements soll jeder Betroffene zum Ende des Moduls über eine Art Leitfaden zur Analyse seiner jeweiligen Situation sowie ein Methodenspektrum zur Regulierung von Belastungen verfügen. Das Ziel besteht also in einer verbesserten Verhaltensergebnis- und Selbstwirksamkeitserwartung in Bezug auf Stress.

Unter dem Terminus „Belastungen" werden hier nicht nur die symptombezogenen Belastungen verstanden (auf diese wurde sich schon im Modul „Frühsymptome" erschöpfend bezogen), sondern auch explizit die für Psychose-Betroffene und Nicht-Betroffene gleichsam auftretenden Alltagsbelastungen kurzfristiger (kritische Lebensereignisse oder „daily hassles") wie langfristiger Art. Neben dem Vulnerabilitäts-Stress-Modell ist für uns an dieser Stelle das transaktionale Stressmodell von Lazarus (Lazarus & Folkman, 1984) relevant, da sich die Inhalte und der Ablauf des Moduls an selbigem orientieren. Wichtige Kernpunkte dieses Modells werden im folgenden Kasten kurz resümiert.

Stress- bzw. Belastungsbewältigung umfasst somit „kognitive und verhaltensbezogene Anstrengungen zur Handhabung externer und interner Anforderungen, die von der Person als die eigenen Ressourcen beanspruchend oder überfordernd angesehen werden" (Lazarus & Folkman, 1984, S. 141).

---

**Transaktionales Stressmodell von Lazarus**

- Ein Ereignis oder eine Situation ist nicht per se belastend oder stressinduzierend. Die Auswirkung ist vielmehr von der subjektiven Bewertung der betroffenen Person abhängig. Diese sogenannte *primäre* Bewertung kann z. B. dazu führen, dass ein Ereignis als positiv/angenehm oder irrelevant eingestuft wird. Dann ist kein weiteres Bewältigungsverhalten notwendig. Nur in dem Falle, dass etwas „auf dem Spiel steht" (das Ereignis wird als Bedrohung, Schaden/Verlust oder als Herausforderung bewertet), wird der Bewältigungsprozess weiter fortgesetzt.
- Die *sekundäre* Bewertung beschäftigt sich mit der Frage, welche Bewältigungsmöglichkeiten bzw. -ressourcen zur Verfügung stehen und sich der Betroffene zutraut. Dies können intrapsychische, soziale oder umweltbezogene Möglichkeiten sein.
- Bei ausreichend positiver Bewertung werden passende Bewältigungsmöglichkeiten ausgesucht und angewendet. Grob wird ein problemorientiertes/aktionales vs. emotionsregulierendes/intrapsychisches oder palliatives Vorgehen unterschieden.
- Im Rahmen nachfolgender Neubewertungen unterliegt der Prozess der Bewältigung einem fortwährenden „Monitoring" und wird, wenn nötig adaptiert. Dazu sind aktualisierte Neubewertungen notwendig *(reappraisal)*.

---

In unserer Arbeit mit Psychose-Erfahrenen haben wir wiederholt beobachtet, dass bei vielen Betroffenen der Bewältigungsprozess beeinträchtigt ist. Dies sei anhand folgender Aspekte verdeutlicht:
- Kognitive Störungen können die Analyse der Ausgangssituation erschweren. Schwerpunkte liegen hier auf den Domänen der gerichteten oder geteilten Aufmerksamkeit, dem Gedächtnis und den Exekutivfunktionen (Mesholam-Gately et al., 2009; Fiovaranti et al., 2005).
- Das Erleben einer psychotischen Episode (Kontrollverlust) geht häufig mit einer tiefen Verunsicherung einher, die sich negativ auf die Selbstwirksamkeitserwartung auswirkt. Der Betroffene traut sich nur noch wenig zu, antizipiert schnell

eine mögliche Überforderung und entscheidet sich eher für ein emotionsbezogenes Coping oder aber dafür, dass die Situation irrelevant ist (intrapsychische Abwehr). Der Zugang zu den eigenen Ressourcen ist häufig verschüttet.
- Mit der psychotischen Grunderkrankung einhergehende Negativsymptomatik (Antriebsmangel) kann den Zugriff auf problemorientierte Bewältigungsstrategien erschweren, wenn nicht gar unmöglich machen. Hinzu kommt, dass bevorzugt wenig aufwendige und nur kurzfristig effektive Strategien (z. B. Rückzug, Drogen) gewählt werden.
- Durch Belastungen hervorgerufene somatische oder psychische Warnzeichen werden auf Nebenwirkungen der Medikamente attribuiert. Es werden keine belastungsbezogenen und damit effektiven Bewältigungsversuche initiiert.
- Durch verstärkten Rückzug und die krankheitsbedingte Verunsicherung der sozialen Umwelt werden soziale Unterstützungsquellen so gut wie gar nicht genutzt. Hinzu kommen häufig Schamgefühle und Versagensängste (antizipierte Ablehnung oder Kritik, Stigmatisierungsängste, Selbstwertproblematik).

Aus diesen Gründen ist es nach unserer Ansicht zwingend notwendig, den Ist-Zustand der Bewältigungskompetenzen zu beleuchten und auf ihre Funktionalität hin zu überprüfen. Sowohl das Ausmaß der Bemühungen, als auch die Qualität des Gelingens stehen hier im Fokus. Die Teilnehmer sollen ein Stück Vertrauen in ihre eigenen Fähigkeiten und Instrumente zurückerlangen, und die Möglichkeit bekommen, ihre Strategien zu überprüfen und anzureichern. Das heißt, dass das Vorgehen überwiegend ressourcenorientiert erfolgt. Eine weit reichende Veränderung in Bezug auf Bewältigungsstile oder -dispositionen ist nicht geplant und aufgrund ihrer Stabilität auch nicht zu erreichen. Es geht nicht um das Etablieren und „Abspulen" automatisierter Verhaltensweisen im Sinne von „Patentrezepten", sondern um den Auf- bzw. Ausbau eines aktiven, der Situation angemessenen Bewältigungsverhaltens. Die Resilienz (physische und psychische Widerstandsfähigkeit) der Betroffenen im Sinne einer proaktiven Bewältigung (vgl. Kapitel 9.5; Schwarzer & Knoll, 2003) soll damit gefördert werden. Sie ist als wichtiges Gegengewicht zur Vulnerabilität zu verstehen und lässt sich in Anlehnung an Nuber (1999) wie im folgenden Kasten zusammengefasst operationalisieren.

---

**Resilienz (nach Nuber, 1999)**

- Akzeptieren von Krisen und damit einhergehender Gefühle, die als Hinweis dienen, dass eine Bewältigungsnotwendigkeit besteht. („Es kann mir nicht immer gut gehen, und wenn es mir mal schlecht geht, hat das immer einen Grund, mit dem ich mich auseinandersetzen muss.")
- Erkennen der eigenen Machbarkeitsgrenzen ohne in ein dysfunktionales Opferverständnis zu verfallen. („Ich bin nicht allmächtig, aber jeder Mensch hat ein Potenzial an Möglichkeiten bis zu seinen Grenzen.")
- Nutzen sozialer Ressourcen zur Belastungsbewältigung unter Berücksichtigung reziproker Aspekte. („Wenn ich nicht mehr weiter weiß, hole ich mir Hilfe.")
- Einnehmen einer optimistischen Grundhaltung im Sinne einer zu bewältigenden Zukunft. („Ich werde die Herausforderungen der Zukunft schon schaffen.")
- Realistisches Einschätzen eigener Verantwortung bezüglich auftretender Belastungen, ohne dysfunktionale Schuldgefühle oder Selbstvorwürfe. („Es bringt nichts, immer die Schuld bei den anderen zu suchen, auch wenn das der einfachste Weg ist. Ich trage Verantwortung für das was ich tue oder sage und dazu stehe ich auch.")
- Einkalkulieren einer dynamischen Umwelt, die jeden vor neue Herausforderungen stellt (z. B. Zäsuren im Lebenslauf, wie das Ende einer Partnerschaft, Geburt eines Kindes, Ruhestand etc.). („Das Leben ist wie ein Fluss, der durch unterschiedlichste Landschaften fließt. Deswegen muss ich auf meiner Fahrt immer damit rechnen, mich neu anzupassen.")

---

Es lassen sich auch Verknüpfungen zum Konzept der Salutogenese nach Antonovsky (1997) herstellen. So gibt es einen Bezug zum Konzept des Kohärenzsinns („Anhaltende, zuversichtliche und vertrauensvolle Grundhaltung gegenüber der Welt und dem eigenen Leben"; zit. nach Drexler, 2006), indem die drei zentralen Aspekte (Verstehbarkeit, Handhabbarkeit und Bedeutsamkeit) als Hintergrundvariablen bei dem Curriculum Berücksichtigung finden bzw. wichtige Leitaspekte darstellen.

Abbildung 27 bietet einen zusammenfassenden Überblick zum Bewältigungsprozess und den dazu korrespondierenden Modulteilen und -inhalten. Es wird deutlich, dass dieses Modul im Vergleich zu den vorherigen weniger einer stringenten Abfolge der Inhalte gehorcht, sondern eher einem Baukastenprinzip folgt, das je nach Ausgangssituation bzw. Hindernis im Belastungsbewältigungsprozess unterschiedliche Interventionen vorhält. Darauf zugeschnitten wird ein Selbstbeobachtungsinstrument (Stress-Radar) eingeführt und eingesetzt, das den Teilnehmern das systematische „Monitoring" ihres individuellen Bewältigungsprozesses anhand konkreter Situationen bzw. Auslösern erleichtern soll (vgl. Kapitel 9.6).

Während die zuvor beschriebenen Module problemlos in Form eines Tagesseminars durchführbar sind, bietet sich für das Modul der Belastungsbewältigung ein gemischtes Setting an. Die Heranführung an den Bewältigungsprozess, angefangen von der Identifikation subjektiver Belastungszeichen, bis hin zu konkreten Entscheidungen für ein bestimmtes Bewältigungsverhalten, kann gut in Blockform geschehen (1 bis 2 Tage).

Der Ausbau der individuellen Bewältigungsfertigkeiten dagegen geschieht anhand von Situationen aus dem aktuellen Alltagskontext der Teilnehmer und lebt von einem ausgewogenen Verhältnis zwischen Redundanz bzw. Wiederholung und Neulernen. Das Setting der Durchführung sollte darauf abgestimmt werden. Bewährt hat sich aus unserer Sicht eine einmal wöchentliche Sitzung à 90 Minuten über einen Zeitraum von etwa 2 bis 3 Monaten, so dass man mit einer Gesamtzahl von ca. 10 bis 12 Sitzungen rechnen kann.

Ein weiterer Unterschied zu den vorherigen Modulen besteht in der stärkeren Gewichtung von Hausaufgaben und Protokollierungen. Dies dient v. a. der verbesserten und strukturierten Selbstwahrnehmung sowie der Einübung der vorgestellten Strategien. Die Therapeuten sollten bei der Durchführung darauf achten, sich möglichst an den vorhandenen Ressourcen der Gruppe zu orientieren und nicht voreilig Situationen, Bewertungs- oder Bewältigungsmöglichkeiten von außen vorzugeben. Das schließt jedoch nicht aus, in der Funktion als Modell hilfreiche Ergänzungen oder Alternativen anzubieten. Hier gilt es nur darauf zu achten, z. B. bei Rollenspielen nicht ein zu perfektes Modell abzugeben, weil dies die Teilnehmer verunsichern und in ihrer Bereitschaft zum Ausprobieren einschränken kann. Feedback (Rollenspiele, Verhaltensexperimente) sollte ver-

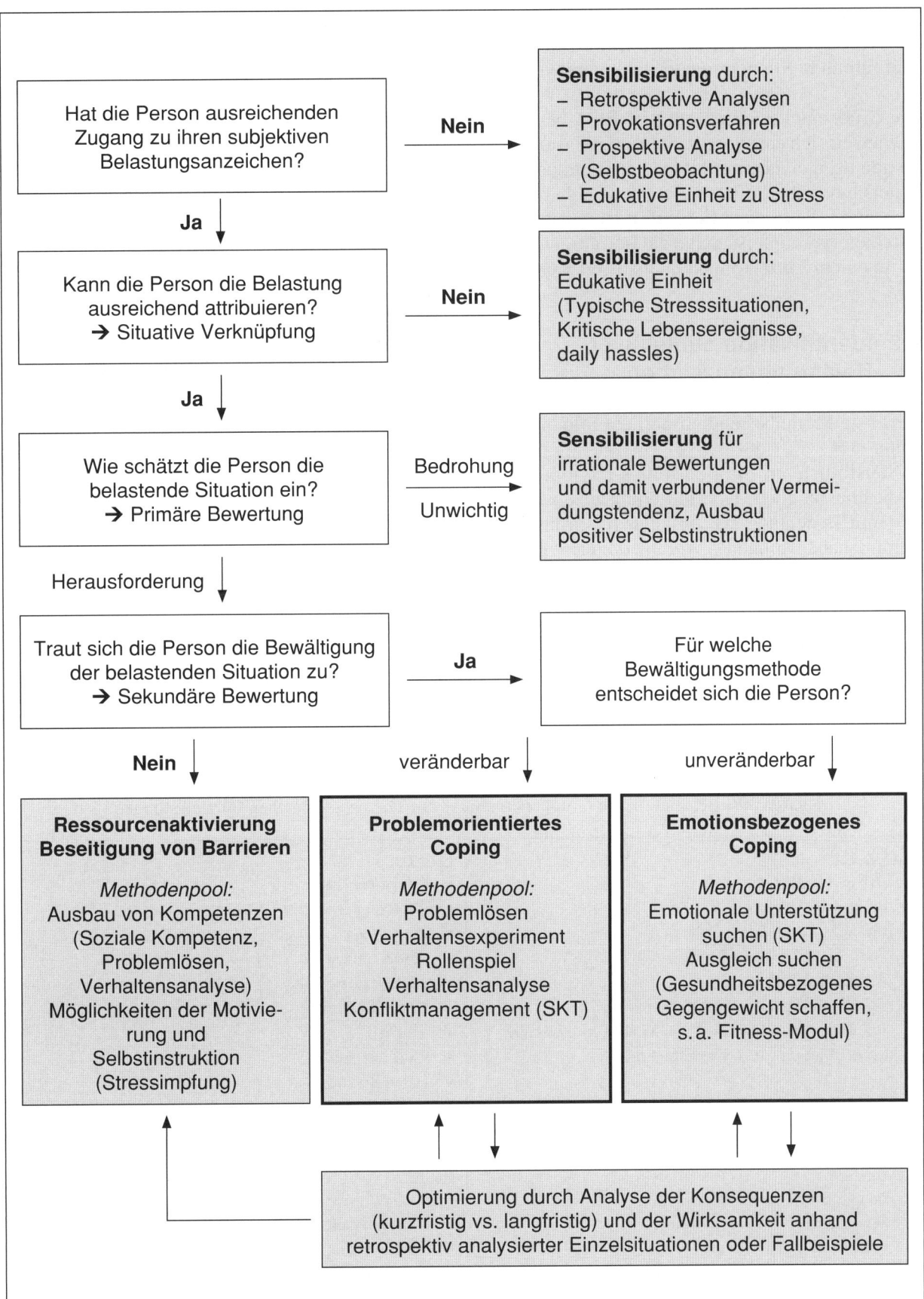

**Abbildung 27:** Konzeptioneller Aufbau des Moduls „Belastungsbewältigung"

haltens- und situationsspezifisch formuliert und bei Verbesserungsmöglichkeiten eine positive und Ziel führende Konnotation gewählt werden.

Die Gruppenleiter sollten auch im Blick behalten, in wieweit sich eine vorgeschlagene Belastungssituation dazu eignet, im Rahmen der Gruppe bearbeitet zu werden. Sollten sie zu dem Schluss kommen, dass diese zu individuell oder mit starken Affekten verknüpft ist, sollte die Bewältigung besser in einem Einzelkontakt thematisiert werden.

## 9.2 Identifikation subjektiver Belastungsanzeichen

Der erste Modulbestandteil umfasst folgende Inhalte:
- Sensibilisieren für Belastungs-„Symptome", die eine mögliche Überforderung anzeigen und damit Bedeutung als Vorläufer für Frühsymptome haben können („Woran erkenne ich, dass ich belastet bin?"). Ein expliziter Bezug zur Erkrankung muss aber nicht gegeben sein.
- Erhöhung der Vorhersagbarkeit von akuten oder chronischen Überlastungssituationen und damit auch psychotischen Rückfällen.
- In-vivo-Erleben von Stressphänomenen durch Provokationsübungen.

### Einstiegsübung

Auch in diesem Modul wird das bewährte Prinzip beibehalten, zunächst den Wissenspool der Gruppenteilnehmer zu nutzen. Im Rahmen einer Paar- oder Dreiergruppenübung werden die Teilnehmer instruiert, ihnen bekannte Anzeichen für Anspannung, Stress oder Überlastung zu suchen und diese auf Kärtchen zu notieren (Kärtchentechnik). Die Leitfrage zu dieser Übung könnte demnach lauten: „Woran erkenne ich, dass ich belastet bzw. ‚gestresst‘ bin?" Die resultierenden Kartenbeiträge werden im Plenum gesammelt und an der Stellwand kategorisiert. So können die Belastungsreaktionen ggf. den verschiedenen Reaktionsebenen „Gefühl", „Gedanken", „körperlicher Ausdruck" und „Verhalten" zugeordnet werden (vgl. Kasten 39). Alternativ kann bei zurückhaltenden Gruppenteilnehmern das Infoblatt 5.5 (Ich stehe ganz schön unter Strom) aus dem Fitness-Modul als Impuls eingesetzt und von den Teilnehmern ergänzt werden.

Dieses Vorgehen gibt bereits einen Vorausblick auf die später noch einzusetzende Methode der Verhaltensanalyse. Nach unseren Erfahrungen ist es auch hilfreich, an dieser Stelle ausführlicher auf die Unterscheidung zwischen Gedanke und Gefühl einzugehen, da ein differenziertes Verständ-

**Kasten 39:** Beispiel für ein Gruppenergebnis zum Thema „Anzeichen für Belastungen"

| Gedanken: | Körper: |
|---|---|
| • Mir wird alles zuviel | • Kopfschmerzen |
| • Ich kann nicht mehr | • Zittern, körperliche Unruhe |
| • sich nicht konzentrieren können | • weiche Knie |
| • Ratlosigkeit (Ich weiß nicht weiter) | • (Heiß-)Hunger |
| • Ausweglosigkeit | • Appetitssteigerung |
| • sich wie ein Hamster im Laufrad fühlen | • Appetitverlust |
| • sich überfordert fühlen i. S. etwas nicht zu verstehen | • Übelkeit |
| • Ich weiß nichts mit mir anzufangen | • Kloß im Hals |
| | • Herzklopfen |
| | • Müdigkeit |
| | • … |
| **Verhalten:** | **Gefühle:** |
| • ruhiger, stiller oder hektisch werden | • Ärger/Frust |
| • mehr Alkohol-/Drogenkonsum | • Angst/Panik |
| • mehr rauchen | • Enttäuschung |
| • Hin- und herlaufen, Sitzunruhe | • sich unwohl fühlen (in einer Menschenmenge) |
| • Selbstgespräche | • … |
| • lethargisch auf dem Bett liegen | |

nis die Durchführung von ABC-Modellen (A = *activating event,* Reiz, B = *belief,* Bewertung des Reizes, C = *consequence,* Verhaltenskonsequenz, vgl. Kapitel 5.6) in Eigenregie deutlich erleichtert. In dem beispielhaften Gruppenergebnis in Kasten 39 trifft dies auf die Formulierungen „sich wie ein Hamster im Laufrad fühlen" oder „sich überfordert fühlen" zu. Hier gilt es zu erläutern, dass unser Sprachgebrauch zum Teil verwirrend und uneindeutig ist. Zur besseren Differenzierung von Gedanke und Gefühl lässt sich auch die im Folgenden beschriebene folgende Übung gut einsetzen.

## Übung: Gedanke oder Gefühl?

Die Teilnehmer bekommen das Arbeitsblatt 6.1 (Gedanke oder Gefühl?) ausgehändigt, auf dem eine Reihe von Statements bezüglich der eigenen Verfassung zu lesen ist (z. B. „Ich fühle mich niedergeschlagen", „Ich glaube, dass die anderen mich komisch angucken"). Aufgabe ist es nun, jede Äußerung daraufhin zu überprüfen, ob es sich um einen gedanklichen oder gefühlsmäßigen Bezug handelt. Je nach Entscheidung ist die entsprechende Variante anzukreuzen. Im Anschluss an die Einzelarbeit werden im Plenum die richtigen Lösungen vorgestellt (vgl. Arbeitsblatt 6.1L) und wo notwendig vertiefend diskutiert.

## Provokationsübung

Insbesondere für Teilnehmer, die sich an keine Belastungsanzeichen erinnern können oder keine Vorstellung davon haben, kann es hilfreich sein, eine Provokationsübung durchzuführen, um quasi in vivo Stressphänomene erleben und registrieren zu können. Es obliegt der Einschätzung der Gruppenleiter, ob alle Gruppenteilnehmer über eine ausreichende Belastungsfähigkeit verfügen.

Klassische Kriterien für Stress sind häufig unvorhergesehene Leistungsanforderungen bei gleichzeitigem Zeitdruck. Diese Kombination stellt die Grundidee des Konzentrations-Leistungs-Test (KLT) in seiner revidierten Form (KLT-R; Lukesch & Mayrhofer, 2001) dar. Ziel dieses Tests ist es, unter einer strikten Zeitvorgabe Paare von Rechenaufgaben (Addition und Subtraktion) zu lösen und deren Ergebnisse nach festgelegten Regeln weiter zu verrechnen. Dies alles geschieht nur im Kopf, es dürfen keinerlei Notizen gemacht werden. Der KLT-R wird mit den Teilnehmern durchgeführt. Da es bei der Übung lediglich um die Stressprovoka-

tion geht, spielen die Testergebnisse keine weitere Rolle.

Im Anschluss an die Testdurchführung findet eine Plenumsrunde statt, in der jeder Teilnehmer kurz sein subjektives Erleben schildern kann. Der Co-Leiter notiert stichpunktartig die Begriffe auf Kärtchen. Diese können den schon gefundenen Begriffen an der Stellwand zugeordnet bzw. ergänzt werden.

## Experteninput

Den Abschluss dieser Einheit bildet ein Experteninput, der die wesentlichen Grunderkenntnisse aus der Stressforschung auf den Punkt bringt. Die Inhalte werden den Teilnehmern in Form der Infoblätter 6.1 und 6.2 zur Verfügung gestellt.

## 9.3 Attribution von Belastungsmerkmalen

Der zweite Modulbestandteil verfolgt folgende Ziele:
- Identifikation von Belastungsauslösern bzw. -situationen („Wieso fühle ich mich gerade jetzt belastet? Womit lässt sich meine Belastung in Verbindung bringen?"),
- Erhöhung der Vorhersagbarkeit von Belastung durch situative Verknüpfung,
- Systematisierung durch Kategorisierung mithilfe von Situationstypen (kritische Lebensereignisse, alltäglicher Stress, innerer Stress).

### Sammeln und Kategorisieren von Belastungssituationen

In diesem Teil soll überprüft werden, wie sicher die Teilnehmer darin sind, die Belastungsanzeichen auch auf konkrete Auslöser beziehen zu können. Hier lassen sich sowohl innere Phänomene wie äußere situative Aspekte unterscheiden. Kasten 40 zeigt das Ergebnis einer entsprechenden Gruppenarbeit, bei der Auslöser für Belastungssituationen zunächst im Plenum gesammelt und dann thematisch gruppiert wurden.

## 9.4 Herausfinden von Barrieren

In diesem Modulteil wird die Bedeutung subjektiver Bewertungsprozesse/Kognitionen für das Belastungserleben thematisiert (primäre und sekun-

**Kasten 40:** Beispielhafte Kategorisierung von Auslösern für Belastungsanzeichen

*Das alles kann belastend sein:*

*1. Belastende Lebensereignisse/Probleme:*
- Krankheitsbedingte Veränderungen im Lebensplan, (z. B. Krankenhausaufenthalt oder Rehabilitationsmaßnahme)
- Krankheit oder Tod im Freundes- oder Familienkreis
- unerwartete Veränderungen
- Bewerbungsgespräch/Lebenslauf schreiben

*2. Zu hohe Anforderungen/Überforderung:*
- Lärm und Verkehr
- Leistungsdruck
- 8-Stunden-Tag
- Hektik
- Überforderung durch Sport

*3. Belastungen durch fehlende Struktur/Unterforderung:*
- keine stabilen Verhältnisse
- Leerlauf, Unsicherheit der Zukunft
- Urlaub, Langeweile in der Freizeit

*4. Belastungen durch negative Gedanken:*
- Grübeleien
- Probleme wälzen
- Minderwertigkeitskomplexe
- negative Gedanken über die Familie
- kein Selbstwertgefühl
- kein Selbstvertrauen

*5. Befindensbeeinträchtigungen:*
- Ängste
- Durchhänger, Niedergeschlagenheit
- Aggressionen/Ärger

*6. Belastungen im zwischenmenschlichen Bereich:*
- Unsicherheit anderen gegenüber
- Krankheit verheimlichen gegenüber Kollegen und Bekannten
- Ärger mit anderen (z. B. Kollegen)
- nicht über seine Krankheit reden dürfen
- Kontaktaufnahme
- keine klaren Verhältnisse innerhalb der Familie
- wenn jemand frech ist
- Verhaltensunsicherheit (z. B. bei Vorgesetzten)
- sich mit vielen Menschen auseinandersetzen müssen
- sich in einer Gruppe unterhalten

*7. Krankheitsbedingte Belastungen:*
- Antriebsschwäche am Morgen
- Lustlosigkeit am Tage
- Konzentrationsschwierigkeiten
- eingeschränktes Gedächtnis
- Stimmen hören
- Gewichtszunahme

däre Bewertungsprozesse). Zunächst geht es um die Sensibilisierung für generell wirkende Glaubenssätze oder Grundüberzeugungen, die sich hinderlich auf die Bewältigung eines Stressors oder Problems auswirken, weil sie pauschale Verbote beinhalten oder die Selbstwirksamkeit schwächende Wirkungen entfalten (vgl. auch das Modul „Ursachen und Auslöser", Kapitel 5).

## Glaubenssätze

Die Teilnehmer bekommen das Arbeitsblatt 6.2 (Welche inneren Glaubenssätze kenne ich von mir?) ausgehändigt, das verschiedene Grundannahmen und Glaubenssätzen beinhaltet (z. B. „Jeder starke Mensch kommt ohne Hilfe aus, weil er es alleine schafft", „Bei den anderen ist man schnell unten durch, wenn einem ein Fehler passiert"). Das Arbeitsblatt sollte von den Teilnehmern in Einzelarbeit durchgegangen werden und bei jeder Aussage sollte eine Entscheidung ge-

troffen werden, ob man ihr zustimmt oder nicht. Nach Bearbeitung aller Aussagen wird in Eigenregie die Auswertung vorgenommen, indem die Anzahl der „Stimmt"-Antworten aufsummiert wird. Vergleicht man diesen Wert mit der Anzahl der „Stimmt-nicht"-Antworten, lässt sich die individuelle Bedeutsamkeit innerer Stressoren veranschaulichen. In einem zweiten Schritt wird im Rahmen einer Kleingruppenarbeit nach Alternativen für einzelne Glaubenssätze gesucht. Jede Kleingruppe sucht sich dazu drei Sätze vom Übungsblatt aus. Die Ergebnisse werden auf Kärtchen notiert und im Plenum vorgestellt. Kasten 41 veranschaulicht ein mögliches Gruppenergebnis.

## Eigene Ansprüche

Eine zweite wichtige interne Stressquelle ist die Ebene der eigenen Ansprüche. Auch sie gehören ähnlich den Grundüberzeugungen oder Glaubens-

**Kasten 41:** Beispiele für alternative Glaubenssätze

| Grundannahmen | Alternative Glaubenssätze |
|---|---|
| • Jeder starke Mensch kommt ohne Hilfe aus, weil er es alleine schafft. | • Starke Menschen kennen ihre Grenzen und holen sich bei Bedarf Hilfe. Dies hat nichts mit Versagen zu tun. |
| • Da ich sowieso immer vom Pech verfolgt werde, kann ich eh nichts machen. | • Pech kann man mal haben, dies gilt nur für bestimmte Zeiten. Pech und Glück wechseln sich in der Regel ab. |
| • Ich werde mich nie ändern, weil das nicht geht. | • Jeder Mensch ist lernfähig, also kann er sich auch verändern. Manchen fällt dies schwerer als anderen. |
| • Entscheidungen kann ich nur fällen, wenn ich absolut sicher bin. | • Es gibt keine todsicheren Entscheidungen. Ich gehe immer ein Risiko ein, weil ich nicht weiß, was in der Zukunft sein wird. |
| • Ich finde es unerträglich, wenn mich jemand nicht mag. | • Wenn ich von allen immer gemocht werden möchte, ist dies unmöglich, da ich es nicht allen Recht machen kann und will. Ich möchte von den mir wichtigen Menschen in meiner Person akzeptiert sein und Anerkennung für meine Erfolge bekommen. |
| • Bei den anderen ist man schnell unten durch, wenn einem ein Fehler passiert. | • Etwas falsch zu machen ist kein Weltuntergang, Fehler gehören zum Lernen dazu. |
| • Da ich so gut wie nie etwas richtig mache, kann man mich zu Recht einen Versager nennen. | • Nur wenn ich immer und alles falsch machen würde, wäre ich ein Versager. Da das so nie stimmt, kann ich auch kein Versager sein. |
| • Es ist wichtig für mich, niemandem zu nahe zu treten, daher vermeide ich es, zu sagen, was ich möchte. | • Ein Bedürfnis zu haben ist vollkommen in Ordnung. Andere müssen dies respektieren. Ob und wie es aber befriedigt werden kann, muss ich mit meiner Umwelt abstimmen. |
| • Im Prinzip trage ich für alles, was um mich herum passiert, die volle Verantwortung. | • Ich kann nur für das verantwortlich sein, worauf ich selbst Einfluss habe. Da ich nicht allmächtig bin, kann ich nicht für alles verantwortlich sein. |

sätzen den übergeordneten Kognitionen an und beeinflussen den Verlauf der Belastungsbewältigung. Sie können gleichzeitig eine negative, stresserhöhende Wirkung entfalten, vor allem in Form von absolut formulierten Ansprüchen als „Muss"-Vorgaben. Diese gestatten keine Ausnahme, und es werden zugleich bei einem Verstoß gegen diese Muss-Vorgaben nicht aushaltbare Konsequenzen antizipiert. Aus der Rational-Emotiven Therapie (RET) bekannte Ideen bzw. Meinungen mit Muss-Charakter sind z. B. (vgl. Ellis, 2008):

• die Meinung, es sei für jeden Erwachsenen absolut notwendig, von praktisch jeder anderen Person in seinem Umfeld geliebt oder anerkannt zu werden,

• die Meinung, dass man sich nur dann als wertvoll empfinden dürfe, wenn man in jeder Hinsicht kompetent, tüchtig und leistungsfähig ist,

• die Idee, dass bestimmte Menschen böse, schlecht und schurkisch seien und für ihre Schlechtigkeit streng zu rügen und zu bestrafen seien,

• die Vorstellung, dass es schrecklich und katastrophal ist, wenn die Dinge nicht so sind, wie man sie gerne haben möchte,

• die Vorstellung, dass menschliches Leiden äußere Ursachen habe und dass der Mensch wenig Einfluss auf seinen Kummer und seine psychischen Probleme nehmen könne,

- die Überzeugung, dass man sich über tatsächliche oder eingebildete Erfahrungen große Sorgen machen, sich ständig mit der Möglichkeit ihres Eintretens befassen müsse.

Es erscheint unmittelbar einleuchtend, dass sich solche inneren Leitsätze negativ auf eine effektive Bewältigung der Erkrankung auswirken. Vor allem die zweite und vierte Meinung bergen im Zusammenhang mit dem Erfahren einer Psychose das größte Konfliktpotenzial. Durch Symptome oder aus der Erkrankung resultierende Beeinträchtigungen können die Betroffenen die inneren Vorgaben in Bezug auf Leistungsfähigkeit oder Kompetenz zum Teil auch über längere Dauer nicht erfüllen. Zudem tritt die Psychose ungefragt in das Leben der Betroffenen und steht häufig im Kontrast zu den gefassten Lebenszielen. Wird an den kognitiven Prämissen festgehalten, resultiert daraus zusätzlicher Symptomstress bzw. dysfunktionales Bewältigungsverhalten (z. B. Absetzen der Medikamente und sofortiges Konfrontieren mit neuen Leistungsaufgaben zur Erfüllung der inneren Standards). Der Gruppe sollte verdeutlicht werden, dass Muss-Vorgaben generell ein hohes Stresspotenzial bergen und daher modifiziert werden sollten.

### Übungen: Muss-Sätze und Alternativen

Im Rahmen einer Einzelarbeit bekommt jeder Teilnehmer die Möglichkeit, seinen eigenen Muss-Sätzen im Alltag auf die Spur zu kommen. Hierzu wird das Arbeitsblatt 6.3 eingesetzt, auf dem jeder Teilnehmer seine Muss-Sätze eintragen soll. In einer nachfolgenden Plenumsrunde wird eingeschätzt, wie hilfreich die gefundenen Sätze erlebt werden. Ähnlich der Übung zu den Glaubenssätzen dient im Anschluss eine Kleingruppenarbeit dazu, nach Modifikationen für einzelne Muss-Sätze zu suchen.

Auf diese Weise lässt sich verdeutlichen, dass neben objektiv gegebene Situationsbedingungen subjektive Bewertungen für das Belastungserleben und den Umgang mit Belastungen bedeutsam sind. Sie tragen entscheidend dazu bei, für wie kompetent sich jemand einschätzt, Probleme zu lösen und Belastungen zu verändern. Darüber hinaus können dysfunktionale Einschätzungen oder Instruktionen dazu führen, dass der Bewältigungsprozess an dieser Stelle zum Erliegen kommt, obwohl die Person vielleicht über adäquate Methoden verfügt. Den Zugang zu einem allgemeinen sowie dem eigenen Methodenrepertoire soll der folgende Modulteil fördern.

## 9.5 Bewältigungsmöglichkeiten

Hauptziel des folgenden Modulteils ist die Heranführung der Teilnehmer an die beiden aus dem transaktionalen Stressmodell abzuleitenden Bewältigungsformen des *problemorientierten* und *palliativen* (emotionsorientierten) Copings. Dabei geht es in Übereinstimmung mit Lazarus und Folkman (1984) nicht darum, allgemeine Gütekriterien zur Bewältigung aufzustellen, sondern die Teilnehmer dafür zu sensibilisieren, eine der Situation angemessene Strategie zu wählen. Darüber hinaus gilt es auch die Zeitdimension zu berücksichtigen. In diesem Zusammenahng nennen Schwarzer und Knoll (2003) neben dem *reaktiven* Coping, das die Bewältigungsversuche im üblich verstandenen Sinn subsumiert, des Weiteren das

- *antizipatorische Coping* (Vorwegnahme sich anbahnender Situationen),
- *präventive Coping* (Maßnahmen mit einer längeren zeitlichen Erstreckung in die Zukunft, die dazu dienen, Risiko vermindernde Ressourcen zu erschließen), sowie das
- *proaktive Bewältigungsverhalten* (Anhäufen von Ressourcen, um der Zukunft generell optimistisch begegnen zu können). Das Ziel ist hier nicht, die Wucht eines befürchteten Aufpralls zu vermindern (Risiko verwalten), sondern „das eigene Leben mit den besten Möglichkeiten und Perspektiven auszustatten" (Ziele definieren und erreichen; Schwarzer & Knoll, 2003, zit. nach Knoll, Scholz & Rieckmann, 2005).

Die Teilnehmer bekommen unter Berücksichtigung der Zeitachse die Möglichkeit, neben dem *Reagieren,* dass häufig von weiterem Stresserleben begleitet ist, ein antizipierendes Handeln im Sinnen eines *Agierens* zu lernen. Insbesondere in Bezug auf das proaktive Coping sehen wir eine deutliche Überschneidung zum Fitness-Modul. Die in Kapitel 8 beschriebenen Übungen fördern den Aufbau entsprechender Ressourcen.

### Erarbeitung eines Problemlöseschemas

Damit die Hinführung nicht zu theoretisch und abstrakt gerät, sind aus unserer Sicht Fallbeispiele hilfreich. Diese haben auch den Vorteil, dass die Teilnehmer nicht sofort ihren eigenen Lebenshintergrund in den Fokus gestellt sehen. Ist das Fallbeispiel alltagsnah, können sich die Teilnehmer gut identifizieren und stellvertretend Bewältigungsmöglichkeiten nennen.

Die Teilnehmer finden sich zu drei bis vier Kleingruppen und bekommen jeweils eines der Arbeitsblätter 6.4a bis 6.4d (Probleme sind dazu da, gelöst zu werden …) ausgehändigt. Auf diesen sind unterschiedliche kurze Beispiele zu einem Alltagsproblem zu lesen. Die Gruppen erhalten die Arbeitsanweisung, das Problem zunächst laut innerhalb der Kleingruppe vorzulesen und dann gemeinsam nach möglichen Bewältigungsstrategien zu suchen. Diese sollen stichpunktartig auf dem Arbeitsblatt aufgeschrieben werden.

Nachfolgend werden die Ergebnisse im Plenum vorgestellt. Bei der Ergebnisanalyse geht es nicht nur um die konkreten Vorschläge, sondern auch darum, den Prozess herauszustellen, über den die Gruppe zu ihren Ergebnissen gelangt ist. Hierfür ist es hilfreich, zwei Flipcharts und evtl. zwei unterschiedliche Farben zu verwenden. Auf einem Flipchart werden konkrete Vorschläge zur Problemlösung gesammelt (vgl. die rechte Spalte in Tab. 27). Auf dem anderen Flipchart wird aus diesen Beispielen ein allgemeines Problemlöseschema mit sechs Phasen herausgearbeitet (vgl. die linke Spalte in Tab. 27). Der Gruppenleiter sollte das Modell im Hinterkopf als Leitlinie präsent haben. Im Laufe der Besprechung der unterschiedlichen Beispiele gewinnt so das allgemeine Problemlöseschema sukzessive an Gestalt. Tabelle 27 zeigt das allgemeine Problemlöseschema, dem konkrete Beiträge aus einer Gruppensitzung für das erste Fallbeispiel gegenübergestellt wurden.

### Übung: Schwierige Problemsituationen

Diese Übung dient dazu, Bewältigungsstrategien zu fokussieren, die über das oben vorgestellte Problemlöseschema hinausgehen. Manchmal werden die Teilnehmer mit Situationen konfrontiert, deren Stresspotenzial nicht ad hoc mit dem lösungsorientierten Herangehen zu eliminieren ist. Hier gilt es aus unserer Sicht nicht zu resignieren, sondern

**Tabelle 27:** Schema zur Bewältigung von Problemen mit konkreten Beispielen für die einzelnen Schritte

| Allgemeines Problemlöseschema | Beispielhafte Vorschläge zur Problemlösung |
|---|---|
| *Phase 1:* Was ist das Problem? Genaue Definition – Abgrenzung möglicher Unterprobleme mit Versuch einer Sequenzierung (Welches Teilproblem gilt es als erstes, zweites etc. anzugehen?) | — um 10 Uhr wichtiger Termin beim Arzt<br>— kein Transportmittel, da Rad defekt<br>— Fahrrad muss repariert werden<br>— . . . |
| *Phase 2:* Sammeln möglicher Lösungsalternativen *ohne* Bewertung (Brainstorming) | 1. Erst einmal eine rauchen.<br>2. Sofort das Fahrrad reparieren.<br>3. Beim Nachbarn klingeln und sich sein Fahrrad leihen.<br>4. Arzt anrufen und den Termin verschieben. |
| *Phase 3:* Wie gut sind die einzelnen Vorschläge geeignet, das Problem zu lösen? Differenzierung zwischen kurzfristiger und langfristiger Sicht | zu 1: Nur kurzfristig hilfreich, Problem bleibt ungelöst<br>zu 2: Zeit reicht nicht, Termin verfällt (ungeeignet)<br>zu 3: Nachbar könnte nicht da sein, ansonsten schnelle Lösung<br>zu 4: Gefahr eines späten Ersatztermins |
| *Phase 4:* Welche Lösung(en) wähle ich aus? | — Erst Lösung 3, wenn Nachbar nicht da ist, Lösung 4<br>— Mittelfristig Lösung 1, um weitere Probleme zu vermeiden (präventives Coping) |
| *Phase 5:* Was benötige ich für Ressourcen zur Umsetzung der Lösung(en)? | — Lösung 3: Sich trauen zu fragen.<br>— Lösung 4: Handy/Telefon<br>— Lösung 2: Kenntnisse, wie man einen Platten flickt |
| *Phase 6:* Ausprobieren der Lösung(en) und Reflektieren der Konsequenzen (Inwieweit wurde das Problem gelöst? Gibt es Nachbesserungsbedarf?) | Nachbar war da und hat sofort geholfen. Daran denken, sich erkenntlich zu zeigen. |

auf palliative Handlungsmöglichkeiten zu verweisen. Die Übungsblätter 6.5a und 6.5b (Was tun, wenn sich ein Problem nicht lösen lässt?) beinhalten zwei entsprechende Beispiele. Auch diese Beispiele werden zunächst in Kleingruppen diskutiert. Im Plenum sammelt der Gruppenleiter die genannten Lösungsvorschläge und ergänzt diese auf dem Flipchart mit den konkreten Lösungsstrategien aus der vorherigen Übung. Alle genannten Vorschläge sollten bezüglich ihrer Tauglichkeit (kurzfristig vs. langfristig) überprüft werden. Am Ende der Übung hat es sich bewährt, die Vorschlagsliste auf ein handliches DIN-A4-Format zu übertragen und den Teilnehmern als Handout zur Verfügung zu stellen.

## Stressdiagnostik

Die Teilnehmer sollen einen Eindruck davon bekommen, wie ihr Bewältigungsverhalten über eine konkrete Situation hinweg aussieht. Dabei sollen sie sensibilisiert werden, welche Strategien eher positiv/hilfreich bzw. negativ/ineffizient sind. Hierzu eignet sich der Stressverarbeitungsfragebogen (SVF 120) von Erdmann und Jahnke (2008). Dieser besteht aus 120 Items, die sich unterschiedlichen Stressverarbeitungsweisen zuordnen lassen. Die Teilnehmer bekommen den Fragebogen des SVF ausgehändigt und werden gebeten, diesen in Einzelarbeit auszufüllen. Jedes Item wird auf einer 5-stufigen Skala nach seiner Eintrittswahrscheinlichkeit im Belastungsfalle eingeschätzt (von 0 = gar nicht bis 4 = sehr wahrscheinlich). Danach wird der Fragebogen von den Gruppenleitern ausgewertet. Das Ergebnis bildet das individuelle Bewältigungsverhalten des Teilnehmers in Hinblick auf verschiedene positive und negative Bewältigungsstrategien ab. In der darauffolgenden Sitzung werden die ausgewerteten Profile verteilt und im Plenum die Bedeutung der Subskalenwerte erläutert. Anhand fiktiver Profile können hilfreiche und weniger hilfreiche Konstellationen veranschaulicht werden. Die Teilnehmer können ihr eigenes Profil mit den fiktiven Verläufen abgleichen und ihre Schlüsse daraus ziehen. Es bietet sich an, die individuellen Profile in den Einzelkontakten weiter zu vertiefen.

## Einführung des Stress-Radars

Zur weiteren Individualisierung und Vorbereitung auf die nächste Modulphase (flankierendes Monitoring des Bewältigungsprozesses, vgl. Kapitel 9.6) wird das Selbstbeobachtungsinstrument „Mein Stress-Radar" eingeführt. Das entsprechende Ar-

beitsblatt liegt als Tages- und Wochenprotokoll vor (Arbeitsblätter 6.6 und 6.7; vgl. Abb. 28) und wird von den Gruppenleitern Schritt für Schritt anhand eines Beispiels vorgestellt. Der erste Schritt besteht in der Einschätzung der über den Tag (bei der 7-Tage-Version: über die Woche) verteilten subjektiv erlebten Belastung in dem auf dem Arbeitsblatt abgebildeten Kreis. Es gibt vier Abstufungen, die sowohl farblich als auch über Smileys visualisiert werden (keine, geringe, starke, sehr starke Belastung). Je nach Ausprägung der wahrgenommenen Belastung wird in dem entsprechenden Abschnitt des Kreises ein Kreuz notiert. Für eine Feinabstimmung ist es in der Tagesversion möglich, alle zwei Stunden eine Kodierung vorzunehmen. So haben die Teilnehmer die Möglichkeit, den Verlauf der Belastung über den Tag abzubilden. So lassen sich z. B. tageszeitbezogene Belastungsspitzen aufdecken und nachfolgend gezielt bearbeiten.

Auf dem Arbeitsblatt wird dann in fünf Stufen der Bewältigungsprozess im Sinne des transaktiona-

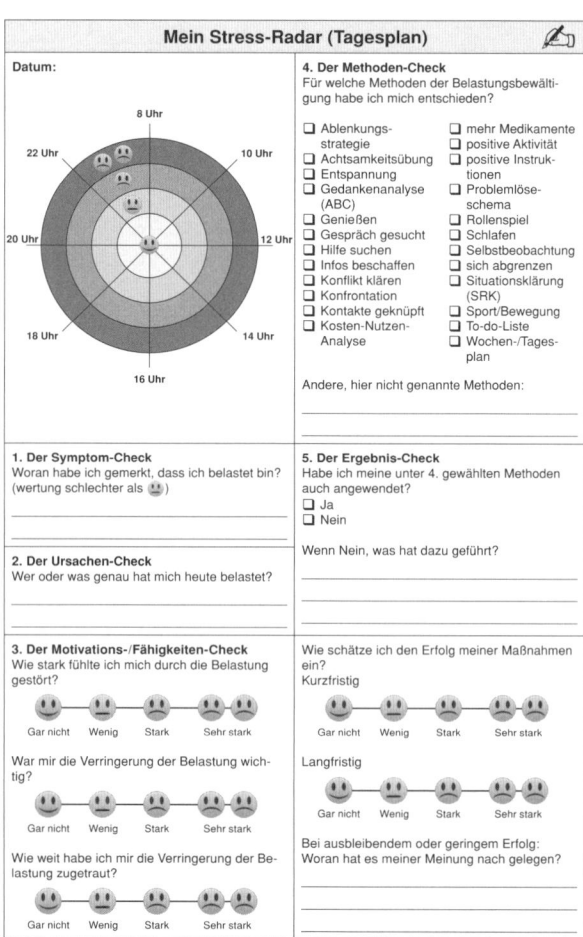

**Abbildung 28:** Mein Stress-Radar (Tagesplan)

len Modells erfasst. Belastungen, die über ein geringes Maß hinausgehen, werden der Reihe nach Symptomen, Ursachen, Motivation/Fähigkeiten, Methoden und dem Ergebnis des Prozesses notiert. Sollte es an einem Tag mehrere Belastungsquellen geben, so ist lediglich die Hauptbelastungsquelle die weitere Arbeitsgrundlage. Dies vereinfacht die Umsetzung der Bearbeitung. Übertragen auf das Wochenprotokoll heißt das, für jeden Wochentag, an dem eine mindestens mittlere Belastung vorgelegen hat, einen separaten Bogen mit der jeweiligen Hauptbelastungsquelle als Grundlage zu bearbeiten. Dies hat den Vorteil, dass die Teilnehmer lernen, ihren Tag achtsamer wahrzunehmen, die Belastungen entsprechend zu priorisieren und nicht dem Anspruch nachgehen, alles auf einmal lösen oder klären zu wollen. Zusätzlich können bei einem Problem als auslösendem Belastungsfaktor die Stufen des Lösungsprozesses nach dem allgemeinen Problemlöseschema (vgl. Abschnitt „Ausarbeitung eines Problemlöseschemas") auf der Rückseite des Arbeitsblattes festgehalten werden. Die Teilnehmer bekommen die Arbeitsblätter mit der Aufgabe, diese in der Zeit zwischen den nächsten Sitzungen zu bearbeiten.

## 9.6 Flankierendes Monitoring des Bewältigungsprozesses

Die Ziele des letzten Modulteils sind:
- Sensibilisieren für das eigene Bewältigungsverhalten und die Effizienz der bisherigen Bewältigungsbemühungen (Gibt es nur eine Möglichkeit zur Bewältigung?),
- Ausbau der Bewältigungs-/Problemlösekompetenz auf der Handlungsebene,
- Fokussierung und Abbau von Barrieren (Diskrepanz zwischen Wissen und Handeln),
- Aufbau eines konsistenten Bewältigungsverhaltens und damit die Erhöhung der Selbstwirksamkeit durch Kennenlernen und Ausprobieren adäquater Copingstrategien.

In diesem Gruppenabschnitt werden die Teilnehmer darin unterstützt, ihre individuellen Bewältigungsbemühungen wahrzunehmen, sie als Selbsthilfebemühungen zu würdigen und sie hinsichtlich ihrer Effektivität zu bewerten. Dabei werden die individuellen Bewältigungsbemühungen bezogen auf eine konkrete Belastungssituation fokussiert. Während es beim Spektrum der Bewältigungsmöglichkeiten eher um die zeitliche Dimension ging

(Antizipation der Zukunft bei der Wahl der Bewältigungsmöglichkeiten), geht es im Folgenden um die *individuelle Analyse* des Verhaltens. Die Teilnehmer sollen ein Gefühl dafür bekommen, in welchen Situationen sie bestimmte Methoden einsetzen, ob sie nur einige Einzelmethoden favorisieren (eingeschränkte Verhaltensvielfalt im Sinne dispositioneller Bewältigung) oder ob es bestimmte Barrieren gibt, die sie daran hindern, ein Problem in Angriff zu nehmen (Neigung zum Aufschieben).

Grundlage für die Arbeit sind dabei ausschließlich die ausgefüllten „Stress-Radare", die in Selbstbeobachtungsphasen zwischen den Sitzungen ausgefüllt werden. Das heißt, dass die Teilnehmer für jedes Treffen neue Belastungssituationen beisteuern, deren Bewältigung retrospektiv besprochen wird. Die Sitzungen dienen aber auch der Vorbereitung auf anstehende Anforderungen bzw. Belastungen (z. B. Prüfungen, Bewerbungsgespräche, Arztbesuch; vgl. Abschnitt 9.5 zum antizipatorischen bzw. proaktiven Coping).

### Besprechung der Selbstbeobachtungs-Ergebnisse

Für diese Phase hat es sich aus unserer Sicht bewährt, das bisherige Tagessetting zu verlassen und stattdessen mithilfe von Einzelsitzungen à 90 Minuten in wöchentlichem oder 14-tägigem Abstand zu arbeiten. Zur Orientierung der Teilnehmer ist es hilfreich, eine festgelegte Struktur einzuhalten (vgl. den folgenden Kasten).

---

**Ablauf für die Besprechung der ausgefüllten Stress-Radare**

1. *Warming-up-Phase* (Blitzlicht): Wie geht es den Teilnehmern im Moment? Wer fühlt sich gerade belastet (Skala 1 bis 10)? – Zeitbudget: 5 bis 10 Minuten.
2. *Phase des Rückblicks:* Einzelne Teilnehmer berichten dem Plenum von ihrem Belastungserleben der letzten Woche – Zeitbudget: 10 bis 20 Minuten.
3. *Phase der Reflektion:* Ein bis zwei Teilnehmer erläutern dem Plenum ihren Bewältigungsprozess nach dem 5 Stufen-Check. Nachfolgend erfolgt ein Feedback aus der Gruppe. – Zeitbudget: 30 bis 45 Minuten.
4. *Phase der Vorausschau:* Wer erwartet in der nächsten Woche eine bestimmte Belastungssituation? Bei Bedarf Brainstorming in der Gruppe. – Zeitbudget: 15 bis 20 Minuten.

5. *Abschlussfeedback* (Blitzlicht): Wie geht es jedem Teilnehmer am Ende der Sitzung? Was nimmt jeder aus der Sitzung mit? – Zeitbudget: 5 bis 10 Minuten.

Schon während der *Warming-up-Phase* ist es hilfreich, dass die Gruppenleiter darauf achten, welche Teilnehmer besonders belastet wirken. Genau diese sollten dazu animiert werden, ihre Situation sowie evtl. Bewältigungsversuche vorzustellen Haben die Gruppenleiter entschieden, ob die geschilderten Situationen geeignet sind, um in der Gruppe bearbeitet werden zu können, wählt die Gruppe eine konkrete Belastungssituation und deren Bewältigung aus (anderenfalls wird auf die Einzelkontakte verwiesen), die von dem entsprechenden Teilnehmer vorgestellt wird. Der Teilnehmer stellt zunächst die Ergebnisse der Reihe nach vor (Symptom-Check, Ursachen-Check etc.), danach bekommen die anderen Gruppenteilnehmer für den Fall, dass ihnen etwas unklar geblieben ist, die Möglichkeit Nachfragen zu stellen. Darüber hinaus besteht die Möglichkeit, ein *Feedback* zu geben. Wichtig ist hierbei, die Regel zu beachten, dass positive bzw. bekräftigende Rückmeldungen Vorrang vor Verbesserungsvorschlägen haben.

---

**Fragen für die Reflektionsphase**

- Was könnten aus dem Erfahrungshintergrund der Gruppe (noch andere) Ursachen für die Belastung gewesen sein (Ursachen-Check)?
- Bei Abbruch der Checkliste bei Punkt 3 (Motivations-/Ursachen-Check): Was für Bewältigungsmöglichkeiten kommen für die geschilderte Belastungssituation am ehesten in Frage? Konkretes Durchspielen der Methode (z. B. Gedankenanalyse oder Situationsklärung)
- Wie kann man das eigene Zutrauen in die erfolgreiche Bewältigung steigern (Motivations-/Ursachen-Check)?
- War die gewählte Bewältigungsstrategie die effektivste oder gibt es besser geeignete Methoden (Punkt 4: Methoden-Check)?
- Wie hätte der Teilnehmer bei einem „Nein" beim Ergebnis-Check (Punkt 5) seine Barriere beseitigen oder verringern können?
- Inwieweit war die gewählte Bewältigungsstrategie auch langfristig hilfreich (Ergebnis-Check)?

---

Zum Ende der Reflektionsphase entscheidet der Teilnehmer, welche Anregungen er aus der Gruppe mitnehmen oder in der nächsten Woche ausprobieren möchte. Damit geht der Gruppenprozess über in die *antizipatorische Phase*. Die Teilnehmer bekommen die Aufgabe, sich die nächste Woche vor Augen zu führen und einzuschätzen, in welcher Hinsicht Belastungen auf sie zukommen werden. Gibt es Teilnehmer, die noch nicht wissen, wie sie effektiv mit den anstehenden Anforderungen umgehen wollen, so dient wiederum die Gruppe als Ideenpool. Mithilfe eines Brainstormings werden unverbindlich mögliche Methoden gesammelt und kurz hinsichtlich ihrer potenziellen Wirkung reflektiert (hilfreich vs. nicht hilfreich oder kurzfristig vs. langfristig). Welche Methode letzten Endes zur Anwendung kommt, entscheidet allein der betroffene Teilnehmer und berichtet dies in der Reflektionsphase der darauffolgenden Sitzung.

Im Pool der allgemeinen Methoden zur Belastungsbewältigung (Punkt 4 des Stress-Radars) findet sich eine ganze Reihe der im Gruppenverlauf eingeführten Arbeitsmethoden wieder (vgl. die grau hinterlegten Begriffe in Kasten 42).

Im Rahmen der Belastungsbewältigung können diese von den Teilnehmern in den alltäglichen Kontext implementiert werden. Das im Rahmen dieses Moduls wiederholte Praktizieren der Techniken entweder an eigenen oder an Situationen anderer Teilnehmer schafft eine willkommene Redundanz und eine gute Gelegenheit zum Aufbau neuer Gewohnheiten, zumal die Methoden zwar dieselben sind, diese aber immer auf andere Situationen bezogen zum Einsatz kommen.

## 9.7 Durchführung des Moduls in Form von Tagesseminaren

Tabelle 28 veranschaulicht modellhaft, wie das Modul „Belastungsbewältigung" in Blockform über den Zeitraum von zwei Tagen durchgeführt werden kann. Das gilt für die Inhalte der Kapitel 9.2 bis 9.5. Das flankierende Monitoring im Alltag (Kapitel 9.6) ist dagegen nicht für dieses Setting vorgesehen.

**Kasten 42:** Methoden der Belastungsbewältigung

| | |
|---|---|
| • Ablenkungsstrategie | • Mehr Medikamente |
| • Achtsamkeitsübung (Fitness-Modul) | • Positive Aktivität |
| • Entspannung (Fitness-Modul) | • Positive Instruktionen |
| • Gedankenanalyse (ABC) | • Problemlöseschema |
| • Genießen (Fitness-Modul) | • Rollenspiel |
| • Gespräch gesucht | • Schlafen |
| • Hilfe suchen | • Selbstbeobachtung |
| • Infos beschaffen | • Sich abgrenzen |
| • Konflikt klären | • Situationsklärung (SRK) |
| • Konfrontation (Verhaltensexperiment) | • Sport/Bewegung (Fitness-Modul) |
| • Kontakte geknüpft | • To-Do-Liste |
| • Kosten-Nutzen-Analyse | • Wochen-/Tagesplan |

**Tabelle 28:** Beispiel für die Umsetzung des Moduls „Belastungsbewältigung" in Tagesseminar-Form

| Tag 1 | | |
|---|---|---|
| **Zeiten** | **Inhalte** | **Materialien** |
| **8.15 bis 9.45 Uhr** | **Identifikation subjektiver Belastungsanzeichen** | |
| 05 Min. | Kurze Tagesübersicht, Fragen | Flipchart |
| 15 Min. | Einstiegsübung: Sammeln eigener bekannter Anzeichen für Belastung | Karteikarten, Stifte |
| 30 Min. | Kategorisieren der Ergebnisse, Überschriften finden, Zuordnung zu den verschiedenen Reaktionsebenen (Gedanken/Körper/Verhalten/Gefühle) | Karteikarten, Stellwand |
| 20 Min. | Exkurs: Unterscheidung von Gedanke und Gefühl | Arbeitsblätter 6.1 und 6.1L |
| 20 Min. | Option: Provokationstest über eine speedorientierte Rechenaufgabe. Nachfolgend notieren der wahrgenommenen Veränderungen und zuweisen zu den oben erarbeiteten Reaktionsebenen. Alternativ: Experteninput | Rechentest, z. B. der KLT-R (Lukesch & Mayrhofer, 2001) Infoblätter 6.1 und 6.2 |
| 15 Min. Pause | | |
| **10.00 bis 11.30 Uhr** | **Attribution von Belastungsmerkmalen, Herausfinden von Barrieren 1** | |

**Tabelle 28:** (Fortsetzung)

| Tag 1 | | |
|---|---|---|
| **Zeiten** | **Inhalte** | **Materialien** |
| 15 Min. | Sammlung von Ursachen für Belastungen im Plenum (Brainstorming) | Karteikarten oder Flipchart |
| 10 Min. | Kategorisierung der genannten Ursachen | Stellwand und Karteikarten oder Flipchart |
| 10 Min. | Glaubenssätze: Sensibilisierung für die Relevanz von Bewertungsprozessen | Arbeitsblatt 6.2 |
| 40 Min. | Suche nach Alternativen für die am häufigsten vertretenden Glaubenssätze in Kleingruppenarbeit | Karteikarten |
| 15 Min. | Vorstellen der Ergebnisse | Stellwand |
| 90 Min. Mittagspause | | |
| **13.00 bis 14.30 Uhr** | **Herausfinden von Barrieren 2, Bewältigungsmöglichkeiten 1** | |
| 15 Min. | Aktivierungsübung | – |
| 15 Min. | Übung: Aufschreiben von eigenen Muss-Sätzen in Einzelarbeit | Arbeitsblatt 6.3 |
| 20 Min. | Suche nach Alternativen für die am häufigsten vertretenden Muss-Sätze im Rahmen einer Kleingruppenarbeit (3 bis 4 Teilnehmer). | Karteikarten |
| 20 Min. | Vorstellen der Ergebnisse | Stellwand |
| 20 Min. | Stressdiagnostik | Testmaterial des SVF-120 (Erdmann & Janke, 2008) |
| Die Gruppenleiter werten die SVF-Fragebögen aus und erstellen ein teilnehmerbezogenes Profil. | | |
| Tag 2 | | |
| **Zeiten** | **Inhalte** | **Materialien** |
| **9.15 bis 10.45 Uhr** | **Bewältigungsmöglichkeiten 2** | |
| 05 Min. | Tagesübersicht, Klärung von offenen Fragen vom Vortag | Flipchart |
| 15 Min. | Kleingruppenarbeit zu Bewältigungsstrategien | Arbeitsblätter 6.4a bis 6.4d |
| 30 Min. | Erarbeitung des Problemlöseschemas, Übertragung der erarbeiteten Phasen auf andere Problembeispiele | 2 Flipcharts |
| 15 Min. | Sammeln von palliativen Bewältigungsstrategien für schwierige Problemsituationen in Kleingruppenarbeit | Arbeitsblätter 6.5a und 6.5b |

**Tabelle 28:** (Fortsetzung)

| Tag 2 | | |
|---|---|---|
| **Zeiten** | **Inhalte** | **Materialien** |
| 25 Min. | Sammlung der Ergebnisse und Ergänzung auf dem zweiten Flipchartblatt aus der vorherigen Übung. Übertragung der erarbeiteten Phasen auf andere Problembeispiele. | Flipchart |
| 15 Min. Pause | | |
| **11.00 bis 12.30 Uhr** | **Bewältigungsmöglichkeiten 3** | |
| 30 Min. | Austeilen der ausgewerteten SVF-Profile und Besprechung der grundsätzlichen Positiv- und Negativstrategien. Abgleich mit fiktiven Extremprofilen. | ausgewertete Profilbögen des SVF |
| 45 Min. | Einführung des „Stress-Radars". Erläuterung der einzelnen Phasen und beispielhaftes Durchgehen | Arbeitsblätter 6.6 und 6.7 beispielhaft ausgefüllter Stress-Radar |
| 15 Min. | Feedbackrunde, Evaluation | Evaluationsbogen M6 |
| Nachfolgend in Einzelsitzungen Besprechung der Selbstbeobachtungs-Ergebnisse. | | |

# Literatur

Aderhold, V. (2007). Mortalität durch Neuroleptika. *Soziale Psychiatrie, 4,* 5–10.

Aderhold, V. (2008). Neuroleptika – Effekte, Risiken, Aufklärung und Behandlungskontexte. In M. Amering, M. Krausz & H. Katschnig (Hrsg.), *Hoffnung macht Sinn. Schizophrene Psychosen in neuem Licht* (S. 129–157). Wien: Facultas.

aid infodienst (Hrsg.). (2005). *Vollwertig essen und trinken* [CD-ROM]. Bonn: aid infodienst.

aid infodienst (Hrsg.). (2009a). *Die aid-Ernährungspyramide – Richtig essen lehren und lernen.* Bonn: aid infodienst.

aid infodienst (Hrsg.). (2009b). *Die dreidimensionale Lebensmittelpyramide* (4., unveränd. Aufl.). Bonn: aid infodienst.

aid infodienst (Hrsg.). (2011a). *Die aid-Ernährungspyramide – Wandsystem mit Fotokarten* (3., veränderte Neuaufl.). Bonn: aid infodienst.

aid infodienst (Hrsg.). (2011b). *Die aid-Ernährungspyramide – DIN-A5-Karten im 10er-Pack* (6., veränderte Neuaufl.). Bonn: aid infodienst.

Allison, D. B., Mentore, J. L., Heo, M., Chandler, L. P., Capelleri, J. C., Infante, M. C. & Weiden, P. J. (1999). Antipsychotic induced weight gain: a comprehensive research synthesis. *American Journal of Psychiatry, 156,* 1686–1696.

American Psychiatric Association (2013). *Diagnostic and Statistical Manual of Mental Disorders, Fifth Edition* (DSM-5). Arlington, VA: American Psychiatric Publishing.

Amering, M., Krausz, M. & Katschnig, H. (Hrsg.). (2008). *Hoffnung macht Sinn. Schizophrene Psychosen in neuem Licht.* Wien: Facultas.

Amering, M. & Schmolke, M. (2007). *Recovery – Das Ende der Unheilbarkeit.* Bonn: Psychiatrie-Verlag.

Amering, M., Sibitz, I., Gössler, R. & Katschnig, H. (2002). *Wissen – genießen – besser leben – ein Seminar für Menschen mit Psychoseerfahrung.* Bonn: Psychiatrie-Verlag.

Anderson, C. A. & Arnoult, L. H. (1985). Attributional style and everyday problems in living: Depression, loneliness, and shyness. *Social cognition, 3,* 16–35.

Anderson, C. M., Hogarty, G. E. & Reiss, D. J. (1980). Family treatment of adult schizophrenic patients: A psycho-educational approach. *Schizophrenia Bulletin, 6* (3), 490–505.

Andres, K., Schindler, F., Brenner, H. D., Garst, F., Donzel, G. & Schaub, A. (1998). Bewältigungsorientierte Gruppentherapie für Patienten mit schizophrenen und schizoaffektiven Störungen. Eine explorative Studie. *Fortschritte der Neurologie – Psychiatrie, 66* (5), 225–232.

Angermeyer, M. C. (2000). Schizophrenia and violence. *Acta Psychiatrica Scandinavica, 102* (Suppl. 407), 63–67.

Antonovsky, A. (1987). *Unraveling the Mystery of Health: How People Manage Stress and Stay Well.* San Francisco, CA: Jossey-Bass.

Antonovsky, A. (1997). *Salutogenese. Zur Entmystifizierung der Gesundheit.* Tübingen: dgvt.

Aspinwall, L. G. & Brunhart, S. M. (2000). What I do know won't hurt me: Optimism, attention to negative information, coping and health. In J. E. Gilham (Ed.), *The science of optimism and hope: Research essays in honor of Martin E. P. Seligman* (pp. 163–200). Philadelphia, PA: Templeton Foundation Press.

Aspinwall, L. G. & Taylor, S. E. (1992). Modeling cognitive Adaption: A longitudinal investigation of the impact of individual differences and coping on college adjustment and performance. *Journal of Personality and Sozial Psychology, 63,* 989–1003.

Assem-Hilger, E. & Kasper, S. (2005). Psychopharmaka und sexuelle Dysfunktion. *Journal für Neurologie, Neurochirurgie und Psychiatrie, 6* (2), 30–36.

Bäuml, J. (1994). *Psychosen aus dem schizophrenen Formenkreis – ein Ratgeber für Patienten und Angehörige.* Berlin: Springer.

Bäuml, J., Froböse, T., Kraemer, S., Rentrop, M. & Pitschel-Walz, G. (2006). Psychoeducation: A basic psychotherapeutic intervention for patients with schizophrenia and their families. *Schizophrenia Bulletin, 32* (1), 1–9.

Bäuml, J. & Pitschel-Walz, G. (2008). *Psychoedukation bei schizophrenen Erkrankungen* (2. Aufl.). Stuttgart: Schattauer.

Bäuml, J., Pitschel-Walz, G., Berger, H., Gunia, H., Heinz, A. & Juckel, G. (2005). *Arbeitsbuch PsychoEdukation bei Schizophrenie (APES).* Stuttgart: Schattauer.

Bataillard, V. (1984). *Pinnwand-Moderationstechnik.* Zürich: Organisator AG.

Bateson, G. (1960). Minimal requirements for a theory of schizophrenia. *Archives of General Psychiatry, 2,* 477–91.

Bebbington, P. & Kuipers, L. (1994). The clinical utility of expressed emotion in schizophrenia. *Acta Psychiatrica Scandinavica, 89,* 42–53.

Bechdolf, A., Knost, B., Kuntermann, C., Schiller, S., Klosterkötter, J., Hambrecht, M. & Pukrop, R. (2004). A randomized comparison of group cognitive-behavioural therapy and group psychoeducation in patients with schizophrenia. *Acta Psychiatrica Scandinavica, 110,* 21–28.

Beck, A. T. (1952). Successful outpatient psychotherapy of a chronic schizophrenic with a delusion based on borrowed guilt. *Psychiatrie, 15,* 305–312.

Beck, A. T. & Rector, N. A. (2003). A cognitive model of hallucinations. *Cognitive Therapy and Research, 27* (1), 19–52.

Beck, A. T., Rush, A. J., Shaw, B. F. & Emery, G. (1979). *Cognitive Therapy of depression.* Chichester: Wiley.

Bell, M., Bryson, G., Greig, T., Corcoran, C. & Wexler, B. (2001). Neurocognitive enhancement therapy with work therapy: Effects on neurocognitive test performance. *Archives of General Psychiatry, 58* (8), 763–768.

Bell, M., Bryson, G. & Wexler, B. E. (2003). Cognitive remediation of working memory deficits: Durability of training effects in severely impaired and less severely impaired schizophrenia. *Acta Psychiatrica Scandinavica, 108* (2), 101–109.

Bell, M., Zito, W., Greig, T. & Wexler, B. (2008). Neurocognitive enhancement therapy with vocational services: Work outcomes at two-year follow-up. *Schizophrenia Research, 105* (1), 18–29.

Bellack, A. S. (1996). Defizitäres Sozialverhalten und Training sozialer Fertigkeiten: Neue Entwicklungen und Trends. In W. Böker & H.-D. Brenner (Hrsg.), *Integrative Therapie der Schizophrenie* (S. 191–202). Bern: Huber.

Bellack, A. S., Mueser, K. T., Gingerich, S. & Agresta, J. (1997). *Social skills training for schizophrenia: A step-by-step guide.* New York: Guilford.

Bellack, A. S., Mueser, K. T., Gingerich, S. & Agresta, J. (2004). *Social skills training for schizophrenia: A step-by-step guide* (2nd ed.). New York: Guilford.

Benkert, O. & Hippius, H. (2005). *Kompendium der Psychiatrischen Pharmakotherapie* (5. vollständig überarbeitete und erweiterte Aufl.). Heidelberg: Springer.

Benowitz, N. L. (1996). Pharmacology of nicotine: addiction and therapeutics. *Annual Review of Pharmacology and Toxicology, 36,* 597–613.

Birchwood, M. J. & Chadwick, P. D. (1997). The omnipotence of voices: III. Testing the validity of the cognitive model. *Psychological Medicine, 27* (6), 1345–1353.

Birchwood, M. J., Hallett, S. & Preston, M. (1988). *Schizophrenia: An integrated approach to recommend treatment.* London: Longman.

Bock, T. (2003). *Umgang mit psychotischen Patienten.* Bonn: Psychiatrie-Verlag.

Bös, K., Heel, J., Romahn, N., Tittlbach, S., Woll, A., Worth, A. & Hölling, H. (2002). Untersuchungen zur Motorik im Rahmen des Kinder- und Jugendgesundheitssurveys. *Gesundheitswesen, 64* (Sonderheft 1), S8 0-S8 7.

Brenner, H. D. (1989). Die Therapie basaler psychischer Dysfunktionen aus systemischer Sicht. In W. Böker & H. D. Brenner (Hrsg.), *Schizophrenie als systemische Störung* (S. 170–188). Bern: Huber.

Bundeszentrale für gesundheitliche Aufklärung (2011a). *Der Alkoholkonsum Jugendlicher und junger Erwachsener in Deutschland 2010. Kurzbericht zu Ergebnissen einer aktuellen Repräsentativbefragung und Trends.* Köln: Bundeszentrale für gesundheitliche Aufklärung.

Bundeszentrale für gesundheitliche Aufklärung (2011b). *Der Cannabiskonsum Jugendlicher und junger Erwachsener in Deutschland 2010. Ergebnisse der aktuellen Repräsentativbefragung und Trends.* Köln: Bundeszentrale für gesundheitliche Aufklärung.

Carlson, J. S. & Wiedl, K. H. (1992). The dynamic assessment of intelligence. In H. C. Haywood & D. Tzuriel (Eds.), *Interactive assessment. Series: Disorders of Human Learning, Behavior, and Communication* (pp. 167–186). New York: Springer.

Carlson, J. S. & Wiedl, K. H. (2001). The Validity of Dynamic Assessment: Some considerations. In C. S. Lidz & J. Elliot (Eds.), *Dynamic Assessment: Prevailing models and applications* (pp. 681–710). Greenwich: JAI.

Cohen, J. H. (1990). Community nurse executives' psychological well-being: relationships among stressors, social support, coping and optimism. *Public Health Nursing, 7,* 194–203.

Davidson, L., Hardling, C. M. & Spaniol, L. (Eds.). (2005). *Research in Recovery from Severe Mental Illness: 30 Years of Accumulating Evidence and Its Implications for Practice* (Vol. 1). Boston, MA: Center for Psychiatric Rehabilitation, Boston University.

Deutsche Gesellschaft für Ernährung e.V. (DGE) (2012). *Umsetzung der D-A-CH-Referenzwerte in die Gemeinschaftsverpflegung. Erläuterungen und Tabellen.* Bonn. Deutsche Gesellschaft für Ernährung.

Deutsche Gesellschaft für Psychiatrie, Psychotherapie und Nervenheilkunde (Hrsg.). (2006). *Praxisleitlinien in Psychiatrie und Psychotherapie – Behandlungsleitlinie Schizophrenie* (Interdisziplinäre S3-Praxisleitlinien). Darmstadt: Steinkopff.

Deutsche Hauptstelle für Suchtfragen e.V. (Hrsg.). Jahrbuch Sucht, Neuland-Verlag, Geesthacht, erscheint jährlich.

Diekmann, B., Osterfeld, M. & Greve, N. (2004). Nicht nur eine Frage der Disziplin: Gewichtszunahme unter Neuroleptika. *Psychiatrische Praxis und Therapie, 4,* 16–17.

Dilk, M. N. & Bond, G. R. (1996). Meta-analytic evaluation of skills training research for individuals with severe mental illness. *Journal of Consulting and Clinical Psychology, 64* (6), 1337–1346.

Dörner, K., Egetmeyer, A. & Koenning, K. (1982). *Freispruch der Familie.* Bonn: Psychiatrie-Verlag.

Drexler, D. (2006). *Das integrierte Stress-Bewältigungs-Programm ISP.* Stuttgart: Klett-Cotta.

Drury, V., Birchwood, M., Cochrane, R. & Macmillan, F. (1996a). Cognitive therapy and recovery from acute psychosis: A controlled trial. I. Impact on psychotic symptoms. *British Journal of Psychiatry, 169* (5), 593–601.

Drury, V., Birchwood, M., Cochrane, R. & Macmillan, F. (1996b). Cognitive therapy and recovery from acute psychosis: A controlled trial. II. Impact on recovery time. *British Journal of Psychiatry, 169* (5), 602–607.

Eack, S. M., Hogarty, G. E., Cho, R. Y., Prasad, K. M., Greenwald, D. P., Hogarty, S. S. & Keshavan, M. S. (2010). Neuroprotective Effects of Cognitive Enhancement Therapy Against Gray Matter Loss in Early Schizophrenia: Results From a 2-Year Randomized Controlled Trial. *Archives of General Psychiatry, 67* (7), 674–682.

Eichholzer, M., Bernasconi, F., Jordan, P. & Gutzwiller, F. (2002). Ernährungsdaten der Schweizerischen Gesundheitsbefragung. In M. Eichholzer, E. Camenzind-Frey,

A. Matzke, R. Amadò, P. E. Ballmer et al. (Hrsg.), *Fünfter Schweizerischer Ernährungsbericht* (Bd. 1, S. 259–278). Bern: Bundesamt für Gesundheit.

Ellis, A. (1973a). The A-B-C's of rational-emotive psychotherapy. In A. Ellis (Ed.), *Humanistic Psychotherapy. The rational-emotive approach.* New York: McGraw-Hill.

Ellis, A. (2008). *Grundlagen und Methoden der Rational-Emotiven Verhaltenstherapie.* Stuttgart: Klett-Cotta.

Erdmann, G. & Janke, W. (1985, 2008). *Stressverarbeitungsfragebogen (SVF). Stress, Stressverarbeitung und ihre Erfassung durch ein mehrdimensionales Testsystem* (1. und 4., überarbeitete und erweiterte Aufl.). Göttingen: Hogrefe.

Eronen, M., Hakola, P. & Tiihonen J. (1996). Mental disorders and homicidal behavior in Finland. *Archives of General Psychiatry, 53* (6), 497–501.

Essock, S. & Sederer, L. (2009). Understanding and measuring recovery. *Schizophrenia Bulletin, 35* (2), 279–281.

F.A.Z.-Institut für Management-, Markt- und Medieninformationen GmbH & Techniker Krankenkasse (2007). *Kundenkompass: Bewegung und Gesundheit. Aktuelle Befragung: Verhalten, Motive, Einstellungen.* Frankfurt am Main: F.A.Z.-Institut für Management-, Markt- und Medieninformationen GmbH.

Feldhege, F. & Krauthan, G. (1979). *Verhaltenstrainingsprogramm zum Aufbau sozialer Kompetenz.* Berlin: Springer.

Feldmann, R., Hornung, W. P., Prein, B., Buchkremer, G. & Arolt, V. (2002). Timing of psychoeducational psychotherapeutic interventions in schizophrenic patients. *European Archives of Psychiatry & Clinical Neuroscience, 252* (3), 115–119.

Filipp, S.-H. & Klauer, T. (1988). Ein dreidimensionales Modell zur Klassifikation von Formen der Krankheitsbewältigung. In H. Kächele & W. Steffens (Hrsg.), *Bewältigung und Abwehr* (S. 51–68). Berlin: Springer.

Fioravanti, M., Carlone, O., Vitale, B., Cinti, M. E. & Clare, L. (2005). A meta-analysis of cognitive deficits in adults with a diagnosis of schizophrenia. *Neuropsychology Review, 15* (2), 73–95.

Food Standard Agency (2007). Front-of-Pack Traffic light signpost labeling. *Technical Guidance, Issue 2, November 2007.*

Forum Ernährung heute (2006). *Bewegungspyramide. Anleitung für einen aktiven Lebensstil* (Beiblatt mit Empfehlungen für Kinder und Erwachsene). Wien: Forum Ernährung heute.

Fowler, D., Garety, P. A. & Kuipers, L. (1995). *Cognitive behavioral therapy for psychosis. Theory and practice.* Chichester: Wiley.

Freeman, A. & DeWolf, R. (2009). *Die zehn dümmsten Fehler kluger Leute: Wie man klassischen Denkfallen entgeht.* München: Piper.

Friedman, R. A. (2006). Violence and Mental Illness – How strong is the link? *New England Journal of Medicine, 355* (20), 2064–2066.

Froböse, I. (2007). *Wie fit sind Sie? Der Bewegungstest.* Verfügbar unter http://www.ingo-froboese.de/blog/wie-fit-sind-sie-der-bewegungstest/(Zugriff am 04.10.2012).

Fröleke, H. (2005). *Kleine Nährwerttabelle der Deutschen Gesellschaft für Ernährung e. V.* (43. Aufl.). Neustadt: Neuer Umschau Buchverlag.

Fromm-Reichmann, F. (1950). *Principles of Intensive Psychotherapie.* Chicago, IL: University of Chicago Press.

Garety, P. A., Fowler, D. & Kuipers, E. (2000). Cognitive-behavioural therapy for medication-resistant symptoms. *Schizophrenia Bulletin, 26,* 73–86.

Gauggel, S. (2006). Neuropsychologische Grundlagen. In H.-U. Wittchen & J. Hoyer (Hrsg.), *Lehrbuch der Klinischen Psychologie und Psychotherapie* (S. 227–253). Berlin: Springer.

Geibel-Jakobs, M. & Olbrich, R. (1998). Computergestütztes kognitives Training bei schizophrenen Patienten. Die Nutzung von Evaluationsergebnissen für die Entwicklung eines individualisierten Trainingsverfahrens. *Psychiatrische Praxis, 25,* 111–116.

Glasl, F. (2007). *Selbsthilfe in Konflikten. Konzepte, Übungen, praktische Methoden* (6., überarbeitete und erweiterte Aufl.). Stuttgart: Freies Geistesleben.

Gouzoulis-Mayfrank, E. (2003). *Komorbidität Psychose und Sucht. Von den Grundlagen zur Praxis.* Darmstadt: Steinkopff.

Green, M. (1993). Cognitive remediation in schizophrenia: Is it time yet? *American Journal of Psychiatry, 150* (2), 178–187.

Green, M. (2006). Cognitive impairment and functional outcome in schizophrenia and bipolar disorder. *Journal of Clinical Psychiatry, 67* (9), 3–8.

Green, M., Kern, R. S., Braff, L. D. & Mintz, J. (2000). Neurocognitive deficits and functional outcome in schizophrenia: Are we measuring the „right stuff"? *Schizophrenia Bulletin, 26* (1), 119–136.

Greif, S. & Kurtz, H.-J. (Hrsg.). (1996). *Handbuch Selbstorganisiertes Lernen.* Göttingen: Verlag für Angewandte Psychologie.

Häfner, H. (2005). Psychosis and Cannabis. *Revista de Psiquiatria Clinica, 32* (2), 53–67.

Häfner, H. (2007). Sucht und Psychose: Cannabis und Alkoholmissbrauch als Auslöser (und Ursache?) von Schizophrenie. *Perspektive Rehabilitation '07. Jahresheft der Bundesgemeinschaft Rehabilitation psychisch kranker Menschen (BAG RPK) Nürnberg,* 18–27.

Hahlweg, K. & Dose, M. (1998). *Schizophrenie.* Göttingen: Hogrefe.

Hahlweg, K. & Dose, M. (2005). *Ratgeber Schizophrenie. Informationen für Betroffene und Angehörige.* Göttingen: Hogrefe.

Hammer, M. (2009). *SBT: Stressbewältigungstraining für psychisch kranke Menschen – Ein Handbuch zur Mode-*

*ration von Gruppen* (Psychosoziale Arbeitshilfen, Bd. 24, 3. Aufl). Bonn. Psychiatrie-Verlag.

Hartmann, T. & Pühse, U. (2009). Sport und psychische Gesundheit. In J. Margraf & S. Schneider (Hrsg.), *Lehrbuch der Verhaltenstherapie* (Bd. 3, S. 923–933). Heidelberg: Springer.

Hautzinger, M. (2003). *Kognitive Verhaltenstherapie bei Depressionen: Behandlungsanleitungen und Materialien.* Weinheim: Beltz PVU.

Heim, E., Augustiny, K. & Blaser, A. (1983). Krankheitsbewältigung (Coping) – Ein integriertes Modell. *Psychosomatik, Psychotherapie und Medizinische Psychologie, 33,* 35–40.

Hinsch, R. & Pfingsten, U. (2007). *Gruppentraining sozialer Kompetenzen (GSK).* Weinheim: Beltz PVU.

Hodel, B. & Brenner, H.D. (1996). Weiterentwicklung des „Integrierten psychologischen Therapieprogramms für schizophrene Patienten" (IPT): Erste Ergebnisse zum Training „Bewältigung von maladaptiven Emotionen". In W. Böker & H.-D. Brenner (Hrsg.), *Integrative Therapie der Schizophrenie* (S. 170–188*).* Bern: Huber.

Hodgins, S. (Ed.). (2000). *Violence among the mentally ill. Effective treatments and managemant strategies* (NATO Science Series, Series D: Behavioral and Social Sciences, Vol. 90). Dordrecht: Kluwer.

Hoff, A.L. & Kremen, W.S. (2003). Neuropsychology in schizophrenia: an update. *Current Opinion in Psychiatry, 16* (2), 149–155.

Hogarty, G. & Flesher, S. (1999). Practice Principles of Cognitive Enhancement Therapy for Schizophrenia. *Schizophrenia Bulletin, 25* (4), 693–708.

Hogarty, G., Flesher, S., Ulrich, R., Carter, M., Greenwald, D., Pogue-Geile, M. et al. (2004). Cognitive enhancement therapy for schizophrenia. Effects of a 2-year randomized trial on cognition and behavior. *Archives of General Psychiatry, 61* (9), 866–876.

Jacobson, N. & Truax, P. (1991). Clinical significance: A statistical approach to defining meaningful change in psychotherapy research. *Journal of Consulting and Clinical Psychology, 59* (1), 12–19.

Johns, L.C., Nazroo, J.Y., Bebbington, P. & Kuipers, E. (2002). Occurrence of hallucinatory experiences in a community sample and ethnic variations. *British Journal of Psychiatry, 180,* 174–178.

Kabat-Zinn, J. (1999). *Stressbewältigung durch die Praxis der Achtsamkeit.* Freiamt im Schwarzwald: Arbor.

Kern, R., Glynn, S., Horan, W. & Marder, S. (2009). Psychosocial treatments to promote functional recovery in schizophrenia. *Schizophrenia Bulletin, 35* (2), 347–361.

Kern, R., Liberman, R., Kopelowicz, A., Mintz, J. & Green, M. (2002). Applications of errorless learning for improving work performance in persons with schizophrenia. *American Journal of Psychiatry, 159* (11), 1921–1926.

Klingberg, S., Schaub, A. & Conradt, B. (2003). *Rezidivprophylaxe bei schizophrenen Störungen. Ein kognitiv-ver-haltenstherapeutisches Behandlungsmanual.* Weinheim: Beltz PVU.

Knoll, N., Scholz, U. & Rieckmann, N. (2005). *Einführung in die Gesundheitspsychologie.* München: Ernst Reinhardt.

Kockott, G. & Fahrner, E.M. (Hrsg.). (2004). *Sexualstörungen.* Stuttgart: Thieme.

Koren, D., Seidman, D.L., Goldsmith, M. & Harvey, P.D. (2006). Real-world cognitive – and metacognitive – dysfunction in schizophrenia: A new approach for measuring (and remediating) more „right stuff". *Schizophrenia Bulletin, 32* (2), 310–326.

Kurth, B.M. & Schaffrath, R.A. (2007). Die Verbreitung von Übergewicht und Adipositas bei Kindern und Jugendlichen in Deutschland. Ergebnisse des bundesweiten Kinder- und Jugendgesundheitssurveys (KiGGS). *Bundesgesundheitsblatt – Gesundheitsforschung – Gesundheitsschutz 50* (5–6).

Landesakademie für Fortbildung und Personalentwicklung an Schulen (o.J.). *Das systematische Unterrichtskonzept SOL.* Verfügbar unter http://lehrerfortbildung-bw.de/unterricht/sol/index.html (Zugriff am 30.11.2011).

Lazarus, R.S. (1966). *Psychological stress and the coping process.* New York: McGraw-Hill.

Lazarus, R.S. & Folkman, S. (1984). *Stress, Appraisal and Coping.* New York: Springer.

Lazarus, R.S. & Launier, R. (1978). Stress-related transactions between person and environment. In L. Pervin & M. Lewis (Eds.), *Perspectives in Interactional Psychology* (pp. 287–327). New York: Plenum.

Leucht, S., Tardy, M., Komossa, K., Heres, S., Kissling, W., Salanti, G. & Davis, J.M. (2012). Antipsychotic drugs versus placebo for relapse prevention in schizophrenia: a systematic review and meta-analysis. *The Lancet, 379* (9831), 2063–2071.

Liberman, R.P. & Eckman, T.A. (1989). Zur Vermittlung von Trainingsprogrammen für soziale Fertigkeiten an psychiatrischen Einrichtungen: Möglichkeiten der praktischen Umsetzung eines neuen Rehabilitationsansatzes. In W. Böker & H.-D. Brenner (Hrsg.), *Schizophrenie als systemische Störung* (S. 256–267). Bern: Huber.

Liberman, R.P. & Kopelowicz, A. (1995). Basic elements in biobehavioral treatment and rehabilitation of schizophrenia. *International Clinical Psychopharmacology, 9* (5), 51–58.

Liberman, R.P., Mueser, K.T., Wallace, C.J., Jacobs, H.E., Eckman, T. & Massel, H.K. (1986). Training skills in the psychiatrically disabled: Learning coping and competence. *Schizophrenia Bulletin, 12* (4), 631–647.

Lincoln, T. (2006). *Kognitive Verhaltenstherapie der Schizophrenie. Ein individuenzentrierter Ansatz zur Veränderung von Wahn, Halluzinationen und Negativsymptomatik.* Göttingen: Hogrefe.

Lincoln, T.M., Keller, E. & Rief, W. (2008). Die Erfassung von Wahn und Halluzinationen in der Normalbevölkerung.

Deutsche Adaptationen des Peters et al. Delusions Inventory (PDI) und der Launay Slade Hallucination Scale (LSHS-R). *Diagnostica, 55,* 29–40.

Lincoln, T. M., Suttner, C. & Nestoriuc, Y. (2008). Wirksamkeit kognitiver Interventionen für Schizophrenie. Eine Meta-Analyse. *Psychologische Rundschau, 59* (4), 217–232.

Linde, O. K., Kepplinger, H. M. & Ehming, C. (1996). Mehr Akzeptanz durch mehr Fachinformation? Wie sehen Angehörige psychisch Kranker die Pharmakotherapie? *Deutsche Apotheker Zeitung, 135* (Heft 11), 23–30.

Linehan, M. (1996). *Dialektisch-Behaviorale Therapie der Borderline-Persönlichkeitsstörung.* München: Cip-Medien.

Lukesch, H. & Mayrhofer, S. (2001). *Konzentrations-Leistungs-Test – Revidierte Fassung (KLT-R).* Göttingen: Hogrefe.

Lutz, R. (1996). Gesundheit und Genuss: Euthyme Grundlagen der Verhaltenstherapie. In J. Margraf (Hrsg.), *Lehrbuch der Verhaltenstherapie* (S. 167–182). Berlin: Spinger.

Lynch, D., Laws, K. R. & McKenna, P. J. (2009). Cognitive behavioural therapy fo major psychiatric disorder: does it really work? A meta-analytical review of well-controlled trials. *Psychological Medicine, 40* (1), 1–16.

Marder, S. T., Wirshing, W. C., Mintz, J., McKenzie, J., Johnston, K., Eckman, T. A. et al. (1996). Two-year outcome of social skills training and group psychotherapy for outpatients with schizophrenia. *American Journal of Psychiatry, 153* (12), 1585–1592.

Martinéz-Arán, A., Vieta, E., Colom, F., Torrent, C., Sánchez-Moreno, J., Reinares, M. et al. (2004). Cognitive impairment in eurythmic bipolar patients: impications for clinical and functional outcome. *Bipolar Disorder, 6,* 224–232.

McGurk, S. R., Twamley, E. W., Sitzer, D. I., McHugo, G. J. & Mueser, K. T. (2007). A meta-analysis of cognitive remediation in schizophrenia. *American Journal of Psychiatry, 164* (12), 1791–1802.

Medalia, A., Revheim, N. & Herlands, T. (2002). *Remediation of Cognitive Deficits in Psychiatric Outpatients: A Clinician's Manual.* New York: Montefiore Medical Center Press.

Medalia, A. & Richardson, R. (2005). What predicts a good response to cognitive remediation interventions? *Schizophrenia Bulletin, 31,* 942–953.

Mesholam-Gately, R. I., Giuliano, A. J., Goff, K. P., Faraone, S. V. & Seidman, L. J. (2009). Neurocognition in first-episode schizophrenia: A meta-analytic review. *Neuropsychology, 23* (3), 315–336.

Moritz, S. & Woodward, T. S. (2007). Metacognitive training in schizophrenia: From basic research to knowledge translation and intervention. *Current Opinion in Psychiatry, 20* (6), 619–625.

Müller, D. & Roder, V. (2010). Integrated Psychological Therapy (IPT) and Integrated Neurocognitive Therapy (INT). In Roder, V. & Medalia, A. (Eds.), *Understanding and treating neuro- and social cognition in schizophrenia patients* (pp. 118–144). Basel: Karger.

National Institute for Health and Clinical Excellence (NICE) (2009). *Schizophrenia. Core interventions in the treatment and management of schizophrenia in primary and secondary care* (National Clinical Practice Guideline, Nr. 82). London: NICE.

Nelson, H. E. (1997). *Cognitive behavioural therapy with schizophrenia. A practice manual.* Cheltenham: Stanley Thornes.

Niegemann, H. M., Domagk, S., Hessel, S., Hein, A., Hupfer, M. & Zobel, A. (2008). *Kompendium multimediales Lernen.* Heidelberg: Springer.

Nuber, U. (1999). Das Konzept Resilienz: So meistern Sie jede Krise. *Psychologie Heute, 5,* 20–28.

Nuechterlein, K. H. & Dawson, M. E. (1984). A heuristic vulnerability/stress model of schizophrenic episodes. *Schizophrenia Bulletin, 10* (2), 300–312.

Payk, T. R. (2003). *Checkliste Psychiatrie und Psychotherapie* (4. Aufl.). Stuttgart: Thieme.

Pedersen, A., Wiedl, K. H. & Ohrmann, P. (2009). Neurobiological correlates of learning potential in healthy subjects and in schizophrenic patients. *Journal of Cognitive Education and Psychology, 8* (1), 81–90.

Pekkala, E. & Merinder, L. (2002). Psychoeducation for schizophrenia. *Cochrane Database Systematic Reviews, (2)* CD002831.

Perrez, M. & Reicherts, M. (1992). *Stress, coping, and health. A situation-behavior approach theory, methods, applications.* Toronto: Hogrefe.

Pfammatter, M., Junghans, U. M. & Brenner, H. D. (2006). Efficacy of psychological therapy in schizophrenia: Conclusions from meta-analyses. *Schizophrenia Bulletin, 32* (1), 64–80.

Pilling, S., Bebbington, P., Kuipers, E., Garety, P., Geddes, J., Martindale, B., Orbach, G. & Morgan, C. (2002). Psychological treatments in schizophrenia: II. Meta-analyses of randomized controlled trials of social skills training and cognitive remediation. *Psychological Medicine, 32* (5), 783–791.

Pitschel-Walz, G., Leucht, S., Bäuml, J., Kissling, W. & Engel, R. R. (2001). The effect of family interventions on relapse and rehospitalization in schizophrenia – A meta-analysis. *Schizophrenia Bulletin, 27* (1), 73–92.

Räsänen, P., Tiihonen, J., Isohanni, M., Rantakallio, P., Lehtonen, J. & Moring, J. (1998). Schizophrenia, alcohol abuse, and violent behavior: A 26-year follow-up study of an unselected birth cohort. *Schizophrenia Bulletin, 24* (3), 437–441.

Regier, D. A., Farmer, M. E., Rae, D. S., Locke, B. Z., Keith, S. J., Judd, L. L. & Goodwin, F. K. (1990). Comorbidity of mental disorders with alcohol and other drug abuse: Results form the Epidemiologic Catchment Area (ECA) Study. *JAMA, 264,* 2511–2518.

Reimann, S. & Hammelstein, P. (2006). Ressourcenorientierte Ansätze. In B. Renneberg & P. Hammelstein (Hrsg.), *Gesundheitspsychologie* (S. 13–28). Heidelberg: Springer.

Reimer, C. (2007). Krise, Krisenintervention und Kurzpsychotherapie. In Reimer, C., Eckert, J., Hautzinger, M. & Wilke, E. (Hrsg.), *Psychotherapie. Ein Lehrbuch für Ärzte und Psychologen* (3. Aufl., S. 713–722). Heidelberg: Springer.

Roder, V., Brenner, H. D. & Kienzle, N. (2002). *Integriertes Psychologisches Therapieprogramm bei schizophren Erkrankten. IPT* (5. Aufl.). Weinheim: Beltz.

Roder, V., Brenner, H. D., Kienzle, N. & Hodel, B. (1988). *Integriertes Psychologisches Therapieprogramm (IPT) für schizophrene Patienten*. München: Psychologie Verlags Union.

Roder, V. & Müller, D. (2005). Empirical evidence for social cognition therapy in schizophrenia. *Schizophrenia Bulletin, 31* (2), 532.

Roder, V., Müller, D., Mueser, K. & Brenner, H. (2006). Integrated Psychological Therapy (IPT) for Schizophrenia: Is It Effective? *Schizophrenia Bulletin, 32* (1), 81–93.

Roder, V., Zorn, P., Andres, K., Pfammatter, M. & Brenner, H. D. (2002). *Praxishandbuch zur verhaltenstherapeutischen Behandlung schizophren Erkrankter*. Bern: Huber.

Rummel-Kluge, C., Pitschel-Walz, G., Bäuml, J. & Kissling, W. (2006). Psychoeducation in schizophrenia-results of a survey of all psychiatric institutions in Germany, Austria, and Switzerland. *Schizophrenia Bulletin, 32* (4), 765–775.

Sachs, G., Schaffer, M. & Winklbaur, B. (2007). Kognitive Störungen bei bipolaren Erkrankungen. *Neuropsychiatrie, 21,* 93–101.

Sartory, G. (2007). *Schizophrenie. Empirische Befunde und Behandlungsansätze*. München: Spektrum.

Saß, H., Wittchen, H.-U., Zaudig, M. & Houben, I. (2003). *Diagnostisches und Statistisches Manual Psychischer Störungen – Textrevision – DSM-IV-TR* (dt. Bearbeitung). Göttingen: Hogrefe.

Schanda, H., Knecht, G., Schreinzer, D., Stompe, T., Ortwein-Swoboda, G. & Waldhoer, T. (2004). Homicide and major mental disorders: A 25-year study. *Acta Psychiatrica Scandinavia, 110,* 98–107.

Schaub, A. (1999). Psychoedukative und bewältigungsorientierte kognitive Therapien bei schizophrenen und schizoaffektiven Störungen. *Psychotherapie, 4* (1), 74–83.

Scheier, M. F., Matthews, K. A., Owen, J. F., Magovern, G. J. Sr. & Carver, C. S. (1990). Dispositional optimism and recovery after 5 years from coronary artery bypass surgery (unpublished data material). Zitiert nach: Scheier, M. F. & Carver, C. S. (1992). Effects of optimism on psychological and physical well-being: Theoretical overview and empirical update. *Cognitive Therapy and Research, 16,* 201–228.

Schmidt, T. (2007). *Kommunikationstrainings erfolgreich leiten: Der Seminarfahrplan*. Bonn: ManagerSeminare Verlag.

Schmitz-Niehus, B. & Erim, Y. (2000). *Problemlösetraining für schizophrene Patienten. Ein bewältigungsorientiertes Therapie-Manual zur Rezidivprophylaxe*. Tübingen: dgvt.

Schöttner, B., Wiedl, K. H. & Schramer, K. H. (1988). *Osnabrücker Belastungs- und Bewältigungsinventar (OBBI)*. Osnabrück: Fachbereich Psychologie (Klinische Psychologie) der Universität Osnabrück.

Schünke, M. (2012). *Der Körper des Menschen: Einführung in Bau und Funktion* (16. Aufl.). Stuttgart: Thieme.

Schütz, A. & Lasse, H. (2007). *Positives Denken*. Stuttgart: Kohlhammer.

Schwarzer, R. & Knoll, N. (2003). Positive coping: Mastering demands and searching for meaning. In S. J. Lopez & C. R. Snyder (Eds.), *Positive psychological assessment: A handbook of models and measures* (pp. 393–409). Washington, DC: American Psychological Association.

Seifert, J. (2009). *Visualisieren, Präsentieren, Moderieren*. Offenbach: Gabal.

Seligmann, M. E. P. (1991). *Learned optimism*. New York: A. A. Knopf.

Silverstein, S. T. & Wilkniss, S. M. (2004). At issue: The future of cognitive rehabilitation of schizophrenia. *Schizophrenia Bulletin, 30* (4), 679–692.

Spaulding, W. & Nolting, J. (2006). Psychotherapy for schizophrenia in the year 2030: Prognosis and prognostication. *Schizophrenia Bulletin, 32* (1), 94–105.

Spaulding, W., Reed, D., Sullivan, M., Richardson, C. & Weiler, M. (1999). Effects of Cognitive Treatment in Psychiatric Rehabilitation. *Schizophrenia Bulletin, 25* (4), 657–676.

Strauss, J. (1989). Subjective experiences of schizophrenia: Toward a new dynamic psychiatry: II. *Schizophrenia Bulletin, 15* (2), 179–187.

Ströhle, A. (2007). *Sport, psychische Gesundheit und Krankheit*. Manuskript zur 1. Berliner Woche der seelischen Gesundheit (8.–14. 10. 2007). Klinik für Psychiatrie und Psychotherapie, Campus Charité Mitte, Charité – Universitätsmedizin Berlin.

Süllwold, L. & Herrlich, J. (1992). Vermittlung eines Krankheitskonzepts als Therapiebaustein bei schizophren Erkrankten. In H. D. Brenner & W. Böker (Hrsg.), *Verlaufsprozesse schizophrener Erkrankungen* (S. 274–279). Bern: Huber.

Süllwold, L. & Huber, G. (1986) *Schizophrene Basisstörungen. Monographien aus dem Gesamtgebiet der Psychiatrie*. Berlin: Springer.

Swanson, J. W. (1993). Alcohol abuse, mental disorder, and violent behavior: An epidemiologic inquiry. *Alcohol, Health & Research World, 17* (2), 123–132.

Swanson, J. W., Swartz, M. S., Essock, S. M., Osher, F. C., Wagner, H. R., Goodman, L. A., Rosenberg, S. D. & Meador, K. G. (2002). The social-environmental context of violent behavior in persons treated for severe mental illness. *American Journal of Public Health, 92* (9), 1523–1531.

Tarrier, N., Beckett, N., Harwood, S., Baker, A., Yusupoff, L. & Ugarteburu, I. (1993). A trial of two cognitive-behavioural methods of treating drug-resistant residual symptoms in schizophrenia patients: I. Outcome. *British Journal of Psychiatry, 162,* 524–532.

Tiihonen, J., Isohanni, M., Räsänen, P., Koiranen, M. & Moring, J. (1997). Specific major mental disorders and criminality: A 26-year prospective study of the 1966 Northern Finland birth cohort. *American Journal of Psychiatry, 154* (6), 840–845.

Tiihonen, J. & Swartz, M. S. (2000). Pharmacological intervention for preventing vilence among the mentally ill with secondary alcohol- and drug-use disorders. In S. Hodgins (Ed.), *Violence among the mentally ill. Effective treatments and managemant strategies* (NATO Science Series, Series D: Behavioral and Social Sciences, Vol. 90, pp. 171–191). Dordrecht: Kluwer.

Vaughn, C. F. & Leff, J. P. (1976a). The measurement of expressed emotions in the families of psychiatric patients. *British Journal of Social and Clinical Psychology, 15,* 157–163.

Vaughn, C. F. & Leff, J. P. (1976b). The influence of family and social factors on the course of psychiatric illness. *British Journal of Psychiatry, 129,* 125–137.

Vauth, R., Dietl, M., Stieglitz, R.-D. & Olbrich, H. M. (2000). Kognitive Remediation: Eine neue Chance in der Rehabilitation schizophrener Störungen? *Nervenarzt, 71* (1), 19–29.

Vauth, R. & Stieglitz, R.-D. (2007). *Chronisches Stimmenhören und persistierender Wahn.* Göttingen: Hogrefe.

Vauth, R. & Stieglitz, R.-D. (2008). *Training Emotionaler Intelligenz bei schizophrenen Störungen. Ein Therapiemanual.* Göttingen: Hogrefe.

Velligan, D., Bow-Thomas, C., Huntzinger, C., Ritch, J., Ledbetter, N., Prihoda, T. & Miller, A. (2000). Randomized controlled trial of the use of compensatory strategies to enhance adaptive functioning in outpatients with schizophrenia. *The American Journal of Psychiatry, 157* (8), 1317–1323.

Velligan, D. I., Kern, R. S. & Gold, J. M. ( 2006). Cognitive rehabilitation for schizophrenia and the putative role of motivation and expectancies. *Schizophrenia Bulletin, 32* (3), 474–485.

Wagner, P. & Bräunig, P. (1994). *Psychoedukation bei bipolaren Störungen.* Stuttgart: Schattauer.

Wallace, C. & Liberman, R. (1985). Social skills training for patients with schizophrenia: A controlled clinical trial. *Psychiatry Research, 15* (3), 239–247.

Warner, R. (2004). *Recovery from Schizophrenia.* New York: Routledge.

Weig, W. (2006). Psychopharmaka und sexuelle Störungen. *Blickpunkt der Mann, 4* (2), 19–22.

Weig, W. & Wiedl, K. H. (1995). Die Rehabilitationseinrichtung für psychisch Kranke und Behinderte (RPK) (I). Erste Erfahrungen mit einem Modell. *Krankenhauspsychiatrie, 3* (6), 132–134.

Weinstein, C. E., Husman, J. & Dierking, D. R. (2000). Interventions with a focus on learning strategies. In M. Boekaerts, P. R. Pintrich & M. Zeidner (Eds.), *Handbook of Self-Regulation* (pp. 727–74). Amsterdam: Elsevier.

Weltgesundheitsorganisation (WHO)/Dilling, H., Mombour, W., Schmidt, M. H. & Schulte-Markwort, E. (Hrsg.). (2006). *Internationale Klassifikation psychischer Störungen. ICD-10 Kapitel V (F). Diagnostische Kriterien für Forschung und Praxis* (4., überarbeitete Aufl.). Bern: Huber.

Wiedl, K. H. (1992). Zur Einschätzung der Bewältigung einer schizophrenen Erkrankung: Belastungen, Bewertungen und Bewältigungsverhalten. In H. D. Brenner & W. Böker (Hrsg.), *Verlaufsprozesse schizophrener Erkrankungen: Dynamische Wechselwirkung relevanter Faktoren* (S. 245–261). Bern: Huber.

Wiedl, K. H. (1994). Review: Bewältigungsorientierte Therapie bei Schizophrenen. *Zeitschrift für Klinische Psychologie, Psychopathologie und Psychotherapie, 42* (2), 89–117.

Wiedl, K. H. (1996). Bewältigungsorientierte Therapie bei Schizophrenen: Handlungsleitende Prinzipien, Ansatzpunkte und Fragen der Evaluation. In W. Böker & H. D. Brenner (Hrsg.), *Integrative Therapie der Schizophrenie* (S. 310–329). Bern: Huber.

Wiedl, K. H. (2005). Wie gehen Betroffene mit Stimmenhören um? In H. Katschnig & M. Amering (Hrsg.), *Stimmenhören. Medizinische, psychologische und anthropologische Aspekte* (S. 76–89). Wien: Facultas.

Wiedl, K. H. & Rauh, D.-A. (1994a). Ein halbstrukturiertes Tagebuch als Zugang zur Belastungsbewältigung schizophrener Patienten. In E. Heim & M. Perrez (Hrsg.), *Belastungsverarbeitung im Zusammenhang mit Erkrankungen* (Jahrbuch der Medizinischen Psychologie, Bd. 10, S. 13–31). Göttingen: Hogrefe.

Wiedl, K. H. & Rauh, D.-A. (1994b). Verlaufscharakteristika schizophrener Erkrankungen und Belastungsbewältigung. In G. Schüßler & E. Leibing (Hrsg.), *Coping: Verlaufs- und Therapiestudien chronischer Krankheit* (S. 221–235). Göttingen: Hogrefe.

Wiedl, K. H. & Schöttner, B. (1989a). Die Bewältigung von Schizophrenie (I): Theoretische Perspektiven und empirische Befunde. *Zeitschrift für Klinische Psychologie, Psychopathologie und Psychotherapie, 37,* 176–193.

Wiedl, K. H. & Schöttner, B. (1989b). Die Bewältigung von Schizophrenie (II): Weiterführende Forschungsansätze. *Zeitschrift für Klinische Psychologie, Psychopathologie und Psychotherapie, 37,* 317–340.

Wiedl, K. H. & Schöttner, B. (1991). Coping With Symptoms Related to Schizophrenia. *Schizophrenia Bulletin, 17* (3), 525–538.

Wienberg, G., Schünemann-Wurmthaler, S. & Sibum, B. (1995). *Schizophrenie zum Thema machen.* Bonn: Psychiatrie-Verlag.

Wilken, B. (2006). *Methoden der kognitiven Umstrukturierung* (3. Aufl.). Stuttgart: Kohlhammer.

Wykes, T., Hayward, P., Thomas, N., Green, N., Surguladze, S., Fannon, D. & Landau, S. (2005). What are the effects of group cognitive behaviour therapy for voices? A randomised control trial. *Schizophrenia Research, 77* (2), 201–210.

Wykes, T., Steel, C., Everitt, B. & Tarrier, N. (2008). Cognitive behavior therapy for schizophrenia: Effect sizes, clinical models, and methodological rigor. *Schizophrenia Bulletin, 34* (3), 523–537.

Young, J. E., Klosko, J. S. & Weishaar, M. E. (2003). *Schema Therapy: A Practitioner's Guide*. New York: Guilford.

Zubin, J. & Spring, B. J. (1977). Vulnerability: A new view of schizophrenia. *Journal of Abnormal Psychology, 86* (2), 103–126.

# Anhang

## Übersicht über die Materialien auf der DVD

Auf der DVD stehen alle Materialien für die Durchführung des BE-GO-GET-Programms in Form von PDF-Dateien, und teilweise in Farbe, zur Verfügung. Die folgende Auflistung bietet eine Übersicht über alle Materialien auf der DVD. Sie sind nach Modulen und der Art des Materials (z. B. Arbeitsblatt, Infoblatt) geordnet und mit entsprechenden Abkürzungen benannt (AB: Arbeitsblatt, AM: Arbeitsmaterial, EB: Evaluationsbogen, IB: Infoblatt, L: Lösungen, M: Modul).

Die PDF-Dateien können mit dem Programm Acrobat® Reader (eine kostenlose Version ist unter www.adobe.com/products/acrobat erhältlich) gelesen und ausgedruckt werden.

Die DVD enthält zudem eine Videodatei, die über einen PC mit DVD-Laufwerk oder DVD-Player abgespielt werden kann. Die einzelnen Kapitel der Videodatei lassen sich direkt über das DVD-Menü oder des Menü des Medienplayers anwählen (beim Abspielen über einen Medienplayer muss die Datei „VTS_ 01_IFO" geöffnet werden).

| Modul 1: Krankheit und Gesundheit | |
|---|---|
| Arbeits-blätter | AB 1.1:   Trugwahrnehmungen im Alltag<br>AB 1.2:   Die Eiflugmaschine<br>AB 1.3:   Was sind Ressourcen?<br>AB 1.4:   Meine Belastungen und Stärken |
| Arbeits-materialien | AM 1.1:   Schaubild zum Baumdiagramm „Psychose ist nicht gleich Psychose"<br>AM 1.2:   Vorlagen zum Baumdiagramm „Psychose ist nicht gleich Psychose" |
| Evaluati-onsbögen | EB 1.1:   Wissenstest Modulanfang<br>EB 1.1L: Wissenstest – Lösungen<br>EB 1.2:   Evaluationsbogen zur Veränderungsmessung<br>EB 1.3:   Wissenstest Modulende |
| Infoblätter | IB 1.1:   Symptome einer Psychose<br>IB 1.2:   Die verschiedenen Wahnformen<br>IB 1.3:   Negativsymptomatik und kognitive Störungen<br>IB 1.4:   Verschiedene Arten von Psychosen<br>IB 1.5:   Die Gruppe der „endogenen" Psychosen<br>IB 1.6:   Steckbrief zur schizophrenen Psychose (F20)<br>IB 1.7:   Steckbriefe zur Manie, Depression und bipolaren Störung (F30 bis F32)<br>IB 1.8:   Akustische Halluzinationen<br>IB 1.9:   Was hat Wahn mit normalem Denken zu tun?<br>IB 1.10: Der Verlauf einer einzelnen psychotischen Episode<br>IB 1.11: Der Verlauf über mehrere Jahre: Schizophrene Psychose<br>IB 1.12: Der Verlauf über mehrere Jahre: Schizoaffektive Psychose<br>IB 1.13: Zyklus und Intervall bei schizoaffektiven Psychosen<br>IB 1.14: Psychose und Gewalttätigkeit |
| Präsentationsmaterial M1 | |

| Modul 2: Ursachen und Auslöser | |
|---|---|
| Arbeits-blätter | AB 2.1a: Ursachen einer Psychose: Fallbeispiel Frau M.<br>AB 2.1b: Ursachen einer Psychose: Fallbeispiel Herr M.<br>AB 2.1c: Ursachen einer Psychose: Fallbeispiel Herr S.<br>AB 2.2: Gruppenaufgabe „Schiffe"<br>AB 2.3: Meine individuelle Vulnerabilität<br>AB 2.4: Die Kraft der Suggestion: „Drehung um sich selbst"<br>AB 2.5a: Der Einfluss der Gedanken (Beispiel 1)<br>AB 2.5b: Der Einfluss der Gedanken (Beispiel 2)<br>AB 2.5c: Der Einfluss der Gedanken (Beispiel 3) |
| Evaluati-onsbögen | EB 2.1: Wissenstest Modulanfang<br>EB 2.1L: Wissenstest – Lösungen<br>EB 2.2: Evaluationsbogen zur Veränderungsmessung<br>EB 2.3: Wissenstest Modulende |
| Infoblätter | IB 2.1: Ursachen einer Psychose: Das Schiffsmodell<br>IB 2.2: Ursachen einer Psychose: Unterschiedliche Faktoren<br>IB 2.3: Das Expressed-Emotion-Konzept<br>IB 2.4: Suchtmittelkonsum |
| Präsentationsmaterial M2 | |
| Modul 3: Frühsymptome und Rückfallprophylaxe | |
| Arbeits-blätter | AB 3.1: Mein persönlicher Krisenplan<br>AB 3.2: Schweregrade von Frühwarnzeichen<br>AB 3.3: Der Frühsymptom-Monitor (Wochenüberblick)<br>Ab 3.4: Der Frühsymptom-Monitor (Monatsüberblick)<br>AB 3.5: Mein Zeitstrahl: Abstand zwischen Frühwarnzeichen und Rückfall<br>AB 3.6a: Barrieren und Frühsymptome: Ausschnitt eines Therapiegesprächs (Beispiel 1)<br>AB 3.6b: Barrieren und Frühsymptome: Ausschnitt eines Therapiegesprächs (Beispiel 2)<br>AB 3.7a: Mit dem Arzt über Frühwarnzeichen sprechen (Beispiel 1)<br>AB 3.7b: Mit dem Arzt über Frühwarnzeichen sprechen (Beispiel 2)<br>AB 3.8: Mit dem Arzt über Frühwarnzeichen sprechen: Auswertung<br>AB 3.9a: Gespräch mit der Vertrauensperson (Beispiel 1)<br>AB 3.9b: Gespräch mit der Vertrauensperson (Beispiel 2)<br>Ab 3.10: Gespräch mit der Vertrauensperson: Auswertung |
| Evaluati-onsbögen | EB 3.1: Wissenstest Modulanfang<br>EB 3.1L: Wissenstest – Lösungen<br>EB 3.2: Evaluationsbogen zur Veränderungsmessung<br>EB 3.3: Wissenstest Modulende |
| Infoblätter | IB 3.1: Merkmale von Frühsymptomen<br>IB 3.2: Frühsymptome einer schizophrenen Psychose<br>IB 3.3: Frühsymptome einer affektiven Psychose |
| Präsentationsmaterial M3 | |
| Modul 4: Medikamente | |
| Arbeitsblatt | AB 4.1: Medikamente: Was weiß ich? |

| | **Modul 4: Medikamente** |
|---|---|
| Evaluationsbögen | EB 4.1:   Wissenstest Modulanfang<br>EB 4.1L:  Wissenstest – Lösungen<br>EB 4.2:   Evaluationsbogen zur Veränderungsmessung<br>EB 4.3:   Wissenstest Modulende |
| Infoblätter | IB 4.1:   Hauptgruppen der Psychopharmaka<br>IB 4.2:   Typische und atypische Substanzen<br>IB 4.3:   Neuroleptische Potenz (Wirkungsprofil)<br>IB 4.4:   Empfehlungen zur psychopharmakologischen Behandlung<br>IB 4.5:   Zusammenhang zwischen Medikamenten und Rückfall<br>IB 4.6:   Mögliche Begleitmedikation zu Antipsychotika<br>IB 4.7:   Mögliche Begleitphänomene bei Medikamenteneinnahme<br>IB 4.8:   Wie wirken Psychopharmaka? Eine Reise durch das Gehirn<br>IB 4.9:   Von Synapsen und Transmittern 1: Dopamin<br>IB 4.10:  Von Synapsen und Transmittern 2: Noradrenalin und Serotonin<br>IB 4.11:  Hauptnebenwirkungen von Antipsychotika<br>IB 4.12:  Motorische Nebenwirkungen<br>IB 4.13:  Körperliche und hormonelle Nebenwirkungen<br>IB 4.14:  Wie ist das mit der Gewichtszunahme? |

Präsentationsmaterial M4

| | **Modul 5: Körperliche und geistige Fitness** |
|---|---|
| Arbeitsblätter | AB 5.1:   Expedition ins Sinnesreich: Sehen (1)<br>AB 5.1L:  Expedition ins Sinnesreich: Sehen (1) – Lösungen<br>AB 5.2:   Expedition ins Sinnesreich: Sehen (2)<br>AB 5.2L:  Expedition ins Sinnesreich: Sehen (2) – Lösungen<br>AB 5.3:   Expedition ins Sinnesreich: Sehen (3)<br>AB 5.3L:  Expedition ins Sinnesreich: Sehen (3) – Lösungen<br>AB 5.4:   Expedition ins Sinnesreich: Hören<br>AB 5.5:   Expedition ins Sinnesreich: Riechen<br>AB 5.6:   Expedition ins Sinnesreich: Tasten<br>AB 5.7:   Achtsamkeit als Basis für genussvolles Verhalten<br>AB 5.8:   Mein persönlicher Wellness-Plan „Tu dir was Gutes"<br>AB 5.9:   Checkliste zum Ernährungs- und Bewegungsverhalten<br>AB 5.10: Mein Risikoprofil<br>AB 5.11: Mein Ernährungs-Check: Anleitung<br>AB 5.12: Mein Ernährungs-Check: Tagesprotokoll<br>AB 5.13: Der Bewegungstest: Wie fit bin ich?<br>AB 5.14: Der Bewegungstest: Wie fit bin ich? – Auswertung<br>AB 5.15: Mein Bewegungs-Check: Anleitung<br>AB 5.16: Mein Bewegungs-Check: Wochenprotokoll<br>AB 5.17: Die Bewegungspause |
| Arbeitsmaterialien | AM 5.1:  Bergsteiger<br>AM 5.2:  Rucksäcke<br>AM 5.3:  Luftballon<br>AM 5.4:  Akronyme-Kärtchen<br>AM 5.5:  Das Dreieck der Fitness<br>AM 5.6:  Akku<br>AM 5.7:  Relax-Situation |

| Modul 5: Körperliche und geistige Fitness | |
|---|---|
| Arbeits-materialien | AM 5.8:  Dalli-Klick<br>AM 5.9:  Sinnesübung Sehen<br>AM 5.10: Sinnesübungen – Vorbereitung<br>AM 5.11: Übung zur geistigen Entspannung – Instruktion<br>AM 5.12: Relaxometer<br>AM 5.13: Auswertungsvorlage zur Checkliste zum Ernährungs- und Bewegungsver-halten<br>AM 5.14: Fastfood-Quiz<br>AM 5.15: Zucker-Tisch – Vorbereitung<br>AM 5.16: Zucker-Tisch – Auflösung<br>AM 5.17: Die Tellerregeln zur Zusammenstellung eines Tagesmenüs<br>AM 5.18: Mein Tagesmenü |
| Evaluati-onsbögen | EB 5.1:  Wissenstest Modulanfang<br>EB 5.1L: Wissenstest – Lösungen<br>EB 5.2:  Evaluationsbogen zur Veränderungsmessung<br>EB 5.3:  Wissenstest Modulende |
| Infoblätter | IB 5.1:  Zusammenspiel von „Handicap" und Gesundheit<br>IB 5.2:  Das Dreieck der Fitness<br>IB 5.3:  Wenn der Akku leer ist …<br>IB 5.4:  Anleitung für Genießer und die, die es werden wollen<br>IB 5.5:  Ich stehe ganz schön unter Strom …<br>IB 5.6:  Woran merke ich, dass ich entspannt bin?<br>IB 5.7:  Welche Entspannungsmöglichkeiten gibt es?<br>IB 5.8:  Gefahrenquellen für Übergewicht<br>IB 5.9:  10 Gewohnheiten, die zu Übergewicht führen können<br>IB 5.10: Welche Nährstoffe braucht der Mensch?<br>IB 5.11: Wie viel Energie braucht der Mensch?<br>IB 5.12: Was für eine Rolle spielt die Bewegung?<br>IB 5.13: Was hat nun Energie mit Übergewicht zu tun?<br>IB 5.14: Kalorienverteilung über den Tag<br>IB 5.15: Wie sollte sich der tägliche „Energie-Cocktail" zusammensetzen?<br>IB 5.16: Wie kann ich Lebensmittel in ihrem Nährwertgehalt unterscheiden?<br>IB 5.17: Fett ist nicht gleich Fett …<br>IB 5.18: Ist Fastfood wirklich so schlimm?<br>IB 5.19: Zucker, ein gut getarntes Chamäleon<br>IB 5.20: 10 Regeln zur gesunden Ernährung<br>IB 5.21: Die Ernährungspyramide<br>IB 5.22: Das Ampelprinzip<br>IB 5.23: Empfohlene Verzehrsmengen<br>IB 5.24: Die Ernährungspyramide für den Alltag oder der 6–5–4–3–2–1-Count-down<br>IB 5.25: Lebensmittelgruppen: Das Handmaß<br>IB 5.26: Die Tellerregeln zur Zusammenstellung eines Tagesmenüs<br>IB 5.27: Ich müsste mich mehr bewegen …<br>IB 5.28: Wenn doch bloß der innere Schweinehund nicht wäre …<br>IB 5.29: Positive Effekte von Aktivität<br>IB 5.30: Wie viel Bewegung braucht der Mensch? |
| Präsentationsmaterial M5 | |

| Modul 6: Belastungsbewältigung | |
|---|---|
| Arbeits-blätter | AB 6.1: Gedanke oder Gefühl? |
| | AB 6.1L: Gedanke oder Gefühl? – Lösungen |
| | AB 6.2: Welche inneren Glaubenssätze kenne ich von mir? |
| | AB 6.3: Kein Mensch muss müssen, außer er müsste mal … |
| | AB 6.4a: Probleme sind dazu da, um gelöst zu werden … (Beispiel 1) |
| | AB 6.4b: Probleme sind dazu da, um gelöst zu werden … (Beispiel 2) |
| | AB 6.4c: Probleme sind dazu da, um gelöst zu werden … (Beispiel 3) |
| | AB 6.4d: Probleme sind dazu da, um gelöst zu werden … (Beispiel 4) |
| | AB 6.5a: Was tun, wenn sich ein Problem nicht lösen lässt? (Beispiel 1) |
| | AB 6.5b: Was tun, wenn sich ein Problem nicht lösen lässt? (Beispiel 2) |
| | AB 6.6: Mein Stress-Radar (Tagesplan) |
| | AB 6.7: Mein Stress-Radar (Wochenplan) |
| Evaluati-onsbogen | EB M6: Evaluationsbogen zur Veränderungsmessung |
| Infoblätter | IB 6.1: Was ist Stress? |
| | IB 6.2: Alltagsstress und kritische Lebensereignisse |
| Modulübergreifendes Material | |
| EB Tagesbewertung | |

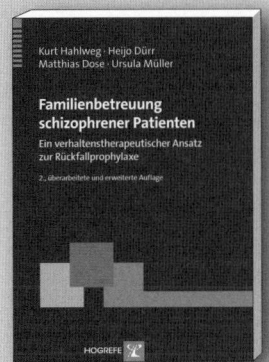
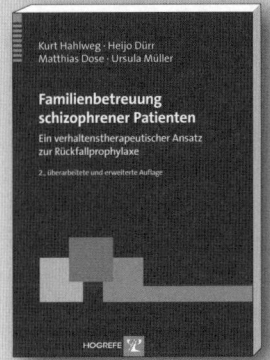
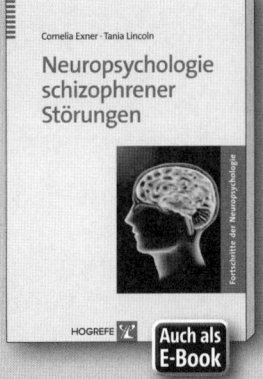
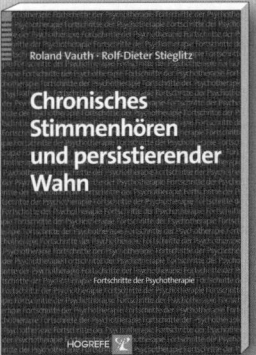
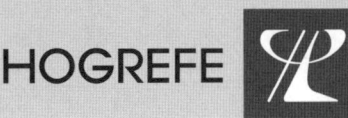

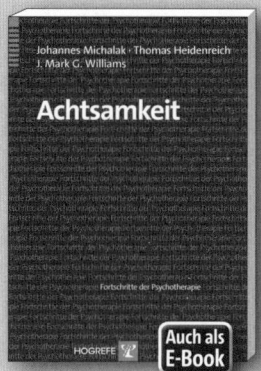
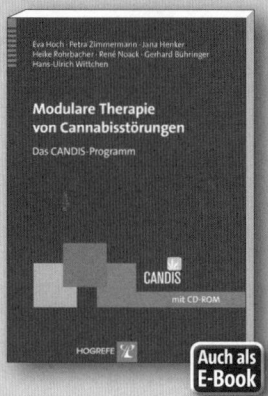
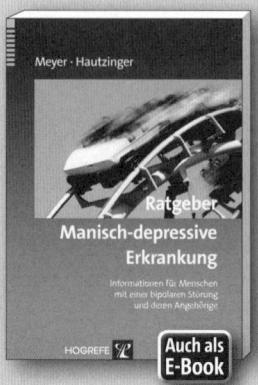
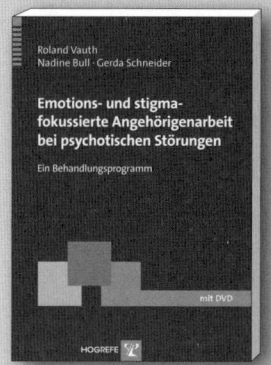
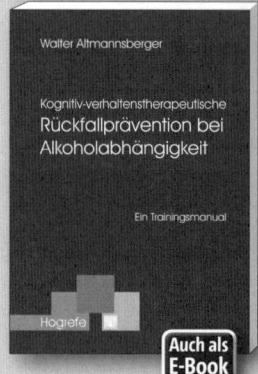
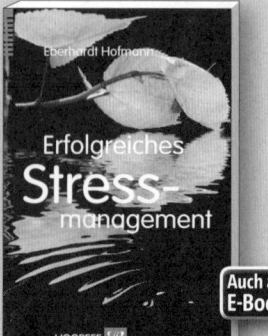 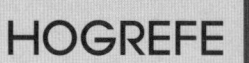